EL CUERPO
CONSCIENTE

ELLEN J. LANGER

EL CUERPO CONSCIENTE

Hacia una salud crónica

Traducción de Marta Rivilla

⟲ PAIDÓS.

Obra editada en colaboración con Editorial Planeta - España

Título original: *The Mindful Body*, de Ellen J. Langer
Esta edición se ha publicado por acuerdo con Ballantine Books, un sello de Random House, una división de Penguin Random House LLC.

© Ellen J. Langer, PhD, 2023

© de la traducción, Marta Rivilla Moguel, 2024

Fotocomposición: Realización Planeta

Se le agradece a Zoë Lewis su permiso para reimprimir la letra de «Never Too Old to Be Young», del CD *A Cure for Hiccups*, de Zoë Lewis. Reimpreso con permiso.

De todas las ediciones en castellano:
© 2024, Editorial Planeta, S. A. – Barcelona, España

© 2024, Ediciones Culturales Paidós, S.A. de C.V.
Bajo el sello editorial PAIDÓS M.R.
Avenida Presidente Masarik núm. 111,
Piso 2, Polanco V Sección, Miguel Hidalgo
C.P. 11560, Ciudad de México
www.planetadelibros.com.mx
www.paidos.com.mx

Primera edición impresa en España: junio de 2024
ISBN: 978-84-493-4256-1

Primera edición impresa en México: octubre de 2024
ISBN: 978-607-569-835-9

Este libro no pretende sustituir sino complementar el consejo de un profesional de la salud cualificado.
Si sabe o sospecha que tiene un problema de salud, debe consultar a un profesional sanitario. El autor y el editor no se hacen responsables de cualquier pérdida o riesgo asumido, personal o de otro tipo, en los que se incurra como consecuencia directa o indirecta del uso y aplicación de cualquiera de los contenidos de este libro.

Impreso en los talleres de Litográfica Ingramex, S.A. de C.V.
Centeno núm. 162-1, colonia Granjas Esmeralda, Ciudad de México
Impreso en México - *Printed in Mexico*

Quiero dedicarles este libro a Emmett y a Theo

SUMARIO

INTRODUCCIÓN

A mi madre le diagnosticaron cáncer de mama cuando tenía cincuenta y seis años. La enfermedad se había abierto paso en su interior y se había apoderado de su cuerpo; la avisaron de que el tratamiento sería difícil y brutal. Desde el principio, el pronóstico que le dieron fue pesimista. Su lucha contra el cáncer, desde que le encontraron el primer bulto debajo del brazo hasta que se le extendió al páncreas, para ella fue difícil y para mí fue un proceso aterrador.

Aunque, según los doctores, solo le quedaban un par de meses de vida, yo me empeñaba en hacer todo lo posible porque su ánimo no decayera y me comportaba como si la horrible pesadilla que estábamos viviendo tuviera que acabar pasando. Una de mis compañeras me dijo una vez que yo marcaba el *summum* del continuo del optimismo; quizá era una forma muy educada de decirme que vivía en una perpetua negación. (Yo no creo en la negación, pero profundizaré en ello más adelante.)

Entonces sucedió lo más increíble que podía ocurrir: el cáncer de mi madre desapareció.

Al principio, todo el mundo estaba eufórico, pero no tardé en darme cuenta de los estragos que el tratamiento había hecho en ella. Puesto que se suponía que no iba a sobrevivir, los doctores no se habían preocupado por su calidad de vida después de superar el cáncer. Como no había ejercitado las piernas durante su ingreso en el hospital, al llegar a casa estaba demasiado débil para caminar y tuvo que depender de una silla de ruedas, con lo cual tenía la idea de que su salud estaba aún peor.

Otra cosa que tampoco conseguía entender era cómo la trataba la gente cuando la veía. Mientras que yo entendía la recuperación de mi madre como una prueba clara de su fortaleza, el resto solo parecía ser capaz de fijarse y repetirle hasta la saciedad lo débil y cansada que parecía estar siempre. Para ellos, mi madre seguía enferma y se aferraba como podía a la vida; asumían que el cáncer volvería y que no tardaría en ingresar de nuevo en el hospital. Y tenían razón. Nueve meses después, el cáncer volvió a aparecer, mi madre entró en coma y murió con cincuenta y siete años.

Muchas ideas sobre el cáncer, incluyendo los tratamientos, han cambiado con los años. Ahora se entiende más como una enfermedad crónica y no como la horrible sentencia de muerte que se creía recibir hace unas décadas. Hay centros de oncología que tienen nutricionistas y trabajadores sociales para atender las necesidades emocionales de los enfermos. Sin embargo, hay cosas que no han cambiado y, por lo general, el cáncer sigue tratándose como una enfermedad en la que no se le da la misma importancia a la parte psicológica de la persona que a las intervenciones médicas. Los diagnósticos, a pesar de ser útiles, solo se centran en una fracción de la experiencia vivida. En cambio, el contexto influencia nuestras respuestas físicas, pero el mundo de la medicina e incluso nosotros mismos solemos pasarlo por alto.

Yo tengo muy claro el descomunal efecto que el contexto tuvo en el bienestar mental de mi madre. Fui testigo de cómo la vida en el hospital le arrebató su sensación de control, de cómo todo cuanto pasó la hacía sentir enferma y débil incluso cuando el cáncer desapareció. Vi cómo su diagnóstico se convirtió en la etiqueta que definía el trato que recibía por parte de los doctores, las enfermeras y cualquier otra persona con la que interactuara fuera del hospital. Mi madre dejó de ser la mujer hermosa y llena de vida que había conocido desde que nací y pasó a ser una paciente de cáncer, indefensa ante la enfermedad, esperando a que le dieran el último tratamiento que se descubriera.

La experiencia que vivió mi madre con el cáncer me convenció de que el enfoque que tenemos ahora mismo de la salud realmente nos hace enfermar. Averiguar las causas de su enfermedad se convirtió en un punto de inflexión para mi carrera científica, y moldeó la investigación sobre mindfulness que he llevado a cabo durante las siguientes décadas. La palabra mindfulness se ha extendido por todo el mundo desde mi primer trabajo en la década de 1970;[1] ahora incluso es raro abrir un periódico o una revista, o incluso escuchar una entrevista, sin que alguien la deje caer. En la mayoría de los casos, el uso que se hace de ella implica que es algo a lo que solo se llega a través de la mente y la meditación, pero el mindfulness, como mis estudiantes y yo hemos demostrado, no es más que el proceso de darse cuenta de las cosas, no hace falta meditar. Cuando usamos la atención plena, nos fijamos en cosas que antes nos habían pasado desapercibidas y nos damos cuenta de que no conocíamos tan bien las cosas que creíamos conocer. Todo se vuelve más interesante y adquiere otro sentido.

Sin embargo, cuando yo hablo de mindfulness, y esto es importante, también hablo de algo que hacemos con el cuerpo. De hecho, creo que nuestra psicología puede que sea lo más determinante para nuestra salud. No estoy hablando de la armonía entre cuerpo y mente, no. Lo que creo es que la mente y el cuerpo forman un único sistema, y que cada cambio que experimenta un ser humano tiene lugar de manera simultánea en los planos mental (se produce un cambio cognitivo) y físico (se produce un cambio hormonal, neuronal o de comportamiento). Cuando abrimos la mente a la idea del sistema cuerpo-mente, aparecen nuevas posibilidades de abordar y cuidar nuestra salud. Aprovechar el poder de un cuerpo consciente está al alcance de todos.

En mi laboratorio de Harvard concentramos nuestros esfuerzos en estudiar los efectos que el sistema cuerpo-mente tiene en nuestra salud. No es un laboratorio húmedo, es decir, allí no analizamos sustancias químicas y cosas así, sino que es una sala (y ahora suele ser virtual) donde mis estudiantes, investigadores postdoctorales y cualquier otro miembro del profesorado que tenga interés se reúnen para explorar ideas inusuales. Los miembros de mi laboratorio y yo pusimos a prueba la idea del sistema cuerpo-mente por primera vez hace más de cuarenta años en lo que ha llegado a conocerse como mi estudio de atrasar el reloj.[2] En ese experimento, un grupo de hombres de la tercera edad vivieron una semana como lo hacían cuando eran jóvenes. Los alojamos en un retiro que estaba preparado para hacerles creer que habían retrocedido veinte años en el tiempo. Desde las revistas que descansaban en la mesa de centro hasta los discos colocados al lado de la cadena de música, desde los platos de la cocina hasta los programas que podían ver (en cintas VCR) en la televisión, cada detalle estaba pensado para transportarlos a un tiempo pasado y hacerles creer que eran más jóvenes. También les pedimos que actuasen como lo hacían cuando eran jóvenes, es decir, que incluso los más mayores y los que tenían movilidad reducida tuvieron que llevar su equipaje hasta la casa y subirlo a las habitaciones. Si para conseguirlo tenían que ir sacando el contenido de la maleta y llevándolo poco a poco, pues era lo que les tocaba hacer. Los resultados de aquella máquina del tiempo viviente, en la que los participantes se imaginaban que volvían a ser jóvenes, fueron impresionantes. Los cuerpos de esos hombres cambiaron y su visión, capacidades auditivas, fuerza e incluso su apariencia física mejoraron.

Los descubrimientos que se hicieron chocaban tanto con la perspectiva predominante del dualismo entre mente y cuerpo y lo que se creía posible que no era de extrañar que algunos no los creyeran. Aun así, el experimento y los resultados que conseguí demostraron con tanta elegancia el sistema mente-cuerpo que llevo explorando y profundizando en este modelo desde entonces. Me animé a intentar demostrar todo tipo de hipótesis aparentemente chocantes que se relacionaran con el tema: desde poder coger un resfriado según los pensamientos que tuviésemos hasta poder controlar nuestros niveles de insulina y las horas de sueño que necesitamos, o la idea de que nuestra mente pudiera ofrecernos una cura psicológica a muchas enfermedades crónicas.

El objetivo de mi trabajo siempre se ha centrado en descubrir el verdadero peso que la psicología tiene en nuestra salud y en conseguir devolvernos el control que tenemos sobre nuestros cuerpos. Me he propuesto demostrar que la mente es la clave fundamental para la salud del cuerpo y que, si aplicamos técnicas muy sencillas para cambiar nuestra manera de pensar, podemos mejorar drásticamente nuestro bienestar. Quizá el punto más importante en mi trabajo es la atención sobre la variabilidad de síntomas, donde he demostrado que las enfermedades crónicas como la esclerosis múltiple y el párkinson, al igual que el dolor crónico, pueden mejorar con una intervención psicológica.

En estas páginas me dedicaré a intentar desarrollar estas ideas, pero, si queremos cambiar nuestras mentes para cambiar nuestros cuerpos, lo primero que debemos hacer es aclarar un par de ideas equivocadas que están muy arraigadas en nuestra cultura. Con ese fin, en los primeros cinco capítulos trataré los temas de las reglas, los riesgos, las predicciones, la toma de decisiones y la comparación social. Si somos capaces de adoptar una nueva visión de estos conceptos, conseguiremos una buena base para tener una mentalidad más consciente, segura y empoderada. Mi trabajo demuestra que, cuando logramos aplicar estos cambios en nuestra forma de pensar, las relaciones que establecemos con los demás y con nosotros mismos mejoran, y reducimos el estrés, con la intención de mejorar nuestra salud.

En los capítulos 6, 7 y 8 exploraremos algunas posibilidades para disfrutar de nuestra salud y bienestar, posibilidades que antes ni siquiera nos habríamos imaginado. Con el apoyo de la investigación sobre la relación cuerpo-mente que hemos realizado otros expertos y yo misma, estos capítulos esbozan un camino para seguir un estilo de vida pensado para ayudarnos a desarrollar un cuerpo consciente y a recuperar así algo de la salud que hemos perdido debido a la forma de pensar que hemos tenido hasta ahora.

En la investigación de la que hablo en este libro han surgido resultados inesperados, e incluso algunas veces algunos realmente extraños. Sin embargo, no los he ignorado, sino que he hecho todo lo posible por entenderlos, y eso es lo que me ha llevado a explorar cosas como el contagio del nivel de consciencia. Como veremos en el capítulo 9, mis primeras investigaciones al respecto sugieren que simplemente con el hecho de estar al lado de alguien con una mayor consciencia aumenta la tuya propia, lo cual tiene repercusiones para las personas alcohólicas y para las del espectro autista. También creo que en el futuro existe la posibilidad de crear una utopía consciente y que el hecho de imaginárnosla nos ayuda a ver el presente de una manera diferente.

A medida que vayas leyendo, espero que entiendas que cada pensamiento puede tener un impacto en tu salud. De hecho, para conseguir mejorarla solo debemos dedicar unos minutos a pensarlo.

Capítulo 1
¿QUIÉN HA PUESTO LAS REGLAS?

> Cualquier idiota puede crear una norma. Y cualquier idiota le hará caso.
>
> Henry David Thoreau

Las normas son importantes, pero, desde mi punto de vista, no deberían ser lo que guíe ningún gobierno ni tampoco nuestro comportamiento. Para entender bien el problema que genera en nuestra salud el hecho de cumplir las normas sin cuestionarlas, antes tendríamos que analizar con más detalle cómo se crean y la actitud obediente que solemos adoptar ante ellas.

Pongamos un ejemplo sencillo, sin mucha relevancia. Llevo muchísimos años pintando, aunque nunca he hecho ningún tipo de formación especializada. Cuando empecé, no tenía ni idea de cuáles eran las reglas, ni siquiera sabía que las había. De haber sido así, creo que mi estilo hubiese sido totalmente distinto. Todavía me sorprendo cuando voy a una tienda de arte y veo que cada pincel tiene un rótulo indicando para qué sirve, como si no hubiera otras opciones, como si hubiera una manera correcta e incorrecta de usarlos. De vez en cuando, le corto las cerdas a mis pinceles para conseguir otros efectos y me gustaría creer que es esta originalidad, el deseo de crear algo diferente, una obra de arte que no se parezca a nada de lo que he hecho antes, lo que hace que mis pinturas sean interesantes, o al menos que a mí me lo parezcan.

Esa novedad quizá no se habría dado si hubiese seguido las reglas sin cuestionarlas.

Esta actitud ha sido la que ha definido mi estilo artístico. En uno de mis primeros cuadros, pinté un chico con unas bolsas de la compra a lo lejos en la cima de una colina y, en primer plano, una mujer sentada en un banco. Cuando lo terminé, se lo enseñé a un par de amigos y uno de ellos me comentó que había cometido un «error» de perspectiva, ya que el niño era demasiado grande para estar tan lejos. Así pues, atenta y dispuesta, intenté «corregir» el cuadro y reduje el tamaño del chico para que la pintura fuera más realista, pero cuando lo hice me di cuenta de que ese detalle era justo lo que realmente lo hacía interesante.

En la vida, como en el arte, aunque tendemos a admirar y alabar a las personas que siguen las normas, considero que, de vez en cuando, tenemos que desafiarlas y romperlas. Hay muchísimas veces en las que las seguimos a ciegas, compramos los pinceles «correctos» y nos ponemos la ropa «adecuada» y hacemos las preguntas «pertinentes». Sin embargo, cuando analizamos las normas con atención, nos damos cuenta de que, muchas veces, son arbitrarias y no tienen ningún sentido. En realidad, no tienes por qué usar ese pincel o seguir las reglas de la perspectiva: es tu cuadro y es tu vida.

Vale, quizá te he convencido con los pinceles, pero no te acaba de parecer tan fácil cuando hablamos de tu salud. Sin duda, cuando lo que está en juego es la salud, hay personas que son reacias a cuestionar las normas que imponen los doctores o los investigadores. «¿Quiénes somos nosotros para cuestionar a la autoridad?», nos preguntamos... Sin embargo, es importante recordar que muchas de las normas se crearon para una sociedad muy distinta a la actual, hace mucho tiempo, cuando aún no se habían descubierto ciertos avances médicos ni se había tenido en cuenta lo diferente que es cada persona ni los cambios que experimentamos constantemente. Por ejemplo, antes, cuando se hacían pruebas de medicamentos, los participantes eran sobre todo hombres jóvenes, por lo que los testeos ofrecían mucha información útil sobre cómo el producto afectaba a ese segmento de la población. Sin embargo, a menudo, el medicamento resultaba problemático para mujeres más mayores, ya que tienen una fisiología distinta (el cuerpo de las mujeres en la madurez retiene los medicamentos durante más tiempo). Con esa información, ahora los doctores cuando tienen que prescribirle algo a sus pacientes tienen en cuenta su edad, el peso y el género para darles la dosis correcta.

En la mayoría de los hospitales, se supone que las visitas son hasta las siete de la tarde. ¿En qué información, si es que hay alguna, se basa esta norma? Yo les dije a las enfermeras de mi madre que me quedaría hasta que ella no me quisiera allí, que para mí ella era más importante que cualquier norma, así que tenían tres opciones: cambiar la norma, hacer la vista gorda cuando yo estuviera allí o apechugar con el espectáculo que iba a montar cada vez que intentaran echarme. Finalmente decidieron hacer la vista gorda. Cuando crearon la norma de los horarios quizá pensaron que era mejor para los pacientes o para los trabajadores, pero ahora ya existen suficientes estudios que demuestran la importancia que tiene el apoyo social en la salud de las personas, así que quizá valdría la pena cuestionarse si se debe mantener.

Entonces, ¿por qué seguimos las normas incluso cuando son arbitrarias y van en detrimento de nosotros mismos? Una de las razones es que gran parte de nuestro comportamiento viene determinado por las etiquetas que nos imponemos a nosotros mismos. En uno de sus reveladores estudios, el psicólogo social Russell Fazio y sus colegas plantearon preguntas a las personas que participaron que les hacían profundizar en su introversión (por ejemplo, «¿Cuándo te parece que un evento social empieza a ser estresante?») o su extroversión («¿En qué fiesta de las que has ido te lo pasaste mejor?»).[1] Después, les dieron un breve test conocido como la escala de personalidad introvertida-extrovertida. Las personas a las que les habían planteado preguntas centradas en la extroversión se identificaban más como extrovertidas y aquellas a las que les habían preguntado sobre la introversión tendían hacia el otro lado. Existen otros estudios que demuestran que, si a los adultos de mayor edad antes de empezar el experimento les daban explicaciones basadas en estereotipos negativos sobre el envejecimiento, obtenían peores resultados en las pruebas de memoria.[2] Del mismo modo, si se recordaba a las mujeres su género de manera implícita, daban más opiniones estereotipadas sobre las habilidades matemáticas de su grupo.[3]

Lo bueno de todo esto es que las cosas no tienen por qué ser así. Para ello, podemos basarnos en el estudio que realicé con una de mis antiguas estudiantes de postgrado, Christelle Ngnoumen. Queríamos comprobar si el mindfulness (básicamente, el proceso de poner atención en algo) podía reducir los efectos limitantes de las normas y las etiquetas.[4] Con este objetivo, utilizamos el test de asociación implícita (TAI), que se basa en el trabajo dirigido por mis colegas Anthony Greenwald y Mahzarin Banaji. El TAI valora si las personas hacen asociaciones subconscientes entre conceptos.[5] En la prueba, se les pide a los participantes que ordenen imágenes y conceptos, y se valora el tiempo que tardan para ello. Sus estudios demostraron que, por ejemplo, si alguien asociaba «blanco» con «bueno» y «negro» con «malo», tardaba más si le pedían que uniese imágenes que sugerían lo contrario, es decir, que lo «blanco» era malo y que lo «negro» era bueno. Estos cambios en los tiempos de reacción sacan a la luz nuestros sesgos implícitos.

En nuestro estudio, les pedimos a los participantes que separaran las fotos en montones y que les asignaran diferentes categorías a cada uno. Además, a algunas personas les dimos la oportunidad de interactuar con atención plena con fotos de miembros de su «exogrupo» (personas con las que no comparten características obvias) antes de hacer la prueba de TAI. Si alguna persona separaba las fotos sin prestarles mucha atención, había muchas probabilidades de que lo hiciera siguiendo las categorías más obvias como la raza, el género y la etnicidad, ya que son las etiquetas más fáciles de identificar y aplicar. La pila de afroamericanos aquí y la gente blanca por allá; un montón para los hombres y otro para las mujeres. Sin embargo, para intentar fomentar una alta capacidad de atención plena, les pedimos a los participantes que separaran las fotos por categorías psicológicas, como, por ejemplo, por lo sociables que pareciesen o si sonreían o no. Además, también les pedimos que crearan dos categorías nuevas por su cuenta.

Esta pequeña intervención tuvo un gran efecto. Cuando las personas tenían que separar las fotos siguiendo una clasificación que exigía un mayor nivel de consciencia, y eso les hacía romper las normas comunes de categorización, sus sesgos raciales implícitos se reducían a la mitad en la prueba de TIA. En otro experimento, las personas blancas que participaron demostraron una mayor empatía cuando las hicieron ser más conscientes. Por lo visto, después de la intervención, dedicaban mucho más tiempo a escuchar historias de otras personas que no eran como ellas.

Esta intervención para fomentar la consciencia funciona porque nos obliga a prestar atención a las diferencias sorprendentes que hay entre nosotros, que van más allá de los estereotipos de siempre. Como resultado, empezamos a ver a las personas como individuos y dejamos de clasificarlas en grupos categorizados; ignoramos las etiquetas que nos autoimponemos y los límites que nos sugieren. Al prestar una atención plena a los miembros del exogrupo, no solo reducimos nuestros prejuicios, sino que considero que también podemos reducir los juicios hacia el exogrupo si aumentamos la discriminación entre los miembros del endogrupo. En otras palabras, si conseguimos que la gente se dé cuenta de las diferencias que existen entre las personas que se les asemejan, entenderán que todo el mundo es único y diferente, con lo que las diferencias que existen al compararse con las personas del exogrupo en realidad no resultan tan extrañas ni excepcionales. La esencia del mindfulness se centra tanto en buscar las similitudes entre las cosas que parecen diferentes como en buscar las diferencias entre lo que parece igual.

EL CONSTRUCTO SOCIAL DE LAS NORMAS

Las normas no son algo inamovible. De hecho, las leyes, que tienen incluso más fuerza, son mutables y no se deben seguir con los ojos cerrados, sino que deben cuestionarse. Legalidad no es sinónimo de moralidad. Antes, por ley, las mujeres se consideraban una propiedad más del hombre, y la homosexualidad y los matrimonios interraciales estaban prohibidos, como el alcohol durante la Ley Seca. En 1830, un hombre recibió una paliza por llevar barba y lo metieron en la cárcel por defenderse; cuando murió cuarenta y cinco años después, la barba se puso de moda.

Incluso hoy en día existen leyes en algunas zonas de Estados Unidos que se podrían describir como mínimo como extrañas y que evidencian lo absurdo que resulta acatar normas arbitrarias sin ni siquiera cuestionárselas. Por ejemplo, en Arizona, está prohibido que los burros duerman en la bañera, mientras que en Colorado es ilegal tener un sofá en el porche, y en Maryland está prohibido llevar camisetas sin mangas en los parques públicos. Y aquí viene mi favorita: en Massachusetts está prohibido dedicarse a la clarividencia a menos que tengas la licencia correspondiente.

Y ocurre lo mismo en muchos otros países, por supuesto. En Singapur es ilegal vender chicles; en la Acrópolis de Atenas, lo es llevar tacones; en Venecia, puedes ir a la cárcel por darle de comer a las palomas, y, en Alemania, si te quedas sin gasolina en mitad de la autopista. Pero quizá la que se lleva la palma es esta de Polonia, donde Winnie-the-Pooh está prohibido en los patios de recreo y las escuelas por no llevar pantalones.

Una de las mejores formas para analizar las normas con atención y consciencia es recordarnos que, tanto si son oficiales como si se sobreentienden por contexto cultural, las normas las crean personas iguales que el resto de los mortales. Cuando Adam Grant, ahora profesor de la Escuela de Negocios de Wharton, era estudiante mío en Harvard, nos propusimos estudiar el constructo social de las normas, para entender mejor por qué se ignoraba tan a menudo su aspecto social.[6] Diseñamos experimentos en los que hacíamos más conscientes a los participantes de que las reglas las crean personas. Predecimos que, de esta manera, era más probable que la gente actuase priorizando su propio beneficio, incluso si ello implicaba incumplir la norma.

En uno de nuestros estudios, Adam y yo les pedimos a los participantes que imaginaran que eran pacientes y les dábamos diferentes niveles de información sobre la situación en la que se encontraban. A un grupo le dijimos: «Imaginaos que sois pacientes de un hospital, que os han puesto una cuña y, fuera de vuestra habitación, hay una enfermera trabajando sin parar. ¿Cuánto tardáis en pedirle ayuda?». Otra posibilidad era: «Imaginaos que sois pacientes de un hospital, que os han puesto una cuña y, fuera de vuestra habitación, veis a una enfermera trabajando sin parar. La mujer se llama Betty Johnson. ¿Cuánto tiempo tardáis en pedirle ayuda?».

La única diferencia es que en la segunda opción les indicamos el nombre de la enfermera. Aun así, comprobamos que, cuando las personas tenían ese dato, pedían ayuda antes. Pusimos muchísimas situaciones diferentes y, en todos los casos, la gente estaba más dispuesta a hacer algo para conseguir lo que necesitaba si destacábamos a la persona más que su rol. Cuando a las personas se les presenta una situación difícil y se les explica que las normas las crearon personas y que no cayeron del cielo, están más dispuestas a cambiar la situación para buscar lo que mejor les conviene. En esos casos se alejan de las normas que no les sirven, las que se cumplen por educación o cuestión de etiqueta. En el ejemplo de la enfermera, la idea de «no molestar al personal médico» se dejó de seguir cuando los participantes entendieron que solo se trataba de una persona que necesitaba que otra la ayudase. No podía haber trabajado con nadie mejor que Adam para realizar estos experimentos, ya que él no sigue las normas y convenciones, sino que hace lo que haga falta para abrirse camino. En su entrevista de admisión a Harvard, por ejemplo, decidió hacer trucos de magia en vez de hablar de sus méritos y capacidades.

El contexto más peligroso para seguir normas a ciegas es sin duda el que está relacionado con nuestra salud. Pensemos en un caso de cáncer: los médicos envían al laboratorio una biopsia para analizar. Las células cancerígenas no llegan al laboratorio con una etiqueta que reza «Soy una célula cancerígena», sino que alguien debe analizarlas y decidir si lo son o no. Hay algunas células en las que la patología queda clara; sin embargo, se dan algunas situaciones ambiguas, en las que un citólogo la identifica como cancerígena y otro no lo ve así. Esa ambigüedad casi nunca se comunica, así que la persona que recibe la noticia cree que el diagnóstico es obvio e inequívoco, cuando en realidad depende en gran parte de la percepción humana. En la práctica, eso significa que a una persona le pueden decir que tiene cáncer y a otra con el mismo criterio diagnóstico le pueden decir que no. El hecho de que le diagnostiquen cáncer a alguien desencadena una multitud de respuestas, algunas de las cuales pueden causar efectos negativos. Aunque es algo que nunca podremos llegar a saber con certeza, muchas veces me he preguntado cuánta gente diagnosticada con cáncer ha muerto porque se ha rendido debido al convencimiento cognitivo prematuro (la perspectiva) de que «el cáncer mata», y no necesariamente por las consecuencias de la enfermedad. De cualquier forma, sí sabemos que los diagnósticos varían según el hospital, el estado y el país. En algunos casos, puede que, según dónde estés, te clasifiquen en un estadio más grave.

EL «CASI» TAMBIÉN CUENTA: EL PRECIO OCULTO DEL EFECTO FRONTERIZO

Si estás esperando un tren en la zona de restaurantes en la planta baja de la terminal de Grand Central de Nueva York, verás que sucede algo curioso pero habitual. Dada la enorme afluencia y la cantidad de clientes, muchos restaurantes ya tienen preparados diferentes platos, como, por ejemplo, ensaladas. Si pides una de las que ya tienen listas, te la sirven al momento. Sin embargo, si prestas atención, verás que cada ensalada tiene un tiempo límite, digamos que son treinta minutos. En el minuto veintinueve, la ensalada vale lo que pone en el menú, un plato delicioso listo para degustar. Un minuto después, se tira a la basura; los restaurantes ni siquiera pueden regalarlas, ni siquiera si se trata de una persona sin hogar por mucho papeleo que rellene. Pasa de ser una comida nutritiva a algo supuestamente peligroso para la salud en función del segundo que marque la manecilla más fina del reloj.

Un atleta puede perder su medalla por cuestión de milisegundos; un paciente recibe un diagnóstico cuando los resultados encajan en un supuesto determinado, aunque sea por muy poco; un estudiante de Derecho suspende su examen de acceso por fallar una pregunta. ¿Estas personas se diferencian tanto del medallista, del paciente sano que está un poco por debajo del resultado esperado o del abogado que aprueba por los pelos el examen de acceso?

Todo en este mundo existe en un continuo, ya sea en rapidez, tamaño, virulencia o cualquier factor descriptivo que te venga a la cabeza. Aun así, creamos y conferimos distinciones escrupulosas sin analizarlas demasiado, distinciones que cambian nuestras vidas de una manera mucho más drástica que cualquiera de esas diferencias mínimas tiene en realidad. Sin duda, todas las diferencias son arbitrarias, pero, cuando dibujamos líneas tan marcadas entre categorías, ocultamos su arbitrariedad y eso es lo que les da tantísimo poder para hacernos daño. A esto es a lo que llamo «el efecto fronterizo». Podría enumerar mil ejemplos: una persona tiene un CI de 69 y otra de 70, pero solo se considera normal un resultado a partir de 70. No hay que ser un experto en estadística para saber que no hay una diferencia significativa entre 69 y 70. Sin embargo, una vez que a una persona se la etiquete con un «perfil de muy bajo rendimiento», su vida podrá ser muy diferente de la de otra con un solo punto de diferencia en su CI.

Evidentemente, el efecto fronterizo también tiene un efecto literal en las fronteras físicas. Antes de la Segunda Guerra Mundial, las diferencias entre la parte más al sur de Corea del Norte y las zonas más al norte de Corea del Sur o la parte más al oeste de Alemania del Este y la parte que bordeaba el este de la Alemania Occidental eran insignificantes. Después se crearon líneas claras que las separaban y que han conseguido que hoy en día veamos diferencias culturales sustanciales, incluso cuando, en el caso de Alemania, ya hace más de tres décadas que no hay ningún muro o frontera que separe las dos zonas.

El efecto fronterizo tiene implicaciones en nuestra vida en todos los ámbitos. Sin embargo, en lo que más nos afecta es en cómo impacta en nuestra salud.

Mi estudiante de postgrado Peter Aungle, la postdoctorada Karyn Gunnet-Shoval y yo misma comprobamos sus efectos en el diagnóstico de la diabetes. En el estudio de esta enfermedad, comparamos pacientes cuyos niveles de azúcar estaban un poco por encima o por debajo del límite indicado de la prediabetes (es decir, «niveles altos dentro de la normalidad» versus «niveles bajos dentro de la prediabetes»).[7] Nuestra hipótesis inicial fue que las personas a las que clasificaran en un nivel más grave desarrollarían más síntomas, incluso aunque un punto de diferencia en estos resultados médicos resulta insignificante en el plano estadístico dada la variabilidad natural que implica este tipo de análisis.

Cuando hablamos con diferentes endocrinólogos, todos estuvieron de acuerdo en que no había una diferencia relevante entre una persona con un 5,6 o un 5,7 % en la prueba de hemoglobina (A1c), que mide los niveles de glucosa en sangre. Pese a todo, la línea tiene que marcarse en algún punto, y el protocolo médico estándar nos dice que cualquiera que obtenga menos de un 5,7 % en la prueba A1c está dentro de la normalidad; es decir, que no corre un riesgo inmediato de padecer diabetes. Sin embargo, una persona con un 5,7 % o más sí lo está y, por ello, hay que avisarla de que es «prediabética». (En esta prueba, alguien con un nivel de 6,5 % o superior se considerará «diabética».)

El problema con estas etiquetas es que suenan a diagnósticos definitivos, lo cual camufla la incertidumbre que los envuelve y esconde el factor humano. Por eso la gente las acepta sin cuestionarlas, y eso nunca es positivo.

Por ejemplo, cuando comparamos pacientes con un 5,6 % en la prueba de A1c con los pacientes que obtuvieron un 5,7, y vuelvo a repetir que los endocrinólogos dijeron que la diferencia era medicamente irrelevante, descubrimos una diferencia sustancial en sus trayectorias médicas a partir del diagnóstico. Recibir el aviso de que uno está a punto de padecer diabetes parece que tendría que animarnos a cuidarnos más y poner freno así a la amenaza. Sin embargo, la gráfica que se inserta a continuación nos revela otra (y trágica) historia, ya que muestra que las personas que recibieron la categoría de prediabéticas, con el tiempo, acabaron obteniendo resultados muy elevados en la prueba de glucosa:

CATEGORÍA «DENTRO DE LA NORMALIDAD»
VS. CATEGORÍA «PREOCUPANTE»

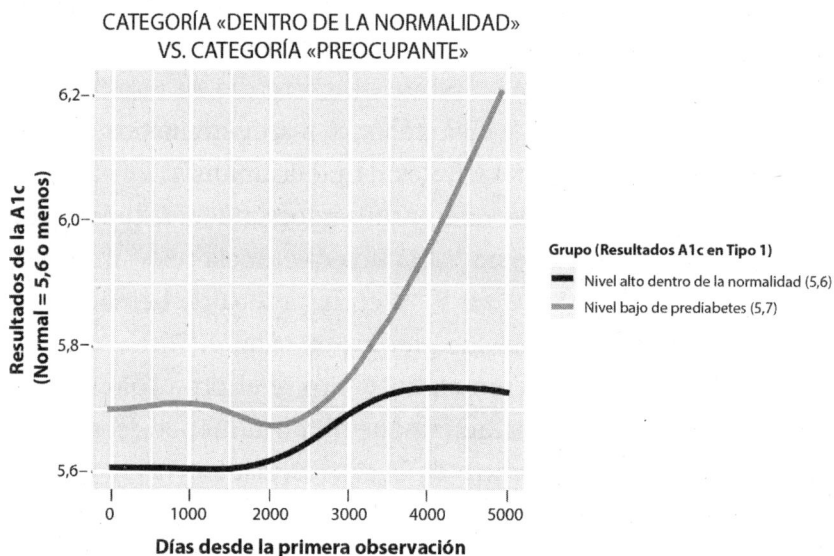

Grupo (Resultados A1c en Tipo 1)

▬ Nivel alto dentro de la normalidad (5,6)
▬ Nivel bajo de prediabetes (5,7)

SIN CAMBIO DE CATEGORÍA,
CATEGORÍA «PREOCUPANTE»

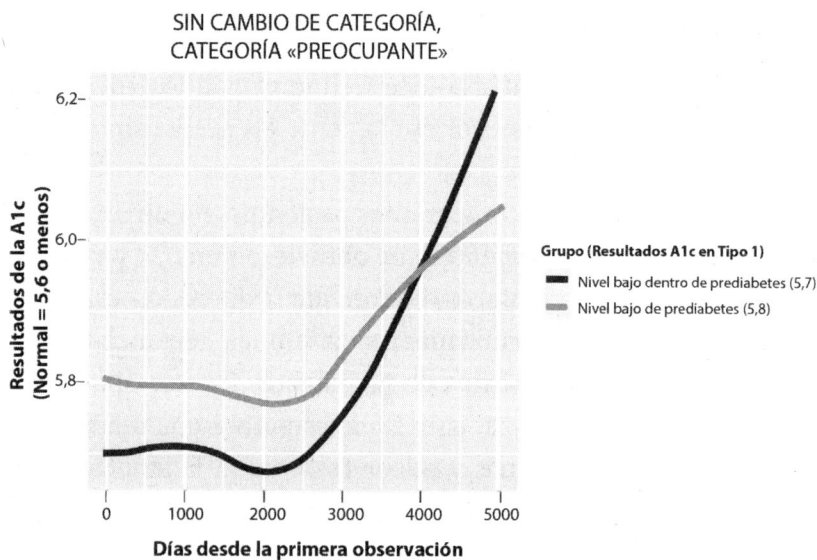

Grupo (Resultados A1c en Tipo 1)

▬ Nivel bajo dentro de prediabetes (5,7)
▬ Nivel bajo de prediabetes (5,8)

Al menos con la diabetes, parece que lo de asustar al paciente con los resultados para que mejore su comportamiento no es más que un mito. Resulta que ponerle la categoría de «preocupante» a la gente lo único que consigue es hacer que tenga más probabilidades de acabar desarrollando la enfermedad en el futuro. Quizá es porque los pacientes se resignan y aceptan que acabarán padeciéndola, por lo que, aunque al principio puede que intenten mejorar su alimentación, acaban descuidándola aún más. Quizá ya no se molestan en hacer tanto ejercicio porque creen que ya tienen diabetes o puede que el cuerpo haga caso a la información que le proporciona la mente, que ahora le dice que tiene un tipo de diabetes temprana.

Evidentemente habrá gente que rechace esta conclusión. Quizá argumenten que la probabilidad de desarrollar la enfermedad aumenta de forma lineal según los resultados de la prueba de A1c, aunque la diferencia de los niveles sea muy pequeña. Es un argumento válido, por eso, para comprobarlo, también observamos qué pasaba con las personas que habían obtenido un 5,5 % y las comparamos con las que tenían un 5,6. Si las categorías no tenían el peso diferenciador que creíamos, también deberíamos ver una diferencia significativa entre las personas de estos dos grupos.

Sin embargo, no fue el caso. Las personas que estaban en los límites más altos, pero dentro de la normalidad, se mantenían en esos parámetros; la idea de que estaban sanas calaba. Con el tiempo, se veía que tenían menos probabilidades de padecer diabetes.

Desgraciadamente, lo mismo ocurría con las personas que estaban en los niveles más bajos de prediabetes, con resultados de un 5,7 o un 5,8 %. Para estos pacientes, los números que obtuvieron en la prueba de A1c eran irrelevantes; lo que importaba era la categoría amenazadora, que acababa conllevando resultados amenazadores a largo plazo.

La diferencia entre recibir la categoría de prediabético o diabético, o no recibir una para avisarte de que casi no lo eres, también afecta a las primas y las coberturas del seguro. El efecto fronterizo hace que una persona tenga que marcar la casilla de «enfermedad preexistente», cuando otra prácticamente con los mismos resultados puede dejarla en blanco con las consecuencias que ello conlleva.

Así que ahora nos hacemos una idea más certera del peligro que supone creerse a pies juntillas la información sobre nuestra salud y dejar que el ruido de los datos determine nuestro destino. El lenguaje que usamos para hablar de las enfermedades, la base del cual bebe casi por completo de un modelo biomédico del cuerpo (es decir, que ignora el poder que ejerce la mente sobre él), genera la idea de que los síntomas son algo estable y sobre lo que no tenemos ningún control. En consecuencia, la gente adopta respuestas y comportamientos estereotipados que encajan con lo que creen que saben, sin plantearse su diagnóstico ni buscar otras respuestas o soluciones. Por este motivo, las etiquetas que usamos para nombrar las enfermedades crónicas arrebatan a las personas la sensación de que tienen control sobre sus cuerpos e impiden que actúen para conseguir unos niveles de salud y de bienestar óptimos.

Las etiquetas preestablecidas también nos animan a ignorar nuestras experiencias idiosincráticas, que, en la mayoría de los casos, nunca son tan definitivas ni inalterables como dichas categorías nos pueden hacer creer. (La persona con prediabetes tiene que entender que prevenir la enfermedad es totalmente posible, siempre que esté dispuesta a hacer algunos pequeños cambios en su vida.) Sin embargo, lo que constatamos es que, cuando los pacientes reciben diagnósticos de enfermedades, la etiqueta se puede convertir en una profecía autocumplida: el diagnóstico es lo que crea la enfermedad.

Con eso no quiero decir que nunca debamos comunicarles a las personas sus diagnósticos teniendo en cuenta los resultados de sus pruebas. Las etiquetas y las categorías son útiles. Ahora bien, siempre que sea posible, deberíamos asegurarnos de que al usarlas incluimos el factor humano para que los pacientes entiendan que los resultados son provisionales y no implican una certeza absoluta e inalterable.

Por ejemplo: nos hacemos una prueba de la vista o de la audición y los resultados están justo por debajo de lo que se considera normal. Así pues, nos prescriben el uso de gafas o de un audífono a pesar de que nuestra vista y capacidad auditiva son prácticamente las mismas que las de aquellos con los resultados mínimamente superiores a los nuestros. De todas maneras, les hacemos caso y aceptamos las gafas y el aparato auditivo, y las otras personas no. Me pregunto qué pasaría si, en vez de decirles que a partir de ese momento tienen que usar esas nuevas ayudas, les explicaran claramente que los resultados son probabilísticos en vez de dejarles que crean que son algo totalmente certero y definitivo.

Es más, como veremos en el capítulo 5, hay muchas razones temporales por las que podemos dar un determinado resultado en una prueba y que eso acabe incluyéndonos en una categoría que nos obligue a recibir ayuda permanente. Quizá incluso si repitiésemos la prueba al día siguiente los parámetros podrían sugerir un resultado muy distinto.

Cuando realmente entendemos que las normas, las etiquetas y los límites los establecen personas como nosotros, podemos plantearnos las diferentes posibilidades en cualquier situación, lo cual nos aporta un sentimiento de libertad: ampliamos nuestras posibilidades y eso afecta a nuestro comportamiento, pero también a nuestra salud. La clave está en cuestionarse las cosas que hasta el momento habíamos aceptado sin más, que nos replanteemos con consciencia todas las descripciones y diagnósticos que nos pueden suponer un lastre. Cuando lo conseguimos, podemos mejorar y aprender a recuperar las riendas de nuestra salud.

Como he comentado en la introducción, la lucha de mi madre contra el cáncer de mama fue lo que inspiró la mayor parte de mi investigación posterior. Desde el momento en el que le dieron la noticia hasta el día de su muerte, pasando por su remisión inesperada, mi madre nunca cuestionó las normas que le imponían. Ojalá hubiese podido darle estos consejos.

Capítulo 2
RIESGO, PREDICCIONES Y SENSACIÓN DE CONTROL

> La vida puede ser una aventura increíble o nada en
> absoluto.
>
> HELEN KELLER, *Let us have faith*

> Busco un quizá extraordinario.
>
> FRANÇOIS RABELAIS

La gente me suele decir que soy una persona que no teme correr riesgos. Me lo dicen como un cumplido, pero no creo que me lo haya ganado en absoluto. Muy pocas veces me he dicho: «Si hago esto, podría perder mucho, pero, qué diablos, me da igual». Por el contrario, siempre busco la confirmación y la validación de todo lo que puedo a cada paso que doy.

Para muestra, un botón: cuando empecé como parte del profesorado en Harvard, me pidieron que hiciera una audición para ser la locutora en un programa de radio. La cadena tenía una psicóloga bastante famosa de California y quería contratar a otra en la Costa Este. Llamaron a Dave Green, el jefe de mi departamento, para pedirle una recomendación y me propuso a mí.

En la prueba tenía que atender llamadas preparadas para la ocasión. La primera persona me preguntó por el *rolfing*, un tipo de terapia corporal en la que se trabaja con el tejido conectivo a través de un masaje profundo. Sabía cuatro pinceladas sobre el tema, pero se lo expliqué con tanta seguridad que, para mi desgracia, la persona me hizo una segunda pregunta relacionada con esta técnica. De nuevo, conseguí salir bastante airosa.

Una semana más tarde me ofrecieron el puesto, pero, después de valorarlo, decidí rechazar la oferta. Aún no había conseguido el puesto fijo en la universidad y mi objetivo era convertirme en la profesora Langer. Me preocupaba que el trabajo en la radio pudiese trivializar mi carrera y me daba miedo que la gente me viera como un personaje divertido cuando yo lo que buscaba era proyectar la imagen de intelectual. Finalmente me hicieron fija y seguí dando clases, así que nunca me arrepentí de haber tomado esa decisión y no haberme arriesgado a comprometer mi imagen por el trabajo como locutora en la radio. De todas formas, alguna vez he pensado que, si hubiese sido más consciente de lo que realmente supone correr un riesgo, podría haber aceptado el trabajo y, además, haber conseguido mi plaza fija como profesora. Sin duda, la aparente contradicción entre la imagen que tiene de mí la gente —de ser una científica atrevida que no teme correr riesgos— y la que tengo yo de mí misma —la de ser una persona que intenta evitarlos en la medida de lo posible— me ha llevado a cuestionarme algunas ideas fundamentales sobre lo que significa «correr riesgos».

Voy a poner un ejemplo en el que la paradoja se ve con más claridad. Cuando voy a un hipódromo (lo cual sucede poco), acostumbro a apostar por el caballo que suele quedar tercero, lo que no me parece para nada arriesgado. Una vez compartí una información confidencial sobre mis finanzas con alguien a quien creía conocer bien; sin embargo, al hacerlo me engañó y perdí muchísimo dinero. ¿Cómo se entiende esto? Pues que, en el hipódromo, me arriesgo poco, pero, cuando hablamos de compartir mi información personal, tiro la casa por la ventana por así decirlo. Aunque me encantan los caballos, no sé nada sobre carreras, así que me retengo a la hora de apostar; en cambio, creo saber bastante sobre las personas, por lo que asumo riesgos, y en una ocasión eso me llevó a confiar en alguien que resultó no merecer ese voto de confianza.

No se trata solo de que tengamos más experiencia en unas cosas que en otras. Hay veces que parece que estamos arriesgándonos cuando en realidad no nos damos ni cuenta de que podíamos hacer otra cosa. Recuerdo una vez que fui al dentista cuando tenía unos once años y que, al acabar, oí a mi madre decir lo valiente que había sido. En aquel momento me pregunté qué hacían los otros niños, pues yo no sentía que me estaba arriesgando por estar allí, por lo que no era más valiente que los demás. Simplemente no sabía que tenía otras opciones.

EL MITO DE ARRIESGARSE

Hay muchísima información sobre el riesgo y una cosa que se repite siempre es la creencia de que hay cosas que no deberíamos hacer, cosas que son demasiado arriesgadas lo mires por donde lo mires o que no valen la pena por el esfuerzo que suponen. Tenemos esta idea tan integrada en nuestro sistema que en muy pocas ocasiones nos planteamos cuestionarla.

Aun así, creo que la gente no entiende realmente lo que significa arriesgarse. Las personas hacemos lo que nos parece que tiene sentido, porque, si creyésemos que no lo tiene, haríamos otra cosa. Si mis expectativas para conseguir el éxito en algo que me he propuesto son más altas que las tuyas, te parecerá que me estoy arriesgando. Sin embargo, si tuvieras las mismas creencias que yo, seguramente harías lo mismo. En otras palabras, el hecho de correr un riesgo o no es un fenómeno que se da o no según el observador. Las personas «arriesgadas» hacen lo que les parece que tienen que hacer, aunque esa idea le parezca una completa locura a otra. Supongo que los productores de radio que se pusieron en contacto conmigo pensarían que no debía de estar bien de la cabeza al rechazar su oferta. ¿Por qué una profesora que acababa de empezar en la universidad iba a rechazar la oportunidad de ser famosa? Para mí, sin embargo, arriesgar mi carrera académica por la fama y el dinero no me valía la pena.

Voy a dar otro ejemplo para que veas que el riesgo es totalmente subjetivo. A los dieciséis años me casé en secreto. Cuando echo la vista atrás, entiendo que a otras personas les pueda parecer que estaba corriendo un riesgo enorme por muchísimas razones, pero correr riesgos implica que somos conscientes de las diferentes opciones que tenemos y del precio que pueden conllevar. Nunca pensé lo que estaba poniendo en juego ni me planteé otras posibilidades. Gene y yo, dos ateos que se conocieron en una celebración que justamente se hacía en un templo, nos quisimos casar y es lo que hicimos.

Quizá te parezca pesimista, pero para casarse siempre se necesita un cierto punto de optimismo irracional. Al fin y al cabo, si tuviéramos en cuenta las estadísticas (la mitad de los matrimonios en Estados Unidos acaban en divorcio), seguramente evitaríamos cualquier tipo de compromiso legal que nos uniera a otra persona. Sin embargo, cuando nos enamoramos, no nos paramos a pensar en los números: tenemos la certeza absoluta de que nuestra relación es diferente. No le tememos al divorcio porque nuestro amor durará para siempre.

La idea de casarnos fue de Gene. La novia de un amigo suyo se había quedado embarazada y había encontrado alguien en Washington D. C. que los iba a casar, aunque fueran menores de edad. Gene tenía diecisiete años y yo, dieciséis, y nos pareció superromántico que nos casara la misma persona. El día que decidimos hacerlo, me levanté a las tres de la madrugada y les dejé una nota a mis padres: «He salido, nos vemos luego». Pensé que lo había clavado. Cogimos el coche y nos fuimos de Yonkers a Washington D. C. para buscar a la persona que había casado al amigo de Gene. Al final no conseguimos dar con él, así que volvimos a casa antes de que nadie se diera cuenta de que habíamos desaparecido.

Pese a aquel primer contratiempo, nos queríamos casar sí o sí, así que Gene modificó nuestros certificados de nacimiento para que nos pudiésemos casar de forma «legal» sin tenernos que ir tan lejos. Nos hicimos los análisis de sangre que tocaban, y, como quería tener mucho cuidado, me aseguré de llevar manga larga para que mis padres no vieran la tirita en el brazo. Mi yo adolescente creyó que, si mis padres se daban cuenta de que me había hecho un análisis de sangre, sin duda iban a saber que me había casado.

En el Ayuntamiento, después de declararnos marido y mujer, me dieron una caja con muestras de productos para la casa: detergente, limpiadores y otras cosas para mantener limpio nuestro nuevo hogar. Me sabía fatal tirarlos o rechazarlos, así que llamé a casa y le dije a mi madre que me habían dado un montón de muestras de detergentes para que no me preguntara nada cuando llegara. (No quería arriesgarme.) Ese mismo día, un poco más tarde, como quien no quiere la cosa, le pedí a mi madre si me podía hacer una llave para el buzón. Iba a seguir viviendo en casa, así que tenía que asegurarme de recoger mis cartas antes de que ella o mi padre las vieran, ya que a partir de ese momento irían dirigidas a la señora Most (mi nombre oficial a partir de entonces).

Gene y yo estábamos bastante seguros de que nuestro secreto estaba a salvo. Unos años después, cuando ya cumplí los diecinueve, nos volvimos a casar, pero esta vez en público. Dejé que mi madre organizara toda la celebración y no dije nada, pero Gene y yo acordamos que, antes de que llegara el gran día (otra vez), les contaríamos a nuestras madres que ya estábamos casados. Poco después de contárselo, descubrimos que ya se me había escapado y había hecho algún comentario de la primera boda. La madre de Gene ya sabía que estábamos casados, igual que mi madre, y yo sabía que mi madre y su madre sabían que la otra lo sabía. Así que todos sabíamos que los demás lo sabían, pero, aun así, cuando se lo conté a cada una por separado, me dejaron claro que no se lo podía decir a la otra persona. Aún no acabo de entender qué querían conseguir guardando el secreto. Lo que sí entiendo es que el hecho de ver nuestra decisión de habernos casado como un riesgo nos había hecho distanciarnos entre todos.

¿ACTOR U OBSERVADOR?

A Ernest Hemingway le gustaba contar una historia sobre una batalla caótica que se libró en la guerra civil española. El comandante ordenó a los voluntarios del batallón de Lincoln que se pusieran a cubierto para protegerse del fuego enemigo, pero hubo un soldado, William Pike, que no lo hizo y eso fue lo que le permitió identificar la ubicación exacta del enemigo. Este factor resultó ser decisivo para ganar la batalla, por lo que recompensaron a Pike con una medalla por su valor. Cuando le preguntaron por qué no se refugió como el resto, contestó: «Estoy un poco sordo, así que no oí la orden». En otras palabras, no se estaba arriesgando (al menos, no era consciente de ello), aunque el resto hizo esa asunción sin dudarlo.

Sin saber nada del contexto que afecta a las personas, les atribuimos rasgos sin darle muchas vueltas. Desde la década de 1970, los psicólogos sociales han estudiado las diferencias en la manera que tenemos de juzgar a los demás y a nosotros mismos. Si te chocas con una papelera, pensaré que eres un poco patoso. En cambio, como tú sabes que no es algo que te pase a menudo, buscas una explicación que encaje mejor con el momento: quizá te habías abstraído pensando en algo o te había distraído con el móvil. Las personas solemos explicar nuestro comportamiento de manera que salgamos mejor paradas: si nos equivocamos, no es por nuestra culpa, es la situación.

Aun así, me gustaría dar un paso más en las diferencias que veo entre el papel de actor y el de observador. Para que nos entendamos, creo que todo el mundo actúa según lo que le parece lógico o, si no, no lo haría, lo cual significa que, si queremos entender a alguien, necesitamos saber cómo piensa y cómo ve las cosas. La idea no es aprender a juzgar a alguien, sino demostrar un nivel de empatía total.

Te voy a plantear una situación que expongo en mi curso de toma de decisiones cada año. Imagínate que estamos en un prado y que veinte caballos se dirigen a nosotros a galope. Tú sales corriendo para ponerte a cubierto, pero yo no me muevo. Me quedo impasible donde estoy.

En el curso, les pido a mis estudiantes que razonen mi comportamiento y lo normal es que crean que he perdido la cabeza. En ese momento les recuerdo que puede haber otro motivo: mientras que el resto ha asumido que los caballos van a hacerles daño, yo creo que vienen a saludarme y me quedo donde estoy, la mar de contenta. (Imagínate que he trabajado en una granja de caballos y sé que cuando los caballos cabalgan se apartan de las personas si estas se quedan quietas.) Si yo creyera que estoy en peligro, también correría. La cuestión está en que, cuando las personas analizamos una situación con la misma perspectiva, seguramente reaccionemos de una manera parecida. Lo importante es recordar que hay muchísimas maneras de interpretar las situaciones, incluso una en la que parece que solo hay una respuesta como la de los veinte caballos que se abalanzan sobre ti. Solo porque no reaccione como tú no significa que esté negándome la realidad, simplemente veo la situación desde otra perspectiva. Es muy interesante cuando les cuento la misma situación a mis estudiantes, pero les digo que ninguno se mueve y yo salgo corriendo; en ese caso me dicen que creen que soy una cobarde.

Cuando aún era universitaria, escribí lo que se llama un texto programado para el proyecto final de la asignatura Análisis Experimental del Comportamiento. Un texto programado es un texto en el que se ofrecen instrucciones paso a paso con preguntas para poder hacer autoevaluaciones durante el proceso. Fue un proyecto final muy inusual, y mi profesor me felicitó por mi *chutzpah*, algo así como 'audacia' en yidis. De nuevo, era un cumplido que no me había ganado. En ningún momento me pareció que me estaba arriesgando al hacer algo así; me pareció divertido y lo hice sin más. Si hubiese sido consciente de que tenía que ser audaz para escribirlo, seguramente habría redactado un proyecto normal como el resto de los estudiantes.

También por aquella época, mi profesora de estadística, Gay Snodgrass, me contrató como asistente de investigación. Cuando le propuse una idea en la que ella no había pensado, se quedó impresionada y me dijo que era «creativa». Hasta ese momento, nunca me había considerado una persona creativa; para mí aquella era una cualidad propia de los niños y niñas que sabían dibujar o tocar un instrumento.

En ese momento alguien me había dado permiso para entrar en esa categoría. De hecho, tenía doble acceso porque, al parecer, era muy audaz y supercreativa. Sin embargo, si a mi primer profesor mi propuesta le hubiese parecido «inadecuada» o si mi profesora de estadística me hubiese dicho que mis ideas estaban «cogidas con pinzas», quizá nunca habría disfrutado de esa nueva visión de mí misma y la libertad que me proporcionó. Si hubiese recibido críticas por el hecho de ser diferente, seguramente habría reafirmado la idea de que es mejor ir a lo seguro.

Se han hecho numerosos estudios que demuestran que nuestra identidad social desempeña un papel fundamental en la percepción que tenemos de lo que es el riesgo. En uno de ellos, Michael Morris, Erica Carranza y Craig Fox demostraron que, cuando se activaba la identidad política de las personas (que se conseguía simplemente haciendo un par de preguntas sobre su inclinación política), aumentaban las posibilidades de que los republicanos (pero no los demócratas) eligieran una opción de inversión descrita como «conservadora» más que cuando las opciones no presentaban ningún descriptor.[1] Aunque los científicos por lo general habían asumido que las preferencias de riesgo son estables, este estudio es un recordatorio de que, si activamos nuestra identidad política «conversadora», puede que a la hora de hacer inversiones las opciones conservadoras también nos atraigan más.

Las categorías no solo nos ayudan a categorizar las cosas que nos rodean, sino que también pueden cambiar nuestro comportamiento. Cuando alguien nos asigna una categoría, tenemos diferentes opciones: la podemos aceptar sin darnos cuenta, rechazarla sin hacerle mucho caso o podemos analizarla con detenimiento. Si respondemos sin pararnos a plantearnos si estamos de acuerdo o no, no crecemos, sino que seguimos como siempre, encasillados en las mismas categorías. Sin embargo, si nos detenemos a valorar la etiqueta que nos han puesto, no solo significa que deberíamos analizar la parte de verdad que tiene, sino que también sería útil descubrir qué nos aporta y qué nos dice de nosotros. Cuando Gay Snodgrass me dijo que era creativa, podría haber hecho oídos sordos a sus palabras porque yo no creía que lo fuese. Sin embargo, decidí explorar qué significaba realmente aquello, y cultivé mi creatividad a partir de ese momento. De hecho, ahora se ha convertido en un rasgo característico de mi carrera.

RIESGO Y PREDICCIÓN

Toda esta argumentación me sirve para reafirmar mi opinión de que es prácticamente imposible encasillar a la gente entre personas que corren riesgos y personas que los evitan. La gente no deja de decir cosas así, pero cuando te paras a analizar con detenimiento el comportamiento de las personas, realmente no se puede utilizar esa categorización. Lo vuelvo a repetir: una persona que tú creas que se está arriesgando, porque, por ejemplo, no se pone casco cuando va en bici, en realidad está actuando de una manera razonable, al menos para ella. Si no te pones casco, no es porque quieras hacerte daño, sino que es porque te gusta mucho la sensación de que el aire te despeine y, lo más importante, implícitamente crees que no vas a tener un accidente (o que no te van a poner una multa si vives en un sitio donde es ilegal no llevarlo).

Además, la gente suele malinterpretar de otra manera la idea de correr riesgos o no: en muy pocas ocasiones podemos valorar el riesgo que corremos antes de actuar. El motivo no es porque haya cosas que se puedan predecir y otras que no, sino porque prácticamente todo en esta vida es impredecible, incluidas las reacciones que tenemos los humanos ante las diferentes situaciones. He aquí un ejemplo concreto y sencillo. Una vez, hace muchos años, fui a un evento en Boston y vi a un hombre con una actitud violenta con una chica joven: la cogió del brazo con fuerza para obligarla a meterse en el coche. En ese momento asumí que el hombre era su padre, pero, ahora que somos más conscientes del abuso sexual que nos rodea, me pregunto si era un depredador y la chica quizá estaba en apuros. ¿Cuál era la realidad? Pues no lo sé. En este sentido, intentar predecir algo no se diferencia mucho de intentar adivinarlo o seguir una intuición y, como veremos más adelante, una decisión no es más que una predicción o una suposición. En ese momento no tenía ni idea de qué estaba pasando, pero asumí que no era nada grave. Si me hubiese pasado hoy, quizá habría reaccionado de otra manera y, al menos, me habría planteado hacer algo.

Quizá creemos que podemos intentar predecir las situaciones porque no nos fijamos en todas las veces que nos equivocamos cuando lo hacemos en el día a día. Cada vez que hacemos algo y nos avergonzamos, se convierte en una prueba de que nos hemos equivocado en una de las suposiciones que hemos hecho. ¿Cuántas veces tiramos o empujamos en vez de empujar o tirar en la puerta de una tienda? ¿O cuántas veces has ido a coger un cuchillo y no sabes cómo acabas con un tenedor en la mano? ¿Cuántas veces has rebuscado en la lavadora ese calcetín escapista? En todos estos ejemplos, suponemos que el resultado que vamos a obtener es el que queremos, pero no es así. ¿Cuánta gente creyó que no iba a coger el COVID-19? ¿Cuántas personas creímos que no íbamos a perder la fuerza o nuestra capacidad de memoria? ¿Cuántas veces nos hemos dicho que estaremos bien, aunque durmamos un par de horas? Hacemos predicciones y nos equivocamos la mayoría de las veces. Y qué decir de nuestra incapacidad para predecir el comportamiento de los demás. ¿Cuántas veces nos hemos quedado esperando una llamada que nunca llegó o que llegó un día más tarde de lo que creímos?

Quizá, las más importantes son las predicciones que hacen los profesionales médicos. El pronóstico que el equipo médico le dio a mi madre fue que moriría pronto porque el cáncer de mama había generado metástasis en el páncreas. Ante tal pronóstico, no la ayudaron a ejercitar las extremidades y, como ya expliqué en la introducción, eso provocó que saliera del hospital en silla de ruedas, lo cual la hizo sentirse más débil y quizá eso pudo contribuir a su muerte. Porque, después de que el cáncer hubiera desaparecido, tal vez se habría sentido feliz y fuerte. Aunque tengamos formación médica, no podemos predecir el futuro. Si el mundo de la medicina aceptara esta verdad, no importarían tanto la enfermedad o la edad que tuviésemos: se nos trataría con la idea de que vamos a curarnos.

Otro motivo por el que caemos en el engaño de que podemos predecir las cosas es lo poco que nos paramos a analizar las situaciones. Este punto es un poco más complicado. Imaginemos que alguien se te acerca y empieza a tontear contigo, por ejemplo; quizá crees que al final te preguntará si quieres quedar otro día. Pero ¿y si crees que, en vez de estar ligando, te está intentando tomar el pelo? Si te preguntaran si crees que la persona te llamará para quedar otro día, seguro que dirías que no. Ahora supón que, en esa misma situación, desde el principio de la interacción no te quedase claro si la persona está intentando ligar contigo o tomarte el pelo... En tal caso, seguramente no sabrías decir qué pasará.

Cada situación y comportamiento pueden interpretarse de mil maneras diferentes, por lo que, cuanto más conscientes seamos de esa incertidumbre, menos intentaremos predecir lo que vendrá. Así pues, cuanto más conscientes seamos de la cantidad de posibilidades que existen, mejor aceptaremos que intentar predecir las cosas no es más que una ilusión. Cuando nuestra visión de las cosas es fija, en cambio, es muy fácil pensar que no nos equivocaremos, así que seguimos engañándonos, creyendo que podemos avanzarnos a lo que vendrá. Quizá te dices que aquella persona quería llamarte, pero que le salieron cosas que hacer y se le fue de la cabeza. En otras palabras, que todavía no te ha llamado, pero eso no significa que no lo vaya a hacer. Y así, nuestro supuesto don para saber lo que va a pasar sigue intacto.

Aunque la mayoría de las personas no acepta que la predictibilidad es una mera ilusión a la primera, en nuestra cultura hay numerosos indicios que lo demuestran. Uno de los más literarios probablemente sea el que escribió Oscar Wilde al afirmar: «Cuando los dioses quieren castigarnos, atienden nuestras plegarias».

Otra expresión muy común que nos avisa de ello es «Ten cuidado con lo que deseas», ya que, si se cumple, el deseo suele venir acompañado de consecuencias que no hemos previsto. Y también solemos hablar de «consecuencias inintencionadas», lo cual va por el mismo camino.

Habrá gente que crea que hacer predicciones es útil porque hay veces que se cumplen. El problema es que no podemos saber con antelación cuáles nos servirán, y como el psicólogo social Dan Gilbert ha descubierto en numerosos estudios, incluso cuando hacemos predicciones «buenas», no sabemos si los resultados serán realmente tan buenos o tan malos como habíamos previsto.[2]

Un día, cuando iba a secundaria, me levanté y vi que estaba lloviendo. Como la lluvia hacía que el pelo se me rizara y se me encrespara, no quería ir al colegio. Si en ese momento me hubieses dicho que, cuando me hiciera mayor, los días de lluvia me gustarían justamente por eso, no te habría creído. Ahora se llevan los rizos, así que bienvenidos sean los días grises pasados por agua. No solo los niños se equivocan al pensar en el futuro.

Una increíble sorpresa que nunca me hubiese imaginado es la posibilidad de que hicieran una película sobre mi trabajo. Hace ya unos cuantos años, el productor de cine Grant Scharbo se puso en contacto conmigo para proponerme rodar una película sobre mi estudio de investigación sobre atrasar nuestros relojes, aquel en el que dimos marcha atrás en el tiempo y vimos que al final los participantes parecían y se sentían más jóvenes. La mujer de Grant, Gina Matthews, también iba a participar en la producción de la película. Gina había sido una de las productoras de la película *¿En qué piensan las mujeres?*, coprotagonizada por Helen Hunt, y a todos nos pareció que la actriz sería una buena opción para interpretarme a mí.

Unas semanas después, estaba de compras por el barrio neoyorquino de Meatpacking District, y ¿con quién me encuentro?

Con ni más ni menos que Helen Hunt. Ninguna de las dos vivíamos en Nueva York, pero allí estábamos. Literalmente me topé con ella en los probadores, así que, aunque con bastante pudor, me presenté y le expliqué el proyecto de la película. Era mucho más encantadora y guapa de lo que había visto en la pantalla hasta el momento.

Al parecer, Helen Hunt no estaba disponible para interpretar mi papel y los años fueron pasando. Grant y Gina me fueron proponiendo otras actrices maravillosas, pero, por multitud de razones diferentes, al final ninguna pudo hacerlo. Entonces hablaron con Jennifer Aniston y la cosa volvió a enderezarse un poco. Organizaron una comida para que pudiera conocer a Jennifer y a su compañera de producción, Kristin Hahn, en su casa de Malibú.

Al principio, cuando entré en su casa, todas estábamos nerviosas; al fin y al cabo, yo era una gran académica y ella, una gran estrella de cine. Jennifer me dejó sin palabras, desprendía un brillo especial. En algún punto empezamos a hablar de perros y me enseñó una revista en la que aparecía con el suyo. En la foto salía en una posición provocativa, lo que le dio vergüenza, y eso me hizo sentir muy cómoda con ella. Era una mujer normal, como las demás, y me encantó. Si me lo hubiesen preguntado antes, no habría dicho que consideraba la autenticidad como una característica propia de una actriz. Ese era uno de los rasgos que más valoraba en mí, y también lo veía en ella, o quizá es que era tan buena actriz que me había conseguido engañar. Pero ¿qué más da? Todos se sentaron a mi alrededor y les di una clase magistral. Fue un éxito, como si estuviera en uno de mis mejores seminarios.

Después nos pusimos a comer y la conversación, al igual que el vino, fluyeron sin parar. Sin embargo, al acabar, vi que Jennifer parecía un poco agobiada y se disculpó como pudo diciendo que iba a salir a fumar. Cuando me levanté y le dije que la acompañaba, se le iluminó la cara. Le dije: «No es bonito, pero alguien tiene que hacerlo», a lo que ella contestó: «Sí, y además no aguanto a la gente que lo deja». Nos levantamos de la mesa, salimos a la terraza y eso nos unió aún más la una a la otra.

Tenía muchas ganas de que la película se hiciera. Aun así, desde entonces han pasado muchos años, y el momento no ha llegado, pero no importa. Vivo en un mundo de posibilidades y, cuando menos te lo esperas, puede suceder algo nuevo e increíble.

LO ARBITRARIO DE ANALIZAR RIESGOS

Esto nos lleva a otro tema importante en lo que concierne a la predictibilidad y en el que profundizaremos más adelante. Clasificar las cosas como buenas o malas depende de nuestra mente, no del hecho en sí. Veremos las cosas según sea el discurso que nos creamos. Es verdad que un vaso medio vacío siempre está medio lleno. Mi madre murió cuando era joven y, por eso, solo la recuerdo llena de energía, guapísima, y nunca llegó a perder sus capacidades como les sucede a muchas personas mayores.

No soy una excepción en lo que respecta a tener una vida llena de experiencias impredecibles. En lo que quizá sí me diferencio es en que las reflexiones que he sacado de ellas, después de que pasaran, me han llevado a darme cuenta de que intentar predecir el futuro no es más que una ilusión.

Hace unos años, poco antes de Navidad, hubo un incendio en mi casa que arrasó con el ochenta por ciento de todas mis pertenencias, incluyendo las notas y documentos para mis clases y todos los regalos que había comprado para las fiestas. Objetivamente, fue un hecho devastador.

La noche del incendio, llegué a casa después de una cena a las once y media de la noche y me encontré a mis vecinos esperándome fuera. Me habían estado esperando en la calle, con el frío que hacía, para que no tuviese que enfrentarme sola a aquella horrible situación. También querían asegurarme que mis perros estaban bien, lo que significaba muchísimo para mí.

Al día siguiente llamé al seguro. Los daños habían sido totales, les comuniqué, pero en mi mente me había dicho que en la casa solo había objetos, objetos que reflejaban quién había sido y no necesariamente quién era en ese momento. Cuando el agente de seguros llegó al día siguiente y se encontró con todos los escombros me dijo: «Es la primera vez en toda mi carrera que la llamada no ha sido tan terrible como los daños que se han producido». En mi cabeza, el daño ya estaba hecho, y me parecía que no tenía ningún sentido añadir mi bienestar mental a la lista de cosas que había perdido.

No me resultó tan fácil sonreír al pensar que había perdido todos mis libros y mis materiales de los cursos. Al principio pensé en explicarle lo que había pasado al director de mi departamento y pedirle que buscara alguien para sustituirme, ya que había perdido todos mis apuntes y solo faltaban unas semanas para que empezara el semestre. Seguro que no habría pasado nada si hubiese tomado esa decisión, pero, como sabía que iba a ser muy difícil para mis colegas, decidí que haría lo que hiciera falta para cumplir con mis responsabilidades académicas.

Me volqué por completo en mi trabajo para prepararme para las clases. Dado que el incendio había devorado todos mis apuntes, me puse en contacto con una de las mejores estudiantes del año anterior y, dándole un giro a la dinámica entre profesora-estudiante, le pedí prestadas sus notas para ayudarme con la preparación del curso. Además, el primer día de clase, les expliqué el incidente a mis estudiantes para que lo tuvieran en cuenta. En muchos aspectos, en mi cabeza, tenía claro que la clase no iría bien. Sin embargo, para mi sorpresa, probablemente fue el mejor curso que he impartido jamás: estuve presente y concentrada, y las clases fueron muy estimulantes tanto para mí como para los estudiantes.

Durante las siguientes semanas después del incendio, mis perros y yo nos hospedamos en un hotel en Cambridge y, en Nochebuena, salí del hotel para ir a cenar. Cuando volví, me encontré con algo totalmente inesperado: mi habitación estaba llena de regalos. Me los habían traído las mujeres del equipo de limpieza, los hombres que me aparcaban el coche, las camareras y los recepcionistas. Su compasión y amabilidad me conmovieron. Aunque no lo hubiese dicho en aquel momento, no echo de menos ninguno de los objetos que perdí en aquel incendio; sin embargo, no pasa ni una Navidad sin que un calorcito me recorra el pecho al recordar la generosidad que demostraron conmigo esos maravillosos desconocidos.

No creo que yo sea tan diferente del resto, y los ejemplos que demuestran con claridad lo impredecible que es la vida son demasiados para describirlos todos. Aun así, voy a explicar uno más en el que la protagonista es de nuevo mi madre.

Ella trabajaba de «gestora de banquetes», como se le llamaba entonces; organizaba bodas, *bar mitzvás* y celebraciones por el estilo. Aunque se gastaba bastante dinero en ropa para ponerse algo diferente en cada evento, una vez eligió el mismo vestido que la madre de la novia. ¿Quién se lo habría podido imaginar con la cantidad de vestidos entre los que se podía elegir? Después de aquel «Tierra, trágame», decidió hacerse un traje de esmoquin de falda a medida. Era una cosa única en aquel momento, con lo que se aseguró de que no volvería a verse en semejante aprieto. Como decía al principio, cada momento en el que quedamos en evidencia es, por definición, algo que no hemos podido prever.

Aun así, el protagonista de mi ejemplo favorito para hablar de la incertidumbre inherente que existe en cualquier situación es nuestro perro Chispas. Chispas sabía muy bien lo que le gustaba y lo que no; y nunca sabíamos cómo iba reaccionar al ver a alguien. ¿Sacudiría la cola de lado a lado reclamando atención o le enseñaría los dientes?

Un día estaba en la tienda de Nancy, mi mujer, cuando alguien entró. En esa ocasión, Chispas decidió que la persona no le gustaba y le mordió la mano. No fue nada serio, pero Nancy esperaba asustada la llamada del abogado de aquella mujer; estaba convencida de que la iba a denunciar. Pero no fue así; de hecho, la señora la llamó para darle las gracias porque Chispas le había salvado la vida. Al volver a casa, decidió trabajar en el jardín y, como el perro la había mordido, se puso un guante grueso de plástico. Y suerte que lo llevaba porque, sin querer, tocó un cable con corriente justo con esa mano.

Creemos que podemos predecir lo que vendrá, pero lo único que sirve realmente es analizar los hechos *a posteriori*. Cuando pasa algo en nuestras vidas, nos convertimos en entrenadores profesionales intentando analizar la jugada para entender los acontecimientos, y así resulta mucho más fácil unir los puntos. ¿Se divorciarán Jane y Bill? A saber... Sin embargo, cuando la pareja anuncia su decisión, de repente recordamos los gestos feos que habían tenido el uno con el otro y nos decimos que tendríamos que haberlo visto venir, pero era imposible. Durante ese tiempo, también habíamos visto muchos gestos de amor.

Intentar predecir los riesgos suele ser una tarea imposible. Cuando era una estudiante universitaria en la Universidad de Nueva York, fui a Puerto Rico con una amiga de la facultad en las vacaciones de invierno. Un día, mientras estábamos en la playa, mi amiga conoció a dos hombres que se iban en barco a las Islas Vírgenes y nos preguntaron (realmente se lo preguntaron a ella) si queríamos ir con ellos. Decidimos apuntarnos, pero lo que nunca me habría imaginado era lo mucho que me iba a marear. Mientras ella bebía y tonteaba con uno de los chicos, yo estaba sacando la cabeza por la borda intentando vomitar sin éxito, ya que el viento me lo devolvía todo a la cara. (No fue un riesgo que hubiese tenido en cuenta.) Cuando volvimos a tierra, mi amiga me dijo que se iba a quedar en el barco con uno de sus nuevos amigos y que me vería al día siguiente. El otro me dijo que me llevaría hasta el hotel donde nos hospedábamos, pero luego me preguntó si no me importaba si me dejaba en una parada de autobús. Acepté y le dije que ya llegaría yo desde allí. Desgraciadamente, la parada estaba justo enfrente de un bar que estaba llenísimo y, aunque estaba cubierta de arena, sal, crema solar y vómito, un grupo de hombres empezaron a decirme cosas.

Justo en ese momento, un Jeep con una pareja pasó por allí y, al verme sola esperando en la calle, me preguntó que dónde quería ir. Ahora tenía que tomar una decisión: ¿me subía con ese par de desconocidos aparentemente de buen corazón o esperaba en mitad de la noche mientras ese grupo de hombres, aparentemente de no tan buen corazón, me comía con los ojos y me incomodaba con sus palabras?

Finalmente me subí al Jeep con «Sundance» y «Sandy» para que me llevaran al hotel. Cuando ya llevábamos un buen rato conduciendo en mitad de la selva y lejos de toda civilización, tuve bastante claro que el hotel ya no era nuestro destino. Le pregunté a Sundance si estábamos buscando el hotel como me habían prometido, a lo que me contestó que no sabía dónde estaba, pero que lo buscaríamos por la mañana.

Finalmente llegamos a un claro en una zona muy apartada de la selva y me llevaron a una cabaña entre los árboles que era enorme y estaba llena de gente, sobre todo de hombres muy altos, pero también había unas cuantas mujeres. Las personas de aquel grupo ya no transmitían tanta confianza como Sundance y Sandy. Al poco, nos sentamos en el suelo formando un círculo y la gente empezó a pasarse un porro. Yo daba una calada de cada tres veces que me llegaba, lo suficiente para no llamar la atención, pero lo justo para no colocarme. En algún punto alguien me preguntó si sabía quiénes eran y, cuando dije que no, el chico me explicó que eran miembros de los Hells Angels. Intenté que el miedo no se me detectara en la voz al preguntarles si me llevarían al hotel por la mañana. Otra persona preguntó que dónde estaba y, para mi sorpresa, Sundance le contestó; así que sí sabía dónde estaba cuando me recogieron. Así pues, organicé el siguiente plan en mi cabeza: hacer lo posible para caerles bien y que no me hicieran daño, pero no tan bien como para que me pusieran trabas para irme.

No podía saber si eran los Hells Angels de verdad o solo los intentaban imitar, pero el caso era que daban miedo igualmente. Conseguí pasar la noche sin que pasara nada. De hecho, ahora que ya había vuelto a salir el sol, el sitio parecía una comuna de buena vibra de los sesenta, así que me subí al Jeep con Sundance y Sandy, y, esta vez sí, me llevaron al hotel como me habían prometido. Incluso se pasaron un par de veces para asegurarse de que estaba bien.

¿Por qué esta experiencia me impactó tanto y la recuerdo así? Sin duda pasé mucho miedo, pero creo que también fue una introducción para comprobar lo difícil que es tomar decisiones. ¿Tendría que haber sabido que no era buena opción subirme al coche con dos desconocidos? Iban bien vestidos y parecían buena gente mientras que los hombres del bar estaban borrachos y tenían un aspecto mucho más cuestionable. ¿Tendría que haber intentado averiguar cuándo llegaría el autobús o si tan siquiera iba a pasar? ¿Tendría que haberme convencido de que todo iba a salir bien y no pasarme la noche preocupada?

Lo que hacemos es arriesgado cuando otras personas creen que nuestras habilidades de éxito son bajas. Mis padres se hubiesen muerto del miedo si se hubiesen llegado a enterar de que me había subido al Jeep y, aun así, recuerdo muy bien el contexto que me llevó a tomar esa decisión: estaba en la calle, en mitad de la noche, esperando un autobús enfrente de un bar lleno de gente y hombres que empezaron a decirme cosas. Cuando tengo eso en cuenta, no me fustigo por haberme subido al Jeep. En aquel momento, parecía la opción más segura. Probablemente, hasta mis padres me habrían dado la razón viendo la alternativa. Si sabemos por qué hicimos lo que hicimos, no nos arrepentiremos de haberlo hecho. La verdad es que arrepentirse nunca tiene sentido porque se presupone que la alternativa nos habría ido mejor. Cuando tomamos una decisión y hacemos algo, todo cambia, lo que significa que nunca sabremos dónde habríamos acabado si hubiésemos cogido el «otro camino». Cuando no nos gusta la opción que hemos elegido, asumimos sin pensarlo realmente que la alternativa habría sido mejor, y sufrimos pensando en lo que nos hemos perdido. Sin embargo, la realidad es que la opción que hemos descartado podría ser mejor, peor o igual. Como veremos en el capítulo 3, tomar una decisión de manera consciente nos puede ayudar a evitar este ciclo de arrepentimiento que nos resulta tan estresante.

Pero volvamos a mi aventura en las Islas Vírgenes. Mi decisión de subirme al Jeep nos plantea otra pregunta: ¿por qué me pareció más seguro subirme al Jeep? Pues porque me dio una sensación de control: no tenía ni idea de cuándo iba a llegar el bus, pero lo que sí podía controlar era si subirme o no al coche. Cuando valoramos los riesgos de algo, la sensación de control que nos ofrece puede tener un fuerte impacto. De hecho, es un fenómeno que supuso el primer gran descubrimiento de mi carrera científica.

LA ILUSIÓN DE LA SENSACIÓN DE CONTROL

Un día, cuando estaba estudiando mi postgrado en Yale, jugué a una partida de póker con otros estudiantes, muchos de los cuales ahora son psicólogos de renombre. Como pasa en prácticamente todas las partidas de este juego, las cartas se reparten en el sentido del reloj a cada jugador. Una noche, la persona que repartía se saltó a un jugador y, al darse cuenta, le dio la siguiente carta. El resto se opuso totalmente al instante y se puso a chillar: «¡Has repartido mal! ¡Vuelve a empezar!». Te recuerdo que las cartas se reparten bocabajo, por lo que ahora uno de los jugadores tenía una carta que nadie más había visto, pero como en ese momento se la habían dado a otra persona, todos querían volver a empezar. La solución que había propuesto la repartidora me pareció lógica, pero no a la mayoría del resto de los compañeros, a pesar de que por lo general era un grupo de científicos racionales.

Presencié lo mismo cuando fui a Las Vegas, donde la gente vigilaba sus máquinas recreativas porque estaban «a punto de caramelo» e incluso se enzarzaban en acaloradas discusiones con ellas. Parecían creer que podían controlar su suerte por el hecho de tirar de la palanca de una manera o de otra, o si les susurraban bonitas palabras de amor a las máquinas.

Estos comportamientos me hicieron reflexionar sobre la «ilusoria sensación de control», y decidí realizar una serie de experimentos para documentar este fenómeno.[3] En uno, estudié el proceso que sigue la gente que juega a la lotería. Para ello, creamos dos tipos de boletos: unos en los que aparecían letras conocidas del alfabeto y otros con símbolos extraños. El siguiente paso era dejar que algunos participantes eligieran qué boleto querían sabiendo que, aunque nuestras decisiones importan en situaciones donde tenemos control, no deberían tener importancia a la hora de jugar a la lotería. (Hay que tener en cuenta que realizamos el experimento antes de que la lotería estatal dejara elegir los boletos a los jugadores.) El azar que implica la lotería debería hacer que la gente entendiera que las decisiones que puedan tomar son irrelevantes.

Cuando las personas elegían su boleto, les dábamos la oportunidad de cambiarlo por otro que les haría entrar en otro sorteo con más probabilidades de acierto. Los resultados fueron claros: cuando la gente había elegido el suyo, si este tenía una letra conocida del alfabeto, más del cuádruple de las personas decidían quedárselo. Y ese comportamiento se producía aunque se les asegurara que, si cambiaban su boleto, tendrían más posibilidades de ganar.

La sensación ilusoria de control también puede convencer a las personas de que el factor de familiaridad tiene su peso incluso en situaciones en las que interviene el azar. Sin duda, la experiencia y la práctica pueden mejorar los resultados en los juegos que requieren ciertas habilidades tácticas; sin embargo, en los juegos de azar, la práctica es irrelevante. Desarrollar una adicción a las máquinas recreativas no aumenta tus probabilidades de ganar. Aun así, en mi investigación, descubrí que las personas que tenían más práctica en los juegos de azar estaban más convencidas de que ganarían.

Entonces me pregunté si se podía conseguir que la gente sintiera esa seguridad sin participar activamente en el juego, más allá de pagar por su participación. Para poner a prueba esta hipótesis, aproveché una lotería que organizó Yonkers Raceway, en la que, solo por comprar tu entrada al establecimiento, ya participabas en el sorteo. Nos acercamos para hablar con la gente veinte minutos antes de la primera, la quinta o la novena carrera, y les dimos un cuestionario para valorar la confianza que sentían de que iban a ganar. Cuanto más tiempo pasaban con el boleto y pensando en el sorteo, más confianza sentían.

Volví a poner a prueba la teoría en un establecimiento de lotería donde hubo gente que recibió su número de lotería con una serie de números completa el mismo día y otra a la que se le dividió la serie para recibirla en tres días consecutivos. De esta manera, este último grupo de personas pensaría en la lotería al menos tres veces. El siguiente paso fue de nuevo preguntar a los participantes si querían cambiar su boleto por otro en otro sorteo con mayores probabilidades de ganar. Las personas a las que les hicimos pensar en su número de lotería al menos tres veces rechazaban el cambio el doble, aun sabiendo que, si lo hacían, aumentarían sus probabilidades de éxito.

En otro estudio dentro de la misma serie observamos los efectos que tenía la sensación de control en situaciones de competición. En competiciones donde se requieren habilidades, como, por ejemplo, un combate de lucha libre, el tipo de competidor al que te enfrentas sin duda importa. Será más fácil luchar contra alguien que pese menos o que tenga menos experiencia, igual que tus probabilidades de ganar serán diferentes si en una partida de ajedrez te enfrentas a una mente que ha ganado campeonatos o a una persona que acaba de empezar. Sin embargo, en este estudio, la gente tenía que apostar por el resultado de un juego en el que el objetivo era sacar la carta más alta, por lo que, al tratarse de un juego de azar, las competencias que pudieras tener no eran relevantes. Algunos participantes competían contra una persona atractiva, elegante y segura, mientras que otros se enfrentaban a una persona que parecía insegura y nerviosa, con una chaqueta que le venía claramente grande. Como esperábamos, la gente apostó mucho más cuando tenían delante al oponente que percibían como incompetente, a pesar de que sus capacidades no tendrían ningún efecto en el resultado de las apuestas.

Estas investigaciones sobre la sensación de control fueron el tema central de mi tesis de postgrado. En ese momento, en psicología se creía que la gente sana y normal eran agentes racionales; se asumía que las personas, cuando tenían que tomar decisiones, comparaban con cuidado las alternativas y aprovechaban su análisis para decidir. Mi investigación, sin embargo, demostró que a menudo nos comportamos de manera irracional y que rechazamos mejores opciones por una falsa sensación de control.

Antes de conseguir mi doctorado, como todo el mundo, tuve que defender mi tesis frente a un tribunal con miembros de la facultad a modo de examen oral. El mío empezó como la mayoría: hice una breve presentación de mi trabajo y luego el tribunal pasó a plantearme una serie de preguntas. Al principio todo fue bien, hasta que uno de los profesores presentó algunas dudas. Respondí a sus preguntas lo mejor que pude y le pregunté si estaba sugiriendo que veía algún agujero en mi trabajo, a lo que, para sorpresa de todos, respondió que no. «De hecho —me dijo—, lo que no veo es el contorno»; es decir, no veía la conexión que unía los diferentes estudios que había realizado. Al menos, el resto del tribunal rebatió su opinión. Evidentemente, aquellos comentarios me afectaron, pero conseguí mi doctorado igualmente y no perdí la fe en mi trabajo.

En ese momento, no podíamos predecir la influencia que estas investigaciones tendrían en el futuro. No me podía imaginar que se citarían miles de veces y que ayudarían a desmantelar el modelo de la racionalidad humana.

Y aún me gustaría aportar una prueba más para apoyar la idea de que no deberíamos fiarnos mucho de las predicciones que hacemos.

¿QUÉ ES LO QUE SÍ PODEMOS CONTROLAR?

En los cuarenta y cinco años que van desde que realicé los primeros estudios sobre la falsa sensación de control, hemos aprendido muchísimo más sobre este fenómeno. Se han hecho investigaciones para estudiar quién tiene una mayor o menor tendencia a presentar esta sensación y en qué momentos. Por ejemplo, el psicólogo Nathanael Fast y sus colegas descubrieron que el poder aumenta la sensación de control.[4] Por ese motivo, las personas con mucho dinero y un mayor nivel de educación actúan como si pudieran controlar cosas incontrolables. Otros estudios han demostrado que esta falsa ilusión puede conllevar graves consecuencias, como en el caso de los financieros que toman peores decisiones cuando creen que pueden controlar el mercado.[5]

Yo también he aprovechado esta información para revisar mis creencias sobre la falsa sensación de control. Y, en pocas palabras, la idea es que creo que, a veces, esta sensación va más allá. Aunque puede que en el laboratorio hayamos visto que empuja a la gente a hacer peores apuestas, es cierto que nos ayuda a enfrentarnos mejor al riesgo y a la incertidumbre de la vida. En este sentido, lo que parece una mera ilusión muchas veces se convierte en una estrategia psicológica necesaria para nuestra supervivencia. Creer que tenemos control nos motiva y nos ayuda a gestionar todo tipo de situaciones desagradables y difíciles. Al fin y al cabo, si crees que no puedes hacer nada al respecto, quizá perderías la esperanza por completo.

En un experimento que llevaron a cabo los psicólogos David Glass y Jerome Singer en 1972, se obligó a los participantes a escuchar sonidos desagradables.[6] A un grupo le dieron un botón para que los participantes pudieran pulsar si querían que parasen, aunque se los animaba a que no lo hicieran. Al otro grupo no se le dio ningún tipo de medio para parar el ruido. Ninguno de los dos grupos intentó hacer algo para acabar con su agonía, pero las personas que creían que podían detener el ruido si lo necesitaban mostraron menos reacciones negativas.

Otro ejemplo: imagínate que estás esperando el ascensor; aprietas el botón de tu piso, pero las puertas no se cierran. Los segundos van pasando y notas que te vas estresando cada vez más, así que, para sobrellevar mejor la situación, le das con insistencia al botón para que se cierren las puertas. Le das otra vez y, por fin, se cierran.

Si eres como la mayoría de los mortales, creerás que el hecho de pulsarlo más veces va a conseguir algo, pero hay muchas probabilidades de que no sea así. En 1990, la ley para estadounidenses con discapacidades obligó a que las puertas de todos los ascensores se mantuvieran abiertas durante al menos tres segundos para que a cualquier persona con discapacidad le diera tiempo a entrar. Por este motivo, hay muchas fábricas que directamente han desactivado el botón de cierre automático.

¿Qué quiero decir con esto? Pues que, aunque los botones no funcionan, dan la sensación de control a las personas que se suben al ascensor. Nos ayudan a gestionar esos segundos en los que las puertas parecen resistirse a nuestra voluntad. La sensación de eficacia tiene un efecto. Es más, crear esa sensación de control ofrece a las personas un control real ante la incomodidad que les genera estar en un ascensor que, aparentemente, no funciona. En esos casos, incluso los botones rotos nos ayudan a sentirnos mejor.

Lo más importante es que, desde un punto de vista personal, la sensación de control no es una equivocación. Creer que tenemos control sobre algo realmente nos empodera; esa «sensación» suele representar una respuesta efectiva frente a las demandas de la situación. Voy a repetir uno de los puntos importantes de mi investigación: las personas hacen lo que tiene más sentido para ellas, si no, harían otra cosa.

Piensa por un momento que no existiera esa sensación de control y que la gente fuera bastante realista respecto a su capacidad para influenciar en resultados arbitrarios. En este universo alternativo, a las personas no les importaría elegir o no el número de lotería y no le darían al botón del ascensor mil veces para cerrar las puertas. Todo muy racional, ¿verdad?

Ese universo alternativo tan razonable, sin embargo, también crearía problemas, porque, si perdiéramos la «sensación» de control, también estaríamos perdiendo el control real sobre nuestra mente. Por ejemplo, si no pulsásemos diez veces el botón del ascensor, nos costaría más gestionar el estrés y la impaciencia que sentiríamos, por lo que nuestro control emocional se vería afectado.

O, si volvemos a mis vacaciones en Puerto Rico, cuando me subí al Jeep, yo creí haber tomado el control de la situación. Quizá era solo mi sensación, una falsa ilusión, en realidad me estaba subiendo a un coche con dos desconocidos, pero creo que el hecho de sentir que tenía un cierto control me permitió mantener la calma que luego necesité para afrontar la serie de acontecimientos que se produjeron después.

Además, si vemos la sensación de control como una mera ilusión, se genera otro problema mayor. Puesto que hay tantas cosas que no sabemos sobre lo que de verdad genera el control, si no creyéramos tener ni un mínimo nivel de control, eso nos llevaría a infravalorar nuestra capacidad de influencia en las diferentes situaciones. En el Reino Unido, por ejemplo, el botón de cierre de puertas en los ascensores sí que funciona. Sin embargo, nunca lo descubrirías si asumes que no, como mucha gente cree en Estados Unidos. Por eso es mejor creer que tenemos un cierto control de las cosas, incluso si de vez en cuando esta mentalidad nos hace elegir opciones menos favorecedoras en un experimento científico.

Y lo vuelvo a repetir: la sensación de control no es una mera sensación para la persona que la experimenta, al igual que un riesgo no lo es para la persona que decide correrlo. En general, cuando la gente descubre el tema de las ilusiones y estrategias mentales, asume que lo mejor es evitar dicho comportamiento. Sin embargo, como pronto veremos, podemos mejorar nuestra salud y reducir nuestros niveles de estrés si conseguimos aprender a crear una sensación de control de manera consciente. Si nos diagnostican una enfermedad grave y damos por sentado que no podemos hacer nada al respecto para enfrentarnos a ella, nos convertimos en víctimas, lo que tiene un impacto muy negativo en nuestra salud.

OPTIMISMO CONSCIENTE

Una de las ventajas de este enfoque es que nos ayuda a concentrarnos en las cosas sobre las que sí tenemos control. Teniendo en cuenta la inexorable incertidumbre que nos rodea y las limitaciones de la mente humana, es una locura creer que podemos prever cualquier situación y riesgo con la antelación necesaria. Cuando intentamos encontrar soluciones para controlar una situación antes de tomar una decisión, lo único que conseguimos es estresarnos y llevarnos una decepción. Resulta mucho más efectivo concentrarnos en controlar lo que pasa una vez que hemos tomado la decisión. Como expondremos en el capítulo 4, intentar predecir el futuro es la verdadera falsa sensación de control. El problema que genera la toma de decisiones es que solemos estresarnos no solo por las decisiones importantes, sino también por las intrascendentes. El impacto que supone ese nivel de preocupación puede ser incluso peor que si sucediera lo peor si tomásemos la decisión «equivocada».

Para empezar, preocuparnos por los resultados de nuestras decisiones puede hacer que desarrollemos pesimismo defensivo, un mecanismo que hace que nuestra mente siempre nos prepare para lo peor. Desde mi punto de vista, esta es una estrategia que nos prepara para el fracaso. Las cosas que nos pasan no son buenas ni malas, sino que la visión y la lectura que decidamos darles es lo de que de verdad las convierte en una cosa o en la otra.

El pesimismo defensivo nos hace estar alerta constantemente buscando la parte negativa. Y quien busca encuentra. Inundar nuestra mente con pensamientos negativos hace que nuestros niveles de estrés siempre estén por las nubes, lo que no resulta beneficioso para la salud. Esperar que las cosas vayan mal a menudo acaba haciendo que ocurra justamente eso.

Por esa razón, propongo que adoptemos una mentalidad que fomente el optimismo consciente. Esto no significa que escondamos la cabeza bajo el ala y crucemos los dedos para que todo vaya bien, sino que el objetivo es aceptar que la incertidumbre es parte de la vida, al igual que el riesgo. No es nada nuevo, siempre ha sido así, simplemente es que nos hemos negado a verlo.

Podemos preocuparnos o relajarnos, y las cosas pueden ir bien o mal. Si nos preocupamos y la situación al final sale bien, nos hemos estresado para nada. Si nos preocupamos y las cosas van mal, esta preparación no suele ayudarnos demasiado. Si nos relajamos y las cosas al final no salen como esperábamos, tendremos más fuerza para afrontar la situación y, si la situación sale adelante, podemos seguir como hasta ahora.

¿Cómo podemos conseguir llevar una vida de optimismo consciente? Es lo que me planteé al principio de la pandemia del COVID-19, ya que había tanta gente sufriendo ansiedad y pesimismo crónicos. En mi experiencia, pude empezar a practicar el optimismo consciente cuando puse en marcha un plan práctico, en este caso, lavarme las manos, usar mascarillas y respetar la distancia de seguridad. Además de seguir mi plan, hice un esfuerzo consciente de vivir cada momento con la esperanza implícita de que todo iba a ir bien.

Sin duda, si aceptamos que la vida está llena de incertidumbre, podemos adoptar una mentalidad más consciente acerca de las normas y su cumplimiento. Cuando tuve que estar ingresada en el hospital porque me rompí el tobillo, pasaba el rato pintando con acuarelas. Una de las enfermeras estaba especialmente interesada, así que intenté enseñarle a pintar a mi manera. En vez de preocuparse por si lo hacía «bien» o por «seguir las normas», le dije que lo hiciera sin más. Le expliqué que para mí el proceso empezaba cuando me «equivocaba» e hice hincapié en que yo no lo veía como un error, sino como posibilidades para crear algo nuevo.

Como mucha gente entiende el arte como algo subjetivo, está más abierta a aceptar este consejo que puede parecer en cierto modo «desafiante». La enfermera me hizo caso, y parecía que disfrutaba de la libertad que le daba pintar a su aire. Los científicos, sin embargo, ofrecen mayores resistencias a desprenderse de la idea de que pueden encontrar certezas. Aunque la ciencia transmite una imagen de objetividad, debemos recordar que todas las variables que se estudian, no importa de qué tipo o cuántas, las eligen personas que tienen sus propios sesgos. Y, si las cambiamos, los resultados también podrían hacerlo, lo que demuestra una vez más que solo son probabilidades y no verdades absolutas. Por este motivo sería mejor que abandonásemos la idea de que las probabilidades objetivas existen, de que podemos prever los riesgos o de que podemos distinguir entre decisiones buenas o malas con antelación. En cambio, lo que deberíamos hacer es tratar cualquier opción como una oportunidad para crecer y aprender.

Cuando lo conseguimos, empezamos a estresarnos y a arrepentirnos menos, y el mundo nos parece un lugar más interesante y menos amenazador.

Capítulo 3
UN MUNDO ABUNDANTE

> No es lo que tenemos, sino lo que somos capaces de disfrutar, lo que constituye nuestra verdadera abundancia.
>
> JEAN ANTONIE PETIT-SENN

¿Qué clase de persona eres? ¿De las que ven el vaso medio lleno o medio vacío? Se plantea esta dicotomía en todo tipo de contextos, pero el tema del que trata esta pregunta tan trillada es el de la abundancia o la escasez.

Una amiga mía tenía un don para encontrar lo malo de las cosas, o así lo veía yo al principio. Un día, después de haberme ido de compras, le dije muy contenta que había encontrado unas deportivas muy rebajadas, a lo que ella me respondió con una mirada taciturna.

No tardé en darme cuenta de que, aunque yo creía estar dándole buenas noticias porque así ella también podría comprárselas a buen precio, mi amiga creía que ahora tendría menos opciones. Desde su punto de vista, si yo me había comprado algo, eso significaba que quedaba menos para ella. Como vivía en un mundo de escasez, en su cabeza yo había comprado el último par de zapatillas que había.

Algunas personas, entre las que me incluyo, vivimos en un mundo de abundancia. Si alguien me dice que ha conseguido algo a buen precio, me anima porque creo que también será posible que lo encuentre yo. Parto de la creencia de que va a haber suficiente para todos y de que la zapatería va a tener más deportivas para que yo pueda comprar las que quiera.

Este tipo de mentalidad es el que conforma nuestra vida. El problema es que a veces asumimos que la visión de abundancia o de escasez que tiene del mundo una persona es estable y fija. Es decir, que damos por sentado que, si creemos que los recursos del mundo son escasos y limitados, siempre vamos a pensar igual, y no es así. Reaprovechando el ejemplo de antes, diríamos que creemos que siempre sentiremos envidia de la gente que encuentra unas rebajas estupendas. La buena noticia es que, como pronto veremos, nuestras perspectivas no tienen por qué ser fijas, en absoluto. Podemos aprender nuevas maneras de considerar las cosas y, sobre todo en lo que respecta a la salud y el envejecimiento, cuando lo conseguimos, podemos mejorar nuestras vidas de una manera exponencial.

¿LA «DISTRIBUCIÓN NORMAL» ES NORMAL?

La creencia de que los recursos son limitados está muy extendida. Creemos que el talento y las habilidades, al igual que los bienes materiales, se «distribuyen de forma normal». Esto implica que algunas personas tienen muchos, la mayoría tiene una cantidad estándar y otra gente tiene pocos. Si repartimos una prueba de coeficiente intelectual, por ejemplo, y ponemos sus resultados en un gráfico, probablemente veremos que tiene forma de campana. A esto se le llama la distribución normal de los resultados. Unas pocas personas tienen una puntuación alta; la mayoría obtiene unos resultados correctos, en la media, y otros pocos sacan una puntuación baja. Da igual si hablamos de inteligencia o de belleza, de autocontrol o de amabilidad: asumimos que estas cualidades se han repartido de manera desigual entre la población. Unos pocos tienen mucho, la mayoría tiene lo justo y otra pequeña parte tiene muy poco.

¿La salud también sigue una distribución normal? Me parece un poco absurdo pensar que la salud es algo estático que se distribuye de manera aleatoria entre la población, y aun así es como lo ven muchas personas. Obviamente, nuestra salud puede mejorar o empeorar, no es un elemento aleatorio ni que mantiene una normalidad. Tenemos mucho que perder si aceptamos que solo una pequeña parte de la población puede disfrutar de una muy buena salud y que otra estará enferma sin remedio. De hecho, poder gozar de una buena salud es algo a lo que prácticamente todo el mundo puede aspirar.

Sin embargo, el concepto de escasez sigue arraigado. La creencia que subyace a esta mentalidad es que no todo el mundo puede tener talentos, inteligencia, belleza o cualquier otro rasgo que veamos como positivo. Por algo se le llama distribución «normal», dando a entender que no puede haber otra. Si lo que necesitamos es entender que los recursos no son algo limitado, ¿por qué persiste este mito? Voy a formular la pregunta de otra manera para que se entienda mejor: ¿quién se beneficia de que sigamos teniendo una mentalidad de escasez? Si en realidad hay recursos suficientes para que todos prosperemos por igual, ¿por qué íbamos a creer que hay personas mejores que otras? Para estar en la cima, alguien tiene que estar abajo. Si nos pusieran dieces en los exámenes a todos, ¿cómo me iba a sentir la persona más inteligente de la clase? Y por eso, para justificar un estatus más alto, aquellos que lo disfrutan buscan maneras de demostrar que tienen más que el resto de la habilidad o recurso que sea. Nadie puede estar por encima de nadie si todo el mundo se merece lo mismo. Dicho de otra manera, quien tiene un cierto estatus crea los criterios y las normas que le permitan mantenerlo.

No es fácil combatir y cambiar la mentalidad de escasez y la distribución normal. Si creo que tengo un número «limitado» de algo para repartir, pongamos que son cartas de recomendación, se las daré a las personas que sacan sobresalientes en clase, sin pararme nunca a reflexionar por qué consiguieron esa nota ese año concreto. En mi seminario sobre el proceso de toma de decisiones hubo estudiantes fantásticos, así que, en ocasiones, les puse un diez a muchos. Cuando los miembros de la universidad se dieron cuenta, los cargos directivos me llamaron la atención. Me enviaron un documento en el que aparecían las notas que habían sacado en otras asignaturas los estudiantes a los que yo les había puesto un sobresaliente, y comprobé que la mía era un caso aislado. Parece que es incorrecto pensar que cada estudiante puede destacar en algo. Con eso no quiero decir que tengamos que dejar de poner notas o hacer exámenes; lo que no me parece bien es el valor que se les da a las notas, como si fueran una medida incuestionable de éxito.

Sin duda, hay recursos que la gente cree que son limitados. Imaginemos, por ejemplo, un departamento de universidad que tiene tres plazas para estudiantes de postgrado y se presentan cincuenta personas. Para tomar su decisión, el departamento tiene que valorar cuáles son los mejores candidatos siguiendo unos criterios predeterminados que detallan los requisitos necesarios. El problema de este proceso está en el hecho de quién establece dichos criterios, ya que las personas que deciden los estándares son humanas, al fin y al cabo, y como hemos visto en el primer capítulo donde hemos hablado de las normas, cada persona ve las cosas de una manera. Además de este defecto intrínseco a la hora de crear marcadores objetivos, hay otro problema: ¿qué pasa si el año que viene salen cincuenta plazas? Como creemos que los requisitos arbitrarios que hemos establecido en este momento son objetivos, seguramente seguiríamos usándolos para elegir a los estudiantes y dejaríamos algunas plazas vacías en vez de revisar los criterios.

Si no somos capaces de reconocer la arbitrariedad de los criterios que marcamos en un momento dado, no buscaremos soluciones más conscientes y pertinentes para cada situación y contexto. Si creemos en unos criterios fijos y consideramos que ni el tiempo ni el contexto pueden afectar la lógica que se siguió para establecerlos, tomar decisiones resulta más fácil. En otras palabras, puesto que ya elegimos a los estudiantes de postgrado según unos requisitos concretos, nos aferramos a ellos como si esa fuera la mejor manera de seguir haciéndolo en el futuro. Si hubiera una persona que, por ejemplo, sacara notas bajas en la universidad, quedaría descartada automáticamente, pero se podría argumentar muy bien que esa misma persona, a pesar de sus precarias notas, ha sido la primera autora citada en la publicación de un estudio.

He aquí otro ejemplo: en mi preadolescencia, mi padre era el entrenador de la liga menor de béisbol de nuestra ciudad. Cada temporada, me pedía que bateara y que lanzara la pelota en diferentes direcciones para ver qué control tenía de mi técnica. También me ponía a prueba con lanzamientos de *fly* para ver si las podía coger al vuelo. Mi edad y mi talento le marcaban un estándar con el que después evaluaba a los nuevos jugadores de su equipo cuando hacía las pruebas. Los chavales que llegaban a mi nivel entraban en el equipo; yo, en cambio, no podía porque por aquel entonces la liga solo era para chicos. Aunque ahora, visto en retrospectiva, me sorprende la arbitrariedad de esa norma, nunca me pareció extraño en aquel momento. Las chicas no eran tan buenas jugando y punto.

En otra ocasión, en una clase avanzada de inglés del instituto, decidí hacer un trabajo sobre Edgar Allan Poe. La profesora criticó mi elección sin saber ni siquiera el enfoque que iba a darle al proyecto; desde su punto de vista, había temas que valían la pena y otros que no. Al final opté por escribir sobre Ezra Pound, lo que sí le pareció bien; aquello me dio a entender que, cuanto más difíciles eran los poemas, más respeto sentía la profesora por el poeta.

Y esto también lo he visto en mi trabajo. A los resultados de mis experimentos y estudios muchas veces se les resta valor porque se considera que son demasiado sencillos para ser verdad. Mi respuesta siempre es la misma: es difícil hacer que las cosas parezcan fáciles. ¿De dónde sacamos la idea de que, si algo es complejo y difícil, implica que ha requerido más elaboración y dedicación que algo que es sencillo? Pensemos por un momento en todo el trabajo y el esfuerzo que le supuso a Einstein crear la «sencilla» fórmula $E = mc^2$.

También creemos que el talento, las capacidades, la inteligencia y las características de personalidad como la amabilidad y la generosidad siguen la regla de la «distribución normal». Por eso, cuando descubrimos en qué categoría entramos dentro del espectro, no nos preguntamos quién ha decidido los criterios para que así sea ni nos planteamos si nuestra vida cambiaría si los hubiesen marcado otras personas o esas mismas hubiesen tomado otras decisiones.

El talento musical, por ejemplo, se ve como algo limitado. Cuando mi profesora de secundaria nos pidió que eligiésemos una canción para cantar delante de toda la clase, elegí *Oh my papa* y, aunque practiqué sin descanso, era algo que me ponía muy nerviosa. Por lo que he oído, sé afinar, pero no demasiado. Mis compañeros se iban levantando de uno en uno, y mi turno se acercaba lentamente. La chica que lo hizo antes que yo tampoco sabía afinar muy bien, pero la profesora fue amable con ella y regañó a los demás por los comentarios. En ese momento tuve claro que yo me iba a llevar el golpe, que conmigo iba a tener que ser crítica. Si a todo el mundo le decía que no pasaba nada, no iba a poder demostrar lo que buscaba con todo aquello, que era que entendiésemos que el talento para la música podía variar mucho según la persona. Para mi mala suerte, acerté y, después de mi recital, les dejó claro a los demás que yo no entraba en la categoría de personas con un don para cantar. No fue tan humillante como imaginaba, pero tampoco fue plato de buen gusto. Cuando comparo la música tonal con la atonal propia del este o pienso en cantantes como Leonard Cohen y Bob Dylan, cuya poesía resta importancia a su voz, me pregunto cuáles son los criterios para decidir si alguien tiene talento o no. Y no solo me pasa a mí. David Bowie escribió una canción sobre Bob Dylan diciendo que su voz era una mezcla de arena y pegamento.

La creencia generalizada de que los recursos son limitados está arraigada también en nuestra manera de hablar. Hay algo que siempre me llama la atención. Imagínate que he quedado para comer con una amiga, me llama y me dice: «Ya he hecho mi clase de yoga. Me ducho y voy para allí». Tengo que frenarme para no decirle: «¿Solo es tuya? ¿No hay nadie más en la clase?». Otro día quizá me dice que se está tomando «su» cafetito. Conozco mucha gente que tiene la costumbre de hablar así, y me pregunto si también tendrían la necesidad de marcar su territorio si hubiesen crecido con una mentalidad de abundancia. Como muy acertadamente apuntó Tennyson: «Los muros no son lo que crean una prisión». Cuando crees que vives en un mundo de escasez, dedicas mucho tiempo a preocuparte por lo poco que hay. En un mundo de abundancia, las puertas se abren para explorar muchas más cosas.

PONLE MÁS GANAS

El hecho de que poca gente pueda llegar a las posiciones más altas se suele justificar por el gran trabajo y esfuerzo que supuestamente han tenido que hacer las personas que están en la cima. Estamos convencidos de que el esfuerzo es difícil; siguiendo esta lógica, intentar algo sin duda debe ser duro y desagradable, aunque al final, si lo logramos, eso nos haga felices. Esta mentalidad lo único que consigue es desanimarnos incluso antes de empezar.

Por supuesto, si descubrimos que al hacer algo no lo disfrutamos, puede que intentemos vencer esos obstáculos y perseverar igualmente. Dado que estas resistencias están en nuestra mente y no en lo que hacemos, lo que nos puede ayudar de verdad a seguir es cambiar nuestra mentalidad. Por mucho que intente no atiborrarme a dulces, no estresarme o no enfadarme, tengo más probabilidades de pasarme con la comida, de estresarme y de enfadarme más si creo que lo que necesito para mejorar esos aspectos de mí es fuerza de voluntad. ¿Por qué no consigo ir con regularidad al gimnasio? Intentar algo, por muchas ganas que le pongamos, si no va acompañado de otros cambios, puede empeorar la situación.

Las cosas nos irían mejor si respetásemos más nuestras decisiones. Si algo no me sabe bien, ¿por qué me lo iba a comer? Si no te gusta ir al gimnasio, ¿por qué no buscas otra manera de hacer ejercicio con la que te lo pases mejor? En vez de intentar hacer algo que odiamos, podemos buscar una alternativa. Y si eso no es posible, lo cual suele ser habitual, la clave está en cambiar la visión que tenemos de lo que odiamos para que no nos cueste tanto hacerlo. Podemos disfrutar de cualquier cosa si no nos obligamos a hacerlo. Cuando consigues pasártelo bien con algo, no tienes que convencerte para seguir haciéndolo. ¿Crees que alguien tendría que convencerte para comer algo que te encanta o hacer algo que te gusta? Si nos gusta la *pizza* o el pastel de chocolate, no sentimos que sea una obligación comernos un trozo. Si disfrutamos haciendo algo, no nos costará en absoluto. Cuando sabemos que estamos comprometidos con algo o algo nos motiva, no nos damos cuenta si estamos esforzándonos o no.

Está muy extendida la errónea idea de que debemos minimizar el esfuerzo. Esto nos pasa cuando hacemos algo sin ganas o con la cabeza en otra parte. Si te piden que laves los platos, quizá te parezca que un peso muerto se te ha caído encima y fregarás con toda la parsimonia del mundo, sin esforzarte lo más mínimo, claro, no vaya a ser que te pase algo... Al acabar, si alguien te preguntase qué te había parecido la tarea, quizá dirías que ha sido difícil. Sin embargo, si lo que quieres es sorprender a tu pareja para que cuando entre en la cocina vea todos los platos limpios, lo harás rápido y con una sonrisa en la cara. ¿Esforzarse? ¿Quién ha dicho que me haya tenido que esforzar?

Si estamos presentes, lo que conseguimos es que la idea del esfuerzo desaparezca. Cuando juego al tenis, objetivamente, le dedico muchísimo esfuerzo, pero si me preguntaran, no lo diría porque no me lo parece. Si tienes que romper un montón de capas de papel y plástico de burbujas para abrir tu regalo de cumpleaños, la palabra «esfuerzo» ni se te pasa por la cabeza.

Hace muchos años, mi auxiliar de investigación Sophia Snow y yo llevamos a cabo un experimento en el que la gente tenía que hacer la misma tarea; a una mitad se la presentamos como un trabajo y a la otra, como un juego.[1] A pesar de que el ejercicio que tenían que completar era puntuar dibujos animados, que en principio debería de ser divertido, las personas que tenían que hacerlo como un trabajo no lo disfrutaron; se despistaban más y se alegraron cuando les avisamos de que habían terminado. El grupo que pensaba que era un juego, en cambio, sí que se lo pasó bien. Es más, descubrimos que las personas a las que les dijimos que jugaran a puntuar los dibujos que veían afirmaron sentirse productivas. Sin embargo, la otra mitad que pensaba que estaba haciendo un trabajo no creía tanto que estaba aprovechando el tiempo. Hay mil ejemplos que demuestran lo mismo: Tom Sawyer pensaba que pintar la valla era una obligación, pero su amigo no; fregar los platos en casa es aburrido, pero, si lo haces en casa de tu amigo después de cenar juntos, puede que hasta te lo pases bien. El mensaje que querría que quedase claro es que no hay una manera universal para catalogar las cosas como divertidas o aburridas: todo depende de cómo las enfoquemos.

Hay muchas empresas que intentan hacer que el trabajo sea más divertido para aumentar la productividad. Por ejemplo, Google tiene mesas de *ping-pong* en sus oficinas y cocinas llenas de productos orgánicos y deliciosos. En general, este tipo de incentivos pueden funcionar a corto plazo y motivar a la gente a hacer cosas que normalmente no haría. De todas maneras, en vez de darle un bocado a una galleta después de tomarse el jarabe para que este pase mejor, resulta mucho más efectivo buscar algo que consiga que la medicina sepa mejor. Estoy convencida de que nos lo podemos pasar bien haciendo prácticamente cualquier cosa. Si intentamos que la gente aguante mejor el trabajo ofreciéndole cosas extras, reforzamos la idea de que en realidad es algo desagradable de lo que no se puede disfrutar.

El problema radica en que, si todo el mundo se lo pasara bien haciendo su trabajo y lo hiciese bien y prácticamente sin esfuerzo, ¿cómo iban a mantener su puesto de trabajo las personas que están al mando? En un mundo de escasez, tiene que haber gente que sufra. ¿Hay que esforzarse y sufrir para disfrutar de una buena salud?

SEPARAR ENTRE GANADORES Y PERDEDORES

Una de las consecuencias más dañinas que acarrea la mentalidad de escasez es que nos hace dividir a las personas entre ganadores y perdedores; hacemos listas de las cosas que sí tienen y de las que les faltan. Hay gente amable y otra que no lo es tanto, personas con más o menos talento, y estos criterios son lo que hará que queramos compartir más o menos nuestros recursos limitados con ellas.

La necesidad de ponerle a la gente la etiqueta de ganadora o perdedora empieza ya desde que somos muy pequeños. Cuando iba al instituto, un día vi a una chica llorando en el gimnasio porque una sororidad muy famosa no le había pedido que se uniera. Como mi hermana había sido miembro de esa asociación, como «legado», a mí sí me permitían formar parte de ella. Al ver esta injusticia me sentí mal, así que invité a mi casa a algunas de las chicas más populares del instituto y al final decidimos dejar la sororidad. A modo de broma, nos empezamos a llamar «la élite» entre nosotras. Más o menos veinte años después, volví a hablar con una amiga del instituto y me contó lo mal que lo había pasado por no formar parte de «la élite». Como se suele decir, la vida a veces es muy difícil.

Cuando estaba estudiando mi postgrado en Psicología en Yale, trabajaba en la Clínica Psicoeducacional de Yale. Allí, los pacientes pagaban por hacer terapia y muchas veces venían desde lejos, lo que demostraba que estaban motivados por cambiar su comportamiento. Aun así, en muchos casos, no lo conseguían. Me habían enseñado que, si la gente estaba motivada y entendía lo que tenía que hacer, lograría su objetivo; así que, cuando veía que había gente que se encallaba y no avanzaba, me frustraba. Me apetecía coger a esas personas y decirles: «Hazlo y ya está», pero sabía que ese no era un consejo muy útil en terapia. Con el tiempo me di cuenta de que, a pesar de asegurar que querían cambiar, en realidad esos pacientes creían que sus comportamientos, de alguna manera, les eran útiles.

Una de mis estudiantes de postgrado de Harvard, Loralyn Thompson, y yo decidimos poner a prueba esta hipótesis.[2] Para ese estudio, repartimos una hoja con una lista de cien rasgos descriptivos de comportamiento y les pedimos a los participantes que rodeasen con un círculo los que habían intentado cambiar sin éxito. En la otra cara del papel, con otro orden diferente y aleatorio, había una lista con la versión positiva de las características de comportamiento negativas que habían visto antes. Esta vez debían marcar las cosas que les gustaban de sí mismos. Es decir, en la primera parte se leían rasgos como inconsistente, impulsivo, crédulo, inflexible y pesimista, mientras que en la segunda lista se incluían adjetivos como flexible, espontáneo, confiado, estable y serio. Constatamos que la mayoría de las cosas que la gente había intentado cambiar sin éxito eran las mismas que habían dicho que admiraban de su personalidad cuando se describían con un lenguaje más positivo.

Cuando miro atrás y recuerdo diferentes momentos de mi vida, sabiendo esto, ahora tienen mucho más sentido. Un verano, cuando tendría unos doce años, me hice amiga de una niña que le caía mal a todo el mundo porque me daba pena. Pasaba un montón de tiempo con ella esperando que los demás se me unieran, pero nunca lo hicieron. Al final yo también acabé alejándome de ella poco a poco, después de creer que ya había sido muy generosa. Desde su punto de vista, la cosa era bastante distinta y, más que sentirse agradecida por el tiempo que habíamos pasado juntas, se sintió traicionada cuando me fui y sintió que le daba de lado. Aunque aún sigo creyendo que mi gesto fue amable, ahora me doy cuenta de que para ella actué con condescendencia y no con generosidad.

Mucha gente cree que para aprender a no juzgar a las personas tenemos que ser más comprensivos y aceptar a los demás con sus «debilidades». Yo tengo una visión bastante diferente al respecto. Creo que entender por qué las personas actúan como actúan es el inicio del camino para aprender a dejar de juzgar a los demás. Si no entiendo por qué alguien ha tenido cierto comportamiento, pero le pregunto qué pretendía conseguir, casi siempre acaba teniendo sentido, incluso si no coincido con el resultado. Y entonces no lo juzgo con dureza ni pienso que debería cambiar a menos que no quiera. Podría dejar de creer lo que me dicen, pero, como me gusta confiar en la gente, decido no hacerlo.

Analicemos por un momento el caso del *bullying*. Mucha gente cree que quien acosa y trata mal a alguien es una mala persona que se aprovecha de alguien más débil, y por eso hay que rechazarlo y castigarlo siempre que se pueda. El estereotipo de las experiencias que tiene la gente cuando sufre acoso es que el acosador es fuerte, por eso tiene miedo y le hace sentir débil. Ahora analicemos la situación desde la perspectiva del acosador. Yo veo al acosador como una persona muy insegura, ya que lo único que sabe hacer para sentirse bien consigo misma es meterse con otra persona. Si viésemos al acosador desde ese prisma, quizá nos daría más pena que miedo y, si no le tuviésemos miedo, su motivación para acosarnos puede que desapareciera.

Esta fue mi respuesta cuando descubrí que una persona importante para mí me había robado una gran cantidad de dinero. Aunque me sentí traicionada, lo que más sentí hacia él fue una pena muy grande.

EN LA PIEL DEL OTRO: EL PROBLEMA DE CAMBIAR DE PERSPECTIVA

Deberíamos tomarnos más en serio y aplicarnos de verdad eso de que no tendríamos que juzgar a otra persona si no hemos pasado por lo mismo que ella. Analicemos un poco la historia de *El príncipe y el mendigo*.[3] El príncipe quiere saber cómo vive un mendigo, así que abandona su reino vestido con ropajes viejos y rotos. Por lo que recuerdo, al vivir entre los más pobres, cree que ha entendido de primera mano la vida que lleva la gente mucho menos afortunada que él. ¿Podemos decir que ahora el príncipe tiene la visión de la vida de un mendigo? Con lo que ha descubierto, ¿crees que reinará de una manera más justa? Para mí, la respuesta sigue siendo que no.

A mi entender, lo peor de ser un mendigo probablemente sería no saber si algún día dejaré de pasar hambre o de buscar resguardo, y eso es algo que el príncipe, aunque se haya vestido de mendigo, nunca temerá; lo único que tenía que hacer era dejar de interpretar su papel y volver al castillo. El mendigo, en cambio, no tiene la posibilidad de elegir.

En general, el consejo que solemos escuchar es que la perspectiva es algo que se puede conseguir si nos dan la misma información desde el mismo lugar. Si esto fuera así, lo único que tendríamos que hacer para entender cómo se siente otra persona es ver la información «desde su perspectiva». Pero si te pusieras literalmente en mi piel, ¿no cambiarías la forma de mi cuerpo al tener que amoldarse al tuyo? Yo estoy acostumbrada a mi piel, así que, con el tiempo, he aprendido a notar ciertas cosas y a ignorar otras. Tú eso no podrías saberlo. Si la manera que tenemos de entender y sentir la información es el resultado del cúmulo de las experiencias que hemos vivido, entonces, como yo he tenido una vida diferente a la tuya, no podré entender cómo te sientes.

Entonces ¿de qué nos sirve ponernos en el lugar de otra persona? Después de que supuestamente hayamos entendido el punto de vista de otra persona, en vez de creer que a partir de ese momento sabemos cómo se siente, lo que deberíamos valorar es que ahora hemos visto lo mucho que no sabíamos. Si hiciésemos esto más a menudo, seguramente preguntaríamos más a la gente de nuestro alrededor lo que quiere y lo que necesita, y confiaríamos en lo que nos dice en vez de asumir que lo sabemos.

Curiosamente, en las relaciones, teniendo en cuenta que lo que suele unir a las personas son las cosas que tienen en común, la gente tiende a fijarse en las diferencias que hay entre el uno y el otro. Siempre habrá una persona mejor que la otra cuando la comparemos respecto a alguna cosa, porque no hay dos personas que sean exactamente iguales en nada. Aunque quizá los dos seamos limpios y no nos guste el desorden, y que los dos gestionemos bien nuestro dinero, inevitablemente, tiene que haber uno que lo haga «mejor» que el otro.

Estas diferencias suelen ampliarse y arraigarse en nuestra mente, lo que consigue que acabe habiendo una persona que es la «desastre» y otra, «la que tiene problemas con el dinero». Para dar un ejemplo más personal, mi mujer y yo tenemos muy buena memoria, pero eso da igual porque ella cree que la suya es mejor. Puede que me pregunte por algún sitio al que fuimos y que yo no caiga en lo que me está diciendo. Lo que mi pareja no tiene en cuenta es que, cuando vivimos la experiencia, cada una se fijó en lo que le pareció interesante, por lo que, de alguna manera, fuimos a diferentes sitios. Así pues, el recuerdo que tiene ella de «su» momento puede ser totalmente diferente al recuerdo que tengo yo del «mío». Pero da igual, a ella le parece que me falla la memoria. Desde otro punto de vista podríamos decir que simplemente son recuerdos diferentes, no que falte nada.

Sería interesante plantearnos hasta qué punto la supuesta pérdida de memoria que se le atribuye a las personas mayores es resultado de esta diferencia de perspectiva. Si pusiéramos a prueba la memoria con palabras como «dominó» y «peonza» en vez de usar «Game Boy» y «Warcraft», me atrevería a decir que las personas mayores recordarían más cosas con las dos primeras palabras ya que les recordarían más a su infancia, y la gente más joven conectaría más con las dos últimas. En otras palabras, muchas veces, cuando creemos que la gente tiene mala memoria, simplemente es una prueba de la diferencia de valores. Pongamos que no proceso algo en mi mente porque no me interesa; si alguien me pregunta después por ello, no es que lo haya olvidado, es que simplemente no lo he almacenado en mi memoria. En un mundo donde se asume que las personas tenemos habilidades limitadas, el realismo de la ignorancia prevalece, y se cree que solo hay una manera de interpretar la realidad.

En su increíble libro *Ejercicios de estilo*, Raymond Queneau nos cuenta una sencilla historia varias veces sobre dos hombres que se encuentran en un autobús desde diferentes perspectivas.[4] Podríamos pensar que, como en esta aventura solo hay dos protagonistas, solo habrá dos perspectivas, pero Queneau recrea la misma historia contada desde noventa y nueve perspectivas diferentes. Aunque no estoy pidiéndole a nadie que intente hacer esto ante cualquier situación, simplemente el hecho de ser conscientes de que es posible nos ayuda a entender que no existe una única realidad en la que todos vivimos.

Incluso la persona más inteligente del mundo puede caer en la trampa de analizar las cosas desde un único punto de vista. Robert Abelson, mi mentor en Yale, y yo quisimos llevar a cabo un estudio sobre la percepción de lo que significaba estar «loco», pero nos estancamos. No fuimos capaces de dar con la manera de encontrar el estímulo que señalara la locura para el estudio. Por ejemplo, si mi tutor proponía: «Una mujer que guarda un caramelo en la nevera», yo le contestaba: «Eso no es una locura. Lo podría haber puesto ahí para recordarse que ya ha comido muchas calorías si va a la nevera para coger un postre». Quizá volvía a intentarlo diciendo que un hombre se pasaba la noche en vela sin poder dejar de pensar en algo, pero yo volvía a contraatacar argumentando que podría ser que no estuviera obsesionando, sino que estuviera intentando resolver un problema y eso, a veces, requiere mucho tiempo. Esta situación se repetía una y otra vez.

Finalmente, mi creencia implícita se convirtió en mi tesis explícita: el comportamiento tiene sentido desde la perspectiva de la persona que lo ejecuta, si no, no lo haría. De todo lo que he escrito en mi carrera profesional, quizá este es el descubrimiento más importante para mí. En una revisión de psicología, Mihnea Moldoveanu y yo demostramos que, desde la teoría de la decisión de comportamiento y la psicología cognitiva, las múltiples interpretaciones que se pueden hacer de unos mismos resultados están todas bien argumentadas por los «hechos» si los analizamos desde diversas perspectivas.[5] Quizá entenderíamos mejor a las personas a las que los psicólogos catalogan como «demasiado complacientes» si las viésemos como gente que ayuda a que las interacciones sociales fluyan mejor; a aquellas a las que nos tachan de «ingenuas» podrían vernos como personas dispuestas a confiar en los demás, y así con todas las clasificaciones. Aunque la mentalidad de escasez nos empuja a ver nuestras diferencias como fallos que debemos corregir, no tenemos por qué aceptar esa visión.

¿Qué podemos hacer para vencer este tipo de mentalidad? Creo que los estudios que realicé sobre nuestra capacidad visual pueden sernos útiles, ya que demuestran que una creencia basada en la escasez está relacionada con los problemas de salud. Concretamente, esta investigación nos recuerda que muchas de las limitaciones físicas que creemos que son inevitables por la edad en su mayoría son el resultado de nuestra manera de pensar y no de cuestiones fisiológicas.

Para uno de los experimentos, contamos con estudiantes del programa del Cuerpo de Entrenamiento de Oficiales de Reserva (ROTC, por sus siglas en inglés) del Instituto Tecnológico de Massachussets. Después de llevar a cabo un test utilizando una prueba de visión estándar, pedimos a los estudiantes que fingieran que «eran pilotos» y los pusimos a prueba en un simulador de vuelo.[6] Puesto que se cree que los pilotos de las fuerzas aéreas tienen mejor visión (tener una agudeza visual a distancia de 20/20 es un requisito indispensable), planteamos la hipótesis de que los estudiantes demostrarían una mejora en su capacidad visual mientras interpretaban su papel como pilotos en el simulador. (Incluso les hicimos vestirse con los uniformes propios de piloto para que pudieran encarnar aún mejor su papel.) Y así fue: cuando les pedimos que leyeran los números y letras más pequeños mientras estuvieron en el simulador, comprobamos que el 40 % de los «pilotos», y ninguno de los participantes en el grupo de control, mejoró sus capacidades visuales. El cambio de mentalidad hizo desaparecer sus limitaciones físicas; en su cabeza habían «mejorado», así que el cuerpo siguió esta creencia.

Más tarde replicamos los resultados con un número mayor de estudiantes y, en vez de pedirles que imaginaran que eran pilotos, les pedimos que hicieran saltos de tijera durante unos minutos para prepararlos y que adquirieran una mentalidad «atlética». De nuevo, una tercera parte de los participantes con el nuevo contexto, en este caso, el atlético, mejoró su capacidad visual. En otro experimento, invertimos la tabla optométrica, así pues, las letras se hacían cada vez más grandes a medida que la persona iba leyendo y no al revés, como es lo normal. De nuevo, así conseguimos mejores resultados porque cambiamos las expectativas de los estudiantes. Como creían que iban a poder leer las letras a medida que fueran avanzando en la prueba, pudieron leer las que «normalmente» no habrían sido capaces de ver. La moraleja de todo esto es que, sin duda, esa «normalidad» en la que tanto creemos no existe. Podemos ver más de lo que pensamos.

Es muy habitual que dejemos que nuestras ideas preconcebidas basadas en la escasez dictaminen nuestro comportamiento y nuestra salud, lo que hace que nos tratemos con mayor dureza y nos juzguemos más. Damos por sentado que no podemos ganar más fuerza o ampliar nuestros conocimientos o mejorar nuestra vista porque simplemente hay gente que tiene que estar por debajo de la media. Aceptamos que el estrés es un mal con el que debemos convivir. Aun así, yo tengo la esperanza de que aprendamos a ver más allá del mito de la escasez y vivamos en un mundo de infinitas posibilidades.

Cuando la compañía 3M no consiguió crear un pegamento que funcionara permanentemente, podría haber tachado la combinación que había inventado como un error y haberla desechado; sin embargo, lo que hizo fue analizar bien el resultado y lanzar las notas adhesivas, un producto que justamente aprovecha esa «incapacidad» para pegar del todo. Este descubrimiento dio paso a una categoría de productos de oficina totalmente nueva. Por eso afirmo que, una vez que nos damos cuenta de que la mayoría de las cosas pueden utilizarse para muchos otros fines que el que habíamos pensado, ante nosotros se abre todo un mundo de posibilidades.

Si adoptamos nuevas formas de pensar y aprendemos a dejar atrás la visión del mundo como un lugar de escasez, también podremos dejar paso a nuevas posibilidades para nosotros, que estamos en constante cambio.

Capítulo 4
¿POR QUÉ TENEMOS QUE DECIDIR?

Cuando tomas una decisión, el universo conspira para que lo consigas.

Cita atribuida a RALPH WALDO EMERSON

Seguramente pocas cosas hay en la vida más estresantes que el hecho de tener que tomar una decisión. Cada vez que nos enfrentamos a esta situación, nuestro cuerpo sufre. Cuando empecé a buscar una plaza como profesora en 1974, hice bastantes entrevistas para puestos de trabajo muy exigentes. Había un trabajo en Harvard que me interesaba, pero decidí no presentarme porque en aquel momento no ofrecían puestos fijos a los miembros júniores de la facultad. Me alegré muchísimo cuando me ofrecieron un puesto en Carnegie Mellon, y más aún cuando el gran creador de la teoría de la racionalidad limitada de la universidad —y ganador de un premio Nobel— Herb Simon se enteró de que era mi cumpleaños y convenció a otro colega para llamarme por teléfono y cantarme *Cumpleaños feliz*. Además, también me ofrecieron otro trabajo en el centro de postgrado en la City University of New York, mi ciudad natal. Sin duda, eran opciones increíbles, pero tener que decidir qué oferta era la mejor me parecía una empresa de inmensurables proporciones: tenía miedo de equivocarme y que eso significase que estaba tirando mi futuro por la ventana.

Cuando fui a visitar Carnegie Mellon hablamos mucho sobre investigación y psicología en general, mientras que en la CUNY los temas fueron muy diferentes; hablamos de comida, de arte y de política, nada de resultados ni estudios. ¿Qué información me daban estas diferencias? ¿En qué universidad encajaría mejor? ¿Qué decisión debía tomar?

Era una decisión muy importante para mi vida y, como tal, la valoré con mucho cuidado y detenimiento: recopilé toda la información que pude sobre cada facultad; la elección me preocupaba tanto que seguramente hasta me robó horas de sueño. Uno de mis profesores en Yale, Irving Janis, me enseñó que la mejor manera de tomar una decisión era escribir las opciones y las ventajas y desventajas de cada una (desde su punto de vista, la lista era finita) y, después, valorarlas por su importancia (desde su punto de vista, esto era algo estable). Le hice caso y CUNY seguía perdiendo. Como neoyorquina de pies a cabeza, la oferta de CUNY me llamaba mucho a título personal, y ello me empujaba a revisar las listas constantemente y a cambiar la importancia de cada ventaja y desventaja para conseguir que me saliera como primera opción también de forma lógica. Acabé aceptando dicha oferta y fui feliz dando clases allí durante unos cuantos años.

¿Tomé la decisión correcta? ¿Cómo sería ahora mi vida si hubiese decidido empezar mi carrera profesional en la enseñanza en Carnegie Mellon? Es imposible saberlo y no podemos hacer nada por averiguarlo.

Pasado el verano después de haber entrado en el centro de postgrado, sin embargo, en CUNY hubo unos problemas económicos que conllevaron retrasos con los pagos al profesorado. La situación me preocupó, así que decidí mirar qué otras opciones había disponibles, solo por ser precavida. En ese momento fue cuando encontré la oferta para un puesto como psicóloga clínica en la Graduate School of Education de Harvard. No tenía la formación necesaria, pero me presenté igualmente. Los miembros de la facultad que formaban el comité de selección de personal se dieron cuenta de que no cumplía los requisitos para que me consideraran como candidata, pero, en lugar de descartar mi solicitud sin más, sorprendentemente decidieron pasársela a Brendan Maher, quien en aquellos momentos era el jefe del Departamento de Psicología en la Universidad de Harvard. Aquello nunca lo habría imaginado.

Mi perfil le gustó y, después de pasar la serie de entrevistas reglamentaria, Brendan me llamó para ofrecerme un puesto en el Departamento de Psicología. Me sentí muy halagada, pero le dije que sabía que Harvard no ofrecía puestos fijos a los miembros júniores en la facultad, lo que me suponía un impedimento para aceptar la oferta. Ante mi respuesta, me explicó que, aunque era cierto que Harvard hasta el momento no había ofrecido una plaza fija a ningún profesor júnior, no era una política que siguieran y, además, me aseguró que, en mi caso, era una posibilidad más que plausible.

Dado que mi lista de desventajas acababa ahí, me alegré muchísimo e hice las maletas para mudarme a Cambridge. ¿Tendría que haber valorado otras opciones y haber hecho un análisis de costes y beneficios? ¿Qué hubiese conseguido con ello? Hay decisiones, como esta, que parecen claras, fáciles y obvias. Aunque era imposible saber qué me esperaba, la vi como una oportunidad fantástica.

SISTEMAS DE DECISIÓN

En los años noventa, la visión predominante en cuanto a la toma de decisiones entre los expertos de psicología seguía la corriente de la comparación con listas lógicas que proponía Irv Janis.[1] Se creía que las decisiones correctas se tomaban después de calcular los posibles costes y beneficios para cada una de las opciones que se estuvieran valorando. Básicamente, los psicólogos estaban usando el modelo de agente racional del campo de la economía, para luego añadirle la experiencia subjetiva, es decir, la idea de que lo que para alguien puede parecer un beneficio para otra persona puede resultar irrelevante. El término técnico para esto es teoría de la subjetividad de la utilidad esperada.

Obviamente, yo no seguí estas pautas para tomar mi decisión, por lo que no es de extrañar que la teoría que propuse para la toma de decisiones no encajase en absoluto con ese enfoque. Es más, yo no creía que la gente, por lo general, se parase a hacer análisis exhaustivos de costes y beneficios antes de tomar una decisión. De todas maneras, antes de exponer mis ideas sobre cómo las personas tomamos y deberíamos tomar decisiones, creo que es interesante entender cómo la psicología ha ido evolucionando en este ámbito.

En los últimos años, las teorías sobre la toma de decisiones han ido evolucionando para incluir dos modelos con la intención de explicar cómo las personas llevamos a cabo este proceso. El premio nobel Daniel Kahneman acuñó los términos «sistema 1» y «sistema 2» de pensamiento para describir estas dos vías básicas.[2] El sistema 1 es el que toma decisiones de manera impulsiva; es rápido, instintivo, no procesa la información y, por lo general, funciona con atajos mentales o por ensayo y error. Por ejemplo, sería el sistema que responde cuando ves un cartel anunciando que cerca hay un Burger King y coges esa salida de la autopista para comprarte unas patatas fritas; cuando le coges el teléfono a tu amiga y te apuntas al concierto de tu cantante favorita porque te dice que le sobra una entrada, o cuando tienes una entrevista y te pones tu ropa preferida sin probarte otras opciones. En todos estos casos, no nos paramos de manera consciente a hacer un análisis de costes y beneficios: actuamos de manera impulsiva.

En cambio, en el sistema 2 para la toma de decisiones de Kahneman, nos tomamos tiempo y dedicamos el esfuerzo necesario para valorar y analizar nuestras opciones. ¿Debería quedarme en mi puesto de trabajo o aceptar la nueva oferta? ¿Qué casa debería comprar? En este tipo de decisiones, comparamos las diferentes opciones, valoramos los costes y los beneficios, y solemos estresarnos cuando tenemos que elegir. A primera vista, quizá parece que este segundo sistema es el consciente.

Sin embargo, aunque el sistema 1 y el 2 mantienen ciertas semejanzas con los comportamientos conscientes e inconscientes, a mi parecer, esas similitudes son una mera ilusión. Creo que ambos modos presentan o pueden presentar problemas a la hora de tomar decisiones. A menos que aceptemos que cualquier cosa puede ser una «decisión», las «decisiones» que toma el sistema 1 no son conscientes y, por consiguiente, no podemos considerarlas como tales, del mismo modo que no diría que estoy «decidiendo» cuando tecleo una letra detrás de la otra si alguien me pide que escriba mi nombre. Desde mi punto de vista, no podemos afirmar que estamos tomando una decisión si en el momento de tomarla no somos conscientes de que hay otras opciones para valorar. En esta inconsciencia, avanzamos con los ojos cerrados ante las oportunidades que se presentan delante de nosotros o ante las soluciones para evitar ciertos peligros que puedan surgir en el futuro.

Para mí, el sistema 2 también puede ser inconsciente y aquí es donde me separo del consenso de algunos de mis colegas. El sistema 2 de pensamiento no siempre es un proceso consciente precisamente porque su funcionamiento siempre supone un esfuerzo. Por ejemplo, intenta sumar 372 y 26. Aunque esto no es una decisión, ayuda a reforzar mi argumento. Aunque no es muy difícil, a algunas personas nos supondrá un esfuerzo. Lo que tendremos que hacer para conseguir la respuesta es utilizar la información que aprendimos gracias a la memorización. En este ejemplo, para llegar a la respuesta primero sumamos 2 más 6, que para la mayoría siempre dará 8. Esta operación la hacemos sin pensar. La atención plena es justamente el acto de fijarse activamente en las cosas o abrirse a valorar nuevas alternativas. Cuando hacemos operaciones aritméticas no solemos pensar en otras opciones para el resultado.

No sé cómo sumar de manera consciente 372 más 26, pero eso no significa que no se pueda trabajar en aritmética de manera consciente. Por ejemplo, si pregunto: «¿Cuánto es 1 + 1?», la gente responderá «2» sin darle más vueltas, pero podría darse cuenta de que el resultado puede variar dependiendo de lo que esté sumando. Si añades una pila de ropa para lavar a otra pila, al final lo que tendrás es una única pila de ropa, pero más grande. Si vamos añadiendo de una en una 372 piezas de ropa a la pila de ropa sucia, la tarea requerirá cada vez más esfuerzo, pero, como lo que tienes que hacer es repetir lo mismo una y otra vez, no podemos decir que sea algo consciente. Pongamos que, si nos queda paciencia, añadimos otras 26 piezas de ropa. La respuesta seguirá siendo la misma: al final tenemos un solo montón de ropa. La atención plena no implica el esfuerzo del que normalmente hablamos; lo que cuesta es intentar prestar atención a algo sin ser realmente consciente y sin fijarse en aspectos nuevos. Nos cuesta comprarle algo a alguien que no nos cae bien, pero también a alguien al que queremos, pero es diferente. En el primer caso es inconsciente y nos agota porque nos repetimos constantemente que tenemos que encontrar algo. En cambio, cuando nos hace ilusión, suele ser un acto consciente que nos motiva y nos llena de energía. Aun así, solemos confundir estas dos situaciones y, por esta razón, muchas veces no somos capaces de ver la vitalidad que nos dan las cosas que nos suponen un esfuerzo consciente.

Los análisis de costes y beneficios que hace el sistema 2 también son inconscientes porque también decidimos lo que es un coste y un beneficio a partir de la información de experiencias pasadas. Un coste también puede suponer un beneficio si lo vemos desde otro punto de vista. En el momento en el que estamos comparando puede que las cosas hayan cambiado, pero esas diferencias nos pasan por alto a menos que nos paremos a analizarlas con calma. La casa de tus sueños, esa que siempre has querido comprar, quizá ya no encaja contigo y tu futuro si te lo paras a pensar de verdad, o quizá el trabajo en el que antes aprovechabas al máximo tus habilidades ahora te aburre.

Imagínate que te ofrecen la oportunidad de comprarle a tu amigo la casa de verano que siempre habías querido. Hace diez años, cuando se la compró, te morías de la envidia porque estaba al lado del mar y tenía unas vistas increíbles. Lo que debes tener en cuenta es que los recuerdos que tienes quizá te nublan la mente para tomar la decisión que te irá bien ahora mismo, incluso si sabes perfectamente que su valor es menor porque no está equipada con electrodomésticos de bajo consumo o que está más expuesta debido al cambio climático y los problemas en la costa. Incluso si crees que puedes calcular cuánto vale en el mercado actual comparado con otras propiedades por la misma zona, y te imaginas sentado en el porche disfrutando de las vistas, no puedes anticipar ni saber si la temperatura del agua aumentará tanto que la vida marina será insoportable, o si la playa acabará desapareciendo o si acabarás teniendo como vecinos a una pareja a la que le encante poner la música a todo trapo. Sin embargo, si ignoramos todos estos argumentos, y nos quedamos únicamente con el precio actual en comparación con el resto de las casas de la zona, nuestro sistema 2 de toma de decisiones nos dirá que la compremos. Por lo tanto, la mayoría de las decisiones que tomamos con el sistema 2 son inconscientes.

REGRESIÓN INFINITA

Aquí es donde mi perspectiva se separa aún más de la habitual. Como ocurría con el ejemplo de la casa de verano que comentaba antes, cuando sopesamos los costes y beneficios para poder tomar una decisión, no podemos marcar un límite claro para saber en qué punto la información que aportamos resulta irrelevante, como tampoco podemos saber lo que debemos considerar o ignorar. Pongamos otro ejemplo: vamos a hacer un análisis de costes y beneficios para decidir si deberíamos comernos una galleta o no. Las ventajas y los inconvenientes están todos en nuestra cabeza y no en la galleta en sí; entre los pros y los contras también están nuestras expectativas e interpretaciones. El azúcar, por ejemplo, puede que sea malo para los dientes, pero, por otro lado, nos satisface, lo que nos hace producir más ptialina, una enzima presente en la saliva que nos ayuda a digerir mejor el almidón, lo cual en realidad es bueno para la dentadura. Entonces, ¿cómo decidimos?

En *Hamlet*, Shakespeare nos demuestra que darles demasiadas vueltas a las cosas puede ser peligroso. Hamlet dedica más tiempo a pensar que a actuar; quiere vengar la muerte de su padre y se obsesiona con ello durante la mayor parte de la obra. La cuestión es que eso no solo sucede en la literatura; el matemático y estratega de negocios Igor Ansoff nos habla del mismo problema en las decisiones empresariales. Y la verdad es que la mayoría de las personas lo vivimos en nuestras carnes en situaciones la mar de mundanas prácticamente cada día.[3] Cuando el psicólogo Barry Schwartz escribió sobre la decisión de comprarse un par de vaqueros, habló de la «parálisis por análisis», que describió como el fenómeno casi universal por el cual creemos que solo existe una única decisión correcta y que, si buscamos lo suficiente, la encontraremos.[4] La dependienta le preguntó a Schwartz si los quería de pitillo, normales, anchos o superanchos. Después quiso saber si tenía una preferencia a la hora de lavarlos: solo con prelavado, si quería usar detergente o si quería poder lavarlo con cualquier cosa. Cuando estaba decidiendo si los quería con botón o con cremallera se dio cuenta de que tener opciones estaba muy bien hasta que te ofrecían demasiadas.

En vez de intentar tomar la mejor decisión, Schwartz propone que utilicemos un concepto que describió por primera vez Herb Simon de Carnegie Mellon: la estrategia satisfactoria.[5] En otras palabras, tomar una decisión correcta. Simon, Schwartz y probablemente la gran mayoría siguen creyendo que hay decisiones mejores y peores, pero el problema es que el precio que debemos pagar para separarlas es demasiado alto.

Yo, por el contrario, no creo que, por el hecho de recopilar más información, dedicar más tiempo y hacer muchos más cálculos, vayamos a conseguir tomar mejores decisiones. Creo que hacerlo, en vez de ayudarnos, nos acaba produciendo insatisfacción y unos niveles de ansiedad casi paralizantes. Al fin y al cabo, la memoria de trabajo no es ilimitada y la información nueva puede distraernos.

Es más, por lo general, la mayoría de la gente no valora un montón de información antes de tomar una decisión. Para demostrar esto, podemos traer a colación un estudio que llevó a cabo el psicólogo Chuck Kiesler a finales de los años sesenta en el que a los participantes les ofrecían dos o cuatro tipos de chocolatinas entre las que elegir.[6] Podríamos pensar que, cuantas más opciones, más tiempo tardaría la gente en elegir; sin embargo, la verdad es que sucede lo contrario. Cuantas más opciones tenía, más rápido elegía la gente. En otra serie de estudios que se hizo más tarde, Barry Schwartz y sus colegas descubrieron que valorar muchas opciones y recopilar una gran cantidad de información acaba generando una disminución en nuestra felicidad, nuestra autoestima, nuestra satisfacción en la vida y nuestro optimismo. También establecieron una correlación con un aumento de la depresión, el perfeccionismo y el arrepentimiento. Parecido a los estudios que hizo Kiesler antes, la psicóloga Sheena Iyengar ofreció a la gente mermeladas para que las probasen y luego las pudieran comprar. Hubo participantes a los que les presentaron seis opciones, mientras que a otros les ofrecieron veinticuatro variedades diferentes.[7] Ninguna de las personas que probaron las veinticuatro mermeladas logró decidirse a comprar una; en cambio, unas cuantas del otro grupo sí que se llevaron alguna a casa. Iyengar descubrió que sucedía lo mismo cuando había que tomar decisiones importantes como el plan de pensiones. Cuando había uno o dos tipos de fondos para los planes de ahorro 401(k), participaba mucha más gente que cuando los planes ofrecían muchos más fondos entre los que elegir.

El experto de marca Martin Lindstrom hizo algo similar en un experimento que realizó en el que los empleados de una gran cadena de librerías quitaron todas las mesas de exposición de las tiendas y dejaron solo una. De esta manera, los clientes, en lugar de encontrar cientos de títulos, solo veían diez libros expuestos.[8] Esta estrategia se tradujo en un aumento de ventas. Todos estos ejemplos demuestran que tener más opciones entre las que elegir no es mejor.

HACER LO CORRECTO CUANDO TOMAS LA DECISIÓN

Desgraciadamente, cuando observamos el mundo que nos rodea solemos dividirlo en dicotomías sin realmente pensarlo. Tienes control o no. Sin embargo, la pregunta que deberíamos hacernos de verdad es: ¿control sobre qué? ¿Y desde la perspectiva de quién?

Esto es especialmente cierto cuando la cuestión está relacionada con decisiones médicas. En la inmensa mayoría (si es que no para todas) de este tipo de decisiones, los resultados son probabilísticos y están llenos de incertidumbre. ¿Qué tratamiento deberíamos elegir? El doctor o doctora que nos asesora, por lo general, nos presentará las opciones en términos de resultados potenciales.

Pongamos el ejemplo de la operación de rodilla, un dilema muy común entre mis amistades. Por una parte, quizá no deberías operarte porque puede que la lesión acabe curándose sola y las operaciones siempre suponen un riesgo. Sin embargo, por otra, la cosa podría empeorar y esperar podría hacer que la operación fuese más seria y peligrosa. Obviamente, si retrasas la intervención, quizá con los avances se descubra una solución mejor para tu problema, pero, si te lo quitas de encima ya, podrás recuperar tu rutina de actividad física. Y así podríamos seguir *ad infinitum*. Si te interesase, podrías incluso consultar los estudios empíricos, pero te adelanto que suele causar la misma confusión.

Entonces, ¿qué hacemos cuando tengamos que tomar una decisión? Pues deberíamos empezar por reconocer nuestras limitaciones; el cerebro humano no es un superordenador omnipotente. Es más, incluso si así fuera, tendríamos el «problema» de que cada coste podría ser un beneficio desde otro punto de vista, lo que al final confirma una vez más que, para tomar decisiones desde la incertidumbre, conseguir más información, tiempo o hacer más cálculos no nos ayuda. De hecho, tener en cuenta demasiada información puede ser contraproducente, ya que la gente puede acabar dándole demasiadas vueltas al problema y bloquearse. El trabajo de Sian Beilock y Thomas Carr demuestra esta teoría en un contexto de aprendizaje.[9] Si estamos nerviosos por un problema de matemáticas, nos vendrán a la cabeza demasiadas posibilidades, lo que saturará nuestra limitada memoria de trabajo y nos impedirá resolver el problema en cuestión. Nos preocupa tanto dar con la respuesta correcta que al final nos equivocamos.

Ahora ponte en la tesitura de que quieres decidir dónde comprarte una casa. ¿Qué estados, ciudades o barrios deberías tener en cuenta? ¿Qué presupuesto tienes? Para responder a estas preguntas, quizá es interesante plantearse cómo estará el mundo financiero dentro de cinco años; si la Bolsa subirá o bajará; si seguirás teniendo un trabajo estable; si seguirás casada y seguirás queriendo comprarte la casa; si querrás seguir pagando los costes que te supone ser propietaria, y así podríamos seguir con más y más cosas. La lista es casi infinita, y cada uno de los puntos que hemos mencionado implica cierto nivel de incertidumbre y riesgos.

De nuevo, con esto no quiero decir que nos compremos una casa al tuntún o que no la compremos directamente. Lo que me gustaría proponer es que afrontemos este tipo de cuestiones con un enfoque diferente. En lugar de recomendarte que hagas un análisis sinfín, mi experiencia y las investigaciones que he realizado apuntan a que lo mejor es que valores una cantidad de información limitada que tengas disponible en un determinado momento y que, a partir de ahí, tomes una decisión. Después de dar ese paso, en vez de preocuparte por si has tomado o no la decisión correcta, deberías hacer todo lo posible para que salga adelante. Fíjate en cualquier ventaja o aspecto positivo que surja a partir de ese momento e interprétalo como un signo de que sí has tomado la «decisión correcta». Resumiendo: no intentes tomar la decisión correcta, haz lo correcto después de tomar la decisión. En el caso que comentábamos antes de comprar una casa, si quieres «hacer lo correcto al tomar la decisión», podrías empezar a apostar por tu barrio apuntando a tus hijos a los colegios de la zona, llamar a la puerta de tus vecinos para conocerlos mejor y apuntarte al gimnasio. También podrías decorar tu casa para convertirla en un lugar cálido y acogedor, quizá comprando una mesa y unas sillas para la cocina, ayudando a tu hija a instalar el wifi en el ordenador de su habitación y buscando un equipo de fútbol local para tu hijo.

Pues pasa exactamente lo mismo con los planes médicos: no intentes tomar la decisión correcta, haz lo correcto después de tomar una decisión y apúntate al gimnasio o a rehabilitación después de que te operen. Nunca sabremos con certeza si la rodilla se nos curará con el tiempo, si hacer yoga con regularidad nos ayudará o si pronto saldrá un nuevo medicamento milagroso. Como tampoco sabremos si la operación funcionará como querríamos. Por otro lado, quizá es todo un éxito y nos permitirá volver a caminar sin dolor por fin. Da igual si al final decides operarte o no, el siguiente paso es el mismo: haz todo lo que puedas para recuperar la vida que quieres, la que te permite vivir sin dolor. La teoría de la satisfacción nos dice que sí que hay una decisión correcta, pero que es demasiado difícil averiguar cuál es. Yo, en cambio, creo que la decisión correcta no existe a menos que la persona que la tome haga lo correcto después.

Un día, hace ya muchos años, hablando con mi amigo el economista y premio nobel Thomas Schelling de mi teoría sobre la toma de decisiones, me dijo que él llegó a la misma conclusión después de haber salido a comprar un microondas. Como nunca había tenido uno antes, no sabía muy bien cómo o para qué usarlo. ¿Necesitaba un botón especial para hacer palomitas o descongelar el salmón? ¿O quizá solo lo usaría para recalentarse el café? Al final se dio cuenta de que, como era imposible saberlo de antemano, lo mejor era comprarse uno sin más y luego ver si necesitaba más o menos opciones. En vez de obsesionarse con las alternativas, simplemente tomó una decisión e intentó aprovecharla al máximo. Lo peor que podía pasar era que no le saliera bien, pero así ya aprendería con su error. A su argumentación, yo añadí que, aunque al final decidiera que el siguiente se lo compraría con menos funciones porque en realidad se había dado cuenta de que no las usaba, seguiría siendo una decisión a ciegas porque no podía saber si su vida cambiaría. Podría ser que su mujer o sus hijos aprendieran cómo usarlas cuando fueran a casa de un amigo y que, a partir de entonces, aprovecharan los otros botones.

Estar cerca de una amiga que era incapaz de decidirse y dudaba de prácticamente cualquier cosa me ayudó a entender algo nuevo sobre el proceso de toma de decisiones: que no existe un límite claro sobre la información que podemos tener en cuenta a la hora de tomar una decisión. Yo me solía frustrar cuando quedábamos para salir a cenar y se pasaba tantísimo tiempo intentando decidir a dónde ir y, luego, qué pedir. El problema subyacente a su comportamiento es que mi amiga creía que solo había una decisión correcta. Creo que esta es la causa de toda ambivalencia. Quizá nos resulta más fácil entender que no hay una decisión correcta a la hora de decidir qué pedir en un restaurante (o qué par de vaqueros comprar, como habíamos visto antes en el otro ejemplo), pero es igualmente cierto en prácticamente cualquier otro caso. Es fundamental que recordemos que no hay un límite de información o de posibles opciones para valorar una decisión.

Imagínate, por ejemplo, que Hacienda te devuelve 3000 €. ¿Qué haces con el dinero? ¿Lo guardas todo en el banco? ¿Compras acciones? Y si decides hacerlo, ¿cuáles? O quizá puedes guardar una parte en el banco e invertir con la otra, ¿entonces cuánto dinero para cada cosa? ¿Prefieres gastarte un poco y guardar otra parte en el banco? ¿Y en qué te lo gastas y cuánto decides guardar? Y así podemos pasarnos el día entero. No es solo que la lista de posibilidades sea interminable, sino que la lista de posibles pros y contras de cualquiera de las opciones también lo es. Cuando pensamos en las consecuencias que podría acarrear cada posibilidad, lo único que nos frena para que no sigamos buscando más opciones es nuestra fuerza de voluntad y resistencia.

A mí no me parece un método realista para tomar decisiones.

NO HAY DECISIÓN INCORRECTA

Yo me enfrento de otra manera a las decisiones. Me parece igual de bien tomar decisiones después de valorar la información que tenemos disponible en el momento que ignorarla por completo. Para mí, lo esencial es que, después de elegir nuestra opción, nos centremos en hacer todo lo posible para que funcione en vez de preocuparnos de si hemos tomado la decisión correcta. Podemos convencernos de que hemos decidido bien si nos fijamos en las ventajas que conseguimos a partir de nuestra elección. Lo repito: no intentes tomar la decisión correcta, haz lo correcto después de tomar una decisión.

Parece una locura, ¿verdad? Para comprobar si mi estrategia era razonable, les pedí a los estudiantes de mi seminario sobre decisiones que durante el resto de la semana y hasta la siguiente clase accedieran a todo lo que les pidieran. ¿Quieres ir a comer a un italiano? Sí. ¿Quieres ir a ver la nueva peli que ha salido? Sí. ¿Quieres salir a dar una vuelta bajo la lluvia? Sí. La idea es que dijeran que sí a todo sin pensárselo, a menos que los obligase a hacer algo que fuese en contra de su moral o que fuese peligroso. La mayoría de mis estudiantes dijeron que la semana había ido mucho mejor de lo esperado, no sufrieron con ninguna decisión ni sintieron estrés. Cuando dudaban y no sabían qué hacer, se acordaban de que yo les había dado permiso, de hecho, una orden, de que tenían que acceder.

Otro año les pedí que tomaran decisiones durante una semana al azar. Les propuse que siguieran una norma para cada decisión que no tuviese ningún tipo de relevancia con la situación. Por ejemplo, les sugerí que siempre eligieran la primera cosa que les viniera a la cabeza o la última. Daba igual si las decisiones eran importantes o no. Estos estudiantes también aseguraron que el hecho de saber que tenían una regla estable para decidir hizo que se estresaran menos.

Al año siguiente, pedí a los estudiantes que se tomaran cualquier cosa, por pequeña que fuera, como si fuera una decisión que tuviesen que valorar antes de hacer una cosa u otra. En vez de ponerse los zapatos sin más, por ejemplo, debían preguntarse: «¿Debería ponerme los zapatos?». Si decidían que sí, entonces plantearse cuáles se pondrían y, después, cuándo hacerlo, y así durante toda la semana, para todo. Quizá crees que estos estudiantes vivieron una experiencia totalmente diferente a los que no tenían que preocuparse por decidir nada; sin embargo, muchos afirmaron que vivir con esta mentalidad los había ayudado y que incluso les había parecido divertido. De ahí podemos deducir que, cuando tenemos muchas decisiones que tomar, aprendemos a tolerar mejor el hecho de que nos «equivocaremos» en algunas. Es como si haces un examen con una sola pregunta o uno con cien; cuando tienes solo una, la presión es mucho mayor para dar la respuesta «correcta».

El problema que tenemos hoy en día con las decisiones es que tendemos a estresarnos no solo por las importantes, sino también por las que en realidad son irrelevantes. Yo misma me he visto en una encrucijada al no saber si comprarme un Twix o un Snickers. ¿Decidir o elegir al azar? Cualquiera de las dos opciones parece funcionar sin importar el peso que tenga la decisión. Vamos a estar bien si tomamos decisiones y también si no lo hacemos, al menos siempre que creamos tener permiso para ello.

Hay una «adivinanza» estándar en la teoría sobre las decisiones en la que entran en juego alternativas irrelevantes para ayudar a identificar nuestro proceso de toma de decisiones. Si vas a una tienda grande de electrodomésticos, verás que tienen expuesta una tele enorme y cara que muy pocas veces se vende. Sin embargo, al estar ahí, la gente ya ve la segunda opción más cara como una ganga. La mayoría de los análisis de este fenómeno concluyen que las personas son irracionales cuando están influenciadas por una opción irrelevante y porque implícitamente creen que hay una decisión correcta. Seguramente, el error de esos investigadores fue no seguir a esas personas hasta casa, ya que, al instalar la tele en casa, la otra opción irrelevante desaparece. ¿Qué pasa entonces? ¿La gente «vuelve en sí» y decide devolverla? No, lo importante es que haga lo correcto después de tomar su decisión, que disfrute de su compra. Si los clientes hubiesen ido a otra tienda donde no tuviesen la otra tele enorme (la opción cara e irrelevante), quizá habrían comprado otra tele y también habrían estado contentos con su decisión; de nuevo, si hacen lo correcto después de comprarla.

CUANDO LAS DECISIONES IMPORTAN

¿La gente que está en posiciones de poder no debería hacer análisis de costes y beneficios para tomar decisiones justas y equitativas? Veamos un estudio muy interesante sobre la toma de decisiones en los juicios que llevó a cabo Shai Danziger, ahora en la Universidad de Tel Aviv, y sus colegas.[10] El objetivo era observar cómo afectaban los descansos para comer en las decisiones para conceder libertad condicional que tomaba el juez. Las decisiones favorables iban bajando sin excepción del 65 % a 0 antes del receso para comer y volvían a subir hasta el 65 % después. Los resultados al principio pueden parecer sorprendentes, pero, teniendo en cuenta lo que ello implica para cualquiera que se presente delante de un tribunal para pedir la libertad condicional, más bien asustan. Asumimos que las resoluciones judiciales se basan en un enorme conocimiento legal y de precedentes; sin embargo, estos investigadores descubrieron que las decisiones que tomaban los jueces con experiencia dependían más del hambre que tuvieran.

Los psicólogos argumentan persuasivamente que no es inusual, pero sí paradójico, que el razonamiento nos acabe haciendo tomar malas decisiones. Mantienen que tomamos nuestras decisiones teniendo en cuenta la opción que es más fácil de justificar al resto, en lugar de buscar una mejor respuesta. Es más, normalmente, nos suele importar más no quedar como tontos que elegir la mejor opción, lo que en realidad también está bien, ya que, objetivamente, la decisión correcta no existe.

Cuando tuve que decidir si subirme al Jeep en las Islas Vírgenes o quedarme esperando un autobús que ni siquiera sabía si iba a aparecer, no me paré a hacer un análisis de costes y beneficios ni tampoco me preocupé de cómo iba a justificar mi decisión a los demás. Lo que sí tenía claro era que me daba miedo quedarme allí esperando y por eso me subí al coche. Algunas de las mejores decisiones se toman sin ningún tipo de justificación. En una situación de emergencia, desde luego, nadie espera justificación de nada. Una emergencia implica que no hay tiempo para pararse a hacer una investigación exhaustiva para sopesar las opciones ni análisis de costes y beneficios. Y, a pesar de ello, las decisiones se tienen que tomar y se toman.

Los estudios sobre el comportamiento del consumidor nos cuentan la misma historia: muchos clientes deciden qué comprar en menos de tres segundos. Y es que es así. Yo cuando estoy en un restaurante, abro la carta y, si veo que tienen cangrejo, seguro que tardo menos de dos en decidirme. En cambio, hay otras personas que parecen que eso de tener claro lo que quieren les queda muy lejos, tanto si tienen que decidir qué abrigo se compran o qué quieren para comer. En el primer caso, las personas que deciden rápido no se paran a hacer análisis de costes y beneficios; en cambio, las «que no pueden decidirse», incluso cuando valoran todos los aspectos posibles, no parece que eso las ayude especialmente.

De hecho, aunque la gente cree que lo mejor es buscar toda la información que pueda para tomar una buena decisión, no suele hacerlo. Y esta afirmación es válida incluso para las personas que se dedican a tomar decisiones profesionalmente. Iyengar descubrió que los CEO tardan menos de nueve minutos en tomar el 50% de sus decisiones, lo que indica que es poco probable que suelan hacer análisis exhaustivos para valorar bien los costes y los beneficios.

Una vez que tomamos una decisión, será imposible saber con exactitud qué habría pasado si hubiésemos elegido la otra opción. Pongamos como ejemplos el casino Sands de Las Vegas, la línea de cruceros Royal Caribbean y Micron Technology. Estos tres negocios perdieron más de mil millones de dólares en dos años después de muchos años de éxito. Quizá podrías pensar que habría sido razonable que hubiesen arriado velas después del primer año para evitar seguir perdiendo dinero, pero las tres empresas decidieron seguir adelante y, con el tiempo, consiguieron crecer de manera considerable. Con esto no quiero decir que nunca debamos cambiar nuestros planes, lo único que quiero dejar claro es que no podemos saber si una decisión es, o fue, necesariamente mejor que otra. No hay manera de saber qué habría pasado si hubiésemos cogido el otro camino: podría haber sido mejor, peor o quizá habría acabado en el mismo punto.

En psicología también se da por sentado que las consecuencias de las decisiones son buenas o malas. Hay estudios destacados en lo que se conoce como la teoría prospectiva que demuestran que, para mucha gente, el dolor generado por las pérdidas supera al placer de las ganancias, y la manera en la que se presente una decisión afectará a nuestra elección final.[11] Por ejemplo, puede que alguien decida operarse si le dicen que existe un 90% de probabilidades de que todo vaya bien, y que, en cambio, prefiera no hacerlo si le explican que en un 10% de los casos la operación no da los resultados esperados. Aunque objetivamente las dos opciones son lo mismo, las emociones que evoca cada una son muy diferentes.

El neurobiólogo António Damásio estudió el efecto que tenían las emociones en nuestras decisiones. Desde Platón, la visión dominante había sido que las personas teníamos que intentar controlar nuestras pasiones;[12] sin embargo, para Damásio, nuestras emociones no nublan nuestras decisiones, sino que son y deben ser vitales en ese proceso. Dado que las emociones son las encargadas de decirnos si algo es bueno, malo o neutro y nosotros creamos los recuerdos de estos sentimientos, representan un elemento clave a la hora de elegir una opción u otra.

Damásio llegó a esta conclusión básicamente a partir de la experiencia con sus pacientes. Las personas que presentaban lesiones en la corteza orbitofrontal, la cual interviene en el proceso de toma de decisiones, eran incapaces de decidir nada; no tenían problemas en hacer análisis de costes y beneficios, pero, cada vez que encontraban un coste, también aparecía un nuevo beneficio. Damásio descubrió que a sus pacientes les faltaba la memoria emocional que los ayudaría a saber si una opción les parecía buena, mala o indiferente, lo cual era el elemento clave que los empujaría a tomar una decisión. Esto hacía que al final se pudieran pasar horas sopesando pros y contras, aunque fuera sobre el tema más simple.

Mi postura es diferente a la de Damásio y a la de otros teóricos sobre el proceso de la toma de decisiones que, ya sea explícita o implícitamente, dan por sentado que las consecuencias pueden ser buenas, malas o indiferentes. Incluso cuando todos son conscientes y afirman que lo que es bueno para una persona puede no serlo para otra, y que todas las malas alternativas seguramente tienen algo positivo, y viceversa, los expertos con este enfoque parten de la creencia de que pueden saber si un resultado es bueno o malo, al menos en un sentido más amplio. Desde mi punto de vista, las cosas no pueden ser un simple cómputo del tipo: una opción tiene seis puntos malos y tres buenos, por lo que podemos decir que es una mala decisión. Según mi razonamiento, cada punto puede ser simultáneamente bueno o malo en función del enfoque que le demos. Si te preguntase: «¿Quieres salir con mi amigo John, que es una persona inconsistente y cambia de opinión cada dos por tres?», seguramente no lo harías, ¿para qué ibas a perder el tiempo? Si, en cambio, te preguntase: «¿Quieres que te presente a mi amigo John? Es una persona con una mente muy abierta y flexible», quizá te interesa un poco más. Aun así, estaremos de acuerdo en que «inconsistente» y una «mente flexible» son dos maneras de describir lo mismo.

LA FALTA DE FIABILIDAD DE LA PROBABILIDAD

Las probabilidades dependen de las maneras específicas en las que entendamos algo. Si cambia la comprensión que tenemos de algo, la probabilidad también lo hará. Quizá parece obvio que, si intento ligar con alguien, mi pareja se puede enfadar, pero ¿qué entendemos por «ligar» y qué consideramos «enfadarse»?

Analizar decisiones que tomamos en el pasado tampoco tiene fin. Cuando las miramos en retrospectiva, nos pueden parecer errores o logros, dependiendo de la información que tengamos en cuenta. Podríamos decir algo así como: «Menos mal que no fuimos al restaurante que acaban de abrir porque seguro que habría comido demasiado» con la misma facilidad que presentarlo de la siguiente manera: «Qué pena no haber ido al restaurante que acaban de abrir, seguro que habría sido genial». Cualquiera de las dos opciones puede ser correcta. Otro caso: me llaman para pedirme un favor. Si veo a mi interlocutor como una persona que necesita ayuda, quizá le digo que sí, pero si lo veo como alguien manipulador, puede que me incline a negarme. Como podemos cambiar el significado de cualquier cosa que haya pasado, la mayoría podemos y lo haremos para justificar nuestras decisiones. Desgraciadamente, hay personas que, cuando echamos la vista atrás, lo hacemos para ver dónde nos equivocamos. La cuestión es que todas las opciones nos sirven para cualquier postura. Las decisiones correctas no existen, así que no vamos a encontrarlas ahí esperando a que por fin las veamos.

Sin duda, hay decisiones que tienen un mayor impacto en nuestra vida que otras. Decidir qué película ver no es lo mismo que decidir qué oferta de trabajo coger, con quién casarse o si operarse o no. Pero, a pesar de la seriedad del asunto, el proceso de toma de decisión es prácticamente el mismo. En teoría, hay un gran número de consecuencias que podríamos sopesar, y cada una puede verse como positiva o negativa. Cada nueva posibilidad que aparezca en nuestra mente puede cambiar nuestra decisión y no existe una normativa que nos diga cuánta información deberíamos tener en cuenta. Pongamos que, después de valorar toda la información disponible, todo apunta a que deberías comprarte un cierto tipo de casa, pero entonces descubres que van a construir una autopista justo una manzana más allá. Entonces no te la compras, claro, pero al poco te enteras de que el Ayuntamiento está ofreciendo ayudas a las personas que decidan comprarse una casa por esa zona, así que vuelves a cambiar de opinión. Como ya he dicho antes, no hay un punto claro que nos haga saber hasta cuándo tenemos que seguir recabando información para posicionarnos.

Es más, si cada aspecto positivo puede verse como negativo, el hecho de hacer los cálculos en nuestro análisis de costes y beneficios no nos ayudará a tomar una decisión, ya que, si a un beneficio le quitamos un coste, nos quedamos igual que cuando empezamos...

Vamos a profundizar un poco más en la teoría satisfactoria — el término de Herb Simon — para encontrar una buena manera de tomar decisiones.[13] Simon considera que lo mejor es usar la información justa para poder tomar una decisión en lugar de preocuparse de todos los aspectos interesantes que podrían influenciar en el tema. Sin embargo, aunque tengamos en cuenta solo los puntos más relevantes para poder decidir, esta estrategia sigue partiendo de la base implícita de que hay mejores y peores decisiones, y de que tener más información es mejor que ignorarla. De nuevo, no coincido con este punto de vista. Pongamos que tienes que decidir si tomar o no vitaminas y que vas a hablarlo con diez personas, y las diez te dicen que les parece muy importante. Esto implica un cien por cien, así que es un resultado bastante convincente. Si se lo preguntásemos a cien y todas dijeran que sí, incluso nos parecería mucho más convincente, ya que supone que la información se confirma diez veces más. Aun así, no sabemos si este seguiría siendo el caso si les preguntásemos a cien o a mil personas más. Cada vez que alguien nos da una información nueva, eso podría hacer que cambiásemos nuestra opinión. Imagina que después de las cien personas entrevistadas, le preguntas a la siguiente y te dice que su pareja tomaba vitaminas sin saber que era alérgica y que tuvo una reacción malísima.

Además, si rascásemos un poco más para entender mejor cada opinión, seguro que encontraríamos muchas diferencias entre ellas. Si cien personas dicen que han tomado vitaminas y han tenido una buena experiencia, ¿cuántas de ellas se las toman cada día o cuántas se las toman solo de vez en cuando? ¿Cuánta gente está maquillando un poco la realidad? ¿A cuántas de ellas el simple hecho de pensar que las vitaminas son buenas les funciona como placebo? Y puestos a plantearnos cosas, ¿qué significa para ellas tener «una buena experiencia»?

Las decisiones que tienen que ver con nuestra salud pueden estresarnos o preocuparnos aún más porque buscamos respuestas que nos den seguridad y certeza, pero de nuevo voy a darte un ejemplo para intentar que lo veas más claro. Un día, un doctor le dijo a mi amiga Judy que había encontrado un bulto que podía indicar cáncer de mama, por lo que le recomendó una tumorectomía para extirparlo, con lo que se entendía que así evitaba preocupaciones. Aunque le dijo que sí y programó la operación, decidió buscar una segunda opinión de todas formas.

El segundo médico le preguntó a Judy si era judía asquenazí, ya que había una predisposición genética a padecer cáncer de mama entre las personas de este colectivo. Cuando le dijo que sí, el médico le recomendó que se hiciera una prueba genética, pero añadió que, si no estaba dispuesta a plantearse la idea de hacerse una doble mastectomía si en el análisis se veía que tenía el gen, mejor que no se hiciera la prueba. Mi amiga me confesó que estaba «cagada» porque le estaban haciendo valorar la idea de una doble mastectomía antes ni siquiera de ofrecerle un diagnóstico. En este punto, la información la tenía abrumada y, sin saber qué hacer, me pidió consejo.

Le dije que, si yo estuviese en su lugar, como le habían dicho que no estaban seguros de si era cáncer, seguramente no haría nada y me haría revisiones cada dos meses para ver cómo evolucionaba. También le comenté que ni siquiera si en la prueba se viera que tenía el gen con la mutación me haría la doble mastectomía porque eso solo implicaba que tenía más posibilidades, y no había la certeza absoluta de que fuese a desarrollar cáncer de mama. Y para acabar, insistí en que todo eso solo era mi opinión y que no significaba que tuviera que hacerme caso. La decisión final dependería de si ella se veía capaz de gestionar bien o mal ese posible estrés ante la incertidumbre. En su caso, el estrés de no saber si el tejido era cancerígeno le pesaba más; no quería esperar a hacerse más mamografías, así que decidió que su primer paso sería la tumorectomía. Sin embargo, poco después se dio cuenta de que el doctor había planificado la operación para la semana siguiente y justo caía en las fiestas judías. Aproveché la ocasión para preguntarle si, dado que en realidad ni siquiera sabía si el bulto era cancerígeno, quizá podía plantearse retrasar la operación un mes. Judy dejó escapar un suspiro de alivio y volvió a llamar al médico, quien la tranquilizó y le dijo que no había ninguna prisa y que no era ninguna urgencia, así que se podía esperar un tiempo para hacerse la tumorectomía. Cuando la presión bajó, mi amiga pudo disfrutar de las festividades.

Después, por fin la operaron y, por suerte, el bulto resultó ser benigno. En ese momento el estrés y la presión desaparecieron, así que Judy se vio con la fuerza de descartar la necesidad de llevar a cabo la prueba genética.

¿Mi amiga tomó la decisión correcta? Para ella, la presión de hacerse la prueba genética y, por consiguiente, tener que plantearse la idea de hacerse una doble mastectomía le generaba tal ansiedad que le impedía poder pensar con claridad. Al final, resistiendo a esa presión y recordando mi opinión de que ni siquiera sabía si el bulto era cancerígeno, pudo pararse un momento, reconsiderar sus opciones y actuar paso a paso. Para Judy, la decisión correcta fue justamente darse permiso para actuar sin prisas. Unos meses después, cuando volví a hablar con ella sobre el tema, me dijo que no se arrepentía de su decisión.

¿POR QUÉ NOS ARREPENTIMOS?

Si aceptamos que las malas decisiones no existen, ¿deberíamos arrepentirnos por alguna de nuestras decisiones? Esa fue la pregunta que planteé en un estudio que realicé hace muchos años, pero que al final no llegó a publicarse. Cuando las personas que participaron en el experimento llegaron al laboratorio, les dijimos que íbamos con un poco de retraso, les pedimos que esperaran en una sala y que solo pasaran a la zona de experimentos cuando viesen que la luz que había en la pared se pusiera verde. Durante el estudio íbamos cambiando las sugerencias que les hacíamos para que se entretuvieran mientras esperaban. A un grupo le dijimos que había capítulos de la serie *Seinfeld* si quería verlos, a otro le propusimos que podía pensar en cómo se sentía, a un tercer grupo le pusimos vídeos deliberadamente aburridos y al último grupo le pedimos que esperara sin más. Veinte minutos después, uno de los investigadores volvía a la sala de espera y les explicaba que otros participantes que habían estado en la sala de experimentos habían ganado mucho dinero: «Joe ha ganado 150 $ y Susan, 175 $». Después les preguntaba por qué no habían pasado ellos, a lo que todos respondieron con energía: «¡La luz no se ha puesto verde!». En ese punto les preguntábamos cómo se sentían ahora que sabían que habían perdido la oportunidad de ganar dinero. Al parecer, a las personas que habían pasado un tiempo agradable mientras esperaban, ya fuera viendo *Seinfeld* o reflexionando, no les importaba mucho haber perdido el dinero, miraban la situación con optimismo y no demostraron signos de que se arrepentían de haber estado allí. ¿Y qué pasó con los otros grupos? Pues que se enfadaron y sí dijeron que se arrepentían, pero la verdad es que también podrían haber entrado para hacer el experimento y no haber ganado nada, podrían haber pasado vergüenza una vez dentro o sufrir otras consecuencias negativas.

Cuando nos arrepentimos de una decisión que hemos tomado estamos asumiendo equivocadamente que la opción que no hemos elegido nos habría conllevado resultados más positivos. «Este trabajo es horrible, tendría que haberme ido a la otra empresa.» «La comida aquí está malísima, tendríamos que haber ido al otro restaurante.» Pero debemos recordar que la otra empresa o el otro restaurante podría haber sido incluso peor, ¡a saber! Y curiosamente, la gente que se lamenta por una decisión suele ser la misma que siempre cree que las cosas podrían haber salido aún peor. ¿Si la situación podía haber salido aún peor, qué sentido tiene arrepentirse de lo que ya has hecho? Nunca sabremos qué habría pasado si hubiésemos elegido la alternativa. Tomamos decisiones para entrar en acción. En cuanto actuamos, cambiamos y ya no podemos valorar cómo nos habrían hecho sentir las otras opciones que teníamos a nuestro alcance.

Desde mi punto de vista, después de tomar una decisión, cualquier cosa que pase puede traernos ventajas. Como en mi caso, que cuando recuerdo el incendio que viví y del que hablé en el capítulo 2 me acuerdo de la amabilidad de la gente. Incluso la decisión de subirme al Jeep en las Islas Vírgenes me dio algo de lo que hablar y escribir durante años, y me ayudó a desarrollar mi teoría sobre el proceso de toma de decisiones.

LAS DECISIONES CORRECTAS NO EXISTEN

La creencia inconsciente de que existe una única decisión correcta no solo genera estrés, sino que puede hacer mella en nuestra autoestima. Nos fustigamos al creer que somos incapaces de encontrarla y nos hacemos preguntas del tipo: «¿Cómo puedo ser tan idiota? ¿Por qué siempre me equivoco?». Al final lo que acaba pasando es que muchos de nosotros dejamos que otros tomen las riendas de nuestra vida, los supuestos o autoproclamados expertos que parecen saber cómo tomar mejores decisiones que nosotros, lo cual puede resultar peligroso si el susodicho experto no vela por nuestro interés. Mi perspectiva sobre las decisiones se basa en el hecho de que nosotros somos los que elegimos y actuamos, y no podemos confiar en que otros tomen la «decisión correcta» por nosotros.

Cuanto mayor sea nuestra convicción de que hay una decisión correcta, más difícil nos resultará elegir. Solemos recibir poca opinión de los demás y el *feedback* comparativo no suele ser una opción disponible. Incluso si lo consiguiéramos, tenemos que interpretar esa información y, como ya hemos dicho, cada interpretación y cada perspectiva puede conducirnos a tomar una u otra decisión. ¿Deberías casarte? El año, el mes o la semana pasados te parecía la persona perfecta. ¿Qué aspectos de su comportamiento te encantan y cuáles te molestan? ¿Puedes confiar en él o cambia constantemente? Si confío en él, será un punto a su favor, pero si me fijo en su inestabilidad, me decantaré por el no.

Cuando no somos capaces de elegir es porque las opciones no son tan diferentes entre sí. Si se parecen tanto, no importa la que escojamos. Si las opciones nos parecen diferentes, lo cual significa que tenemos una preferencia, simplemente deberíamos elegir esa sin hacer más valoraciones. Pongamos que, aunque sintamos que la balanza se inclina hacia un lado, queremos intentar sopesar nuestras opciones. Imaginemos que tenemos que elegir entre A y B, así que empezamos a recopilar información sobre las dos opciones para identificar las diferencias. Si descubrimos que la A es un viaje gratis a París y la B, uno al centro de nuestro pueblo, seguramente tendremos una preferencia clara y no hará falta decidir nada.

A mi entender, una toma de decisión es simplemente el procedimiento que seguimos para compilar la información necesaria para hacernos sentir una preferencia. La mayoría de las personas creen que mientras investigan encontrarán la respuesta que les diga qué hacer, pero, si seguimos buscando, cada nueva aportación nos puede hacer cambiar de parecer. Supongamos que acabase de haber un ataque terrorista en París, pues puede ser que eso nos hiciera decantarnos por no ir. Sin embargo, después nos enteramos de que tenemos diez años para decidir en qué mes o año hacer el viaje, y así podemos seguir con muchas otras cosas. Después de subir y bajar en esta montaña rusa, solemos estresarnos y empezar a pensar que ya deberíamos saber cuál es la mejor opción, pero la verdad es que es imposible. A las decisiones siempre las envuelve un halo de incertidumbre y, por mucho que lo intentemos, no podremos hacer que desaparezca.

Esta afirmación es cierta hasta en los casos de decisiones médicas de gran seriedad, como las que debemos tomar al explicitar nuestras voluntades anticipadas, que dictarán la atención que queremos recibir al final de la vida si nos ponemos muy enfermos. Estas decisiones, las hacemos prácticamente a ciegas. Creemos que sabemos lo que queremos, pero, una vez que tenemos que decidir de verdad, no es inusual que la gente cambie de opinión y decida continuar viviendo, aunque ello implique un camino más doloroso.

Coincido con el doctor Damásio en que nuestras emociones le dan color a nuestras percepciones y a la información que elegimos valorar para tomar nuestras decisiones, pero creo que es fundamental añadir que, para empezar, también son lo que determinan qué nos parece relevante y qué no. Lo que quiero decir con esto es que, como pasó con mi decisión en la que me planteaba dónde empezar mi carrera profesional académica, la información que recabaré suele estar influenciada por la decisión que quiero tomar. Quería vivir en Nueva York, así que busqué la información que me ayudaba a confirmar que esa era la mejor opción para mí.

SUPOSICIONES, PREDICCIONES, ELECCIONES Y DECISIONES

Si para tomar decisiones no necesitamos reflexionar tanto ni recopilar muchísima información, ¿en qué se diferencia una suposición de una predicción, una elección o una decisión? Todos sabemos que cuando suponemos algo es porque no sabemos lo que pasará realmente. Algo parecido sucede cuando hacemos predicciones, ya que tampoco sabemos lo que nos depara el futuro. Al hacer una elección pasa lo mismo, si no tuviésemos dudas, no tendríamos que elegir nada. Y cuando decidimos seguimos la misma lógica. En todos estos casos, encontramos diferentes alternativas que tendremos que considerar sin que haya un número fijo de consecuencias que deberíamos tener en cuenta, y, en todos ellos, cualquier consecuencia podría valorarse con argumentos suficientes como algo positivo y negativo. Cuando tenemos que decidir algo, la incertidumbre es un elemento inexorable. Si no hubiese incertidumbre, no habría necesidad de decidir. Si lanzas una moneda que siempre sabes que cae cara, elegirás cara. Si sabes que la operación irá bien, te operas sin tener que sopesar ningún tipo de información.

Para mí, la diferencia entre una suposición, una predicción, una elección o una decisión es el nivel de importancia que le damos al resultado final y no tanto el proceso que seguimos en cada uno de estos casos. Sería muy raro decir «Supongo que me operaré» o «Lancé una moneda para tomar mi decisión», ¿no? Aun así, dado que no podemos saber si todo saldrá bien en la operación por mucha información que leamos ni sabremos con certeza todas las posibles consecuencias si nos operamos o no, nuestra convicción de que la intervención irá bien no se diferencia mucho de una suposición. Quizá, al ser conscientes de ello, nos resultará más fácil tomar decisiones. Es cierto que las consecuencias derivadas de ello pueden cambiarnos la vida, pero para eso recopilamos información, para ayudarnos a gestionar esas situaciones.

Si el resultado final no es importante, no tendremos que justificar nuestra decisión después de haber llegado a una, pero decidir lo que es importante y lo que no es muy personal. Si tomamos decisiones de manera inconsciente, puede que nuestros niveles de estrés aumenten, y la indecisión o el arrepentimiento pueden hacer que sintamos una pérdida de sensación de control, lo que puede acabar generando problemas de salud. Como ya hemos comentado antes, la sensación de control no es una mera sensación desde la perspectiva de la persona que la siente. Irónicamente, esto implica que, si tomamos decisiones conscientes incluso en situaciones de puro azar, puede ser beneficioso para nuestra salud.

Antes he afirmado que la incertidumbre está presente tanto cuando tomamos decisiones como cuando suponemos algo. ¿Con esto quiero decir que decidir qué tratamiento médico seguir es lo mismo que hacer suposiciones sobre los tratamientos? La respuesta es muy sencilla: no. Cuando lo que queremos es decidir qué tratamiento queremos seguir, buscaremos los puntos diferenciadores entre las opciones propuestas, y esa atención y curiosidad conscientes ya en sí son buenas para nuestra salud. Por lo tanto, dedicar un tiempo para decidir entre dos opciones médicas debería tener un impacto más positivo en nuestra salud que si nos limitásemos a aventurar una suposición de cuál será la mejor para nosotros. Aun así, pensar (equivocadamente) que las decisiones que tomamos, incluso en el ámbito médico, pueden ser objetivas, no es la única ni la mejor manera de velar por nuestra salud.

Volvamos un momento a los estudios en los que se analizaban los efectos de la sensación de control. Sabemos que, por lo general, dedicamos más tiempo cuando tomamos una decisión que cuando hacemos una suposición. Con una decisión, buscamos más información sobre las opciones y tenemos más control sobre nuestras decisiones que cuando se trata de una suposición. Por eso mismo, en los estudios sobre la sensación de control, descubrimos que el valor que le dábamos al número de lotería dependía de las veces que habíamos hecho pensar a la persona en el boleto. El mensaje que extraemos de aquí es que, cuanto más esfuerzo y más pensamos en algo, más control creemos tener sobre ello.

Cuanto más nos fijamos en algo, más control sentimos que tenemos sobre ese algo, y, sin duda, ponemos más atención en las cosas cuando estamos tomando una decisión que cuando simplemente suponemos algo. Desde el punto de vista de la economía conductual, parece irracional. Puede que el tratamiento que haya decidido seguir y el que he elegido al azar sean el mismo objetivamente, pero psicológicamente significan cosas distintas. Sucede algo parecido con el hecho irracional que demuestra, y hay estudios que lo avalan, que nos recuperamos antes si pagamos más por las pastillas que tomamos, aunque las personas tomaran la misma y solo cambiara el precio.

A veces nuestras decisiones les parecen irracionales a otras personas, como cuando nuestros valores y por lo tanto nuestras elecciones no coinciden con las suyas, cuando nuestras preferencias cambian, cuando valoramos diferentes opciones y cuando las analizamos en otro contexto (como cuando se introduce una opción irrelevante). Ahora bien, todo este proceso de evaluación se basa en la presunción de que existe una decisión correcta, y ante eso lanzo la pregunta: ¿según quién? Cuando seamos capaces de aceptar que todas nuestras decisiones son subjetivas y abandonemos la idea de que las probabilidades objetivas existen o de que hay cosas que están bien y otras que están mal, conseguiremos que las emociones como el estrés, el arrepentimiento y las emociones negativas en general nos afecten menos a la hora de tomar decisiones.

Capítulo 5
SUBE DE NIVEL

Para sanar necesitamos tiempo, pero a veces también
se necesita que se nos presente la oportunidad.

HIPÓCRATES

La mayoría de la gente hacemos comparaciones sociales cada día, buscando los puntos en los que estamos por encima o por debajo de otra persona. «Ahora estoy más delgada que ella», «Parece mucho más joven que yo», «Te acabas de comprar entradas para Broadway y yo me tengo que quedar en casa», «No me puedo creer que gane tanto dinero» o «Yo cocino mucho mejor». Más de una vez he visto cómo le hacían un cumplido a alguien y la persona que estaba al lado se ha sentido insultada, como si el comentario implicase un feo hacia ella. Si seguimos haciendo este tipo de comparaciones, acabamos amargándonos la existencia y evitando probar cosas nuevas por miedo a no estar a la altura. Aun así, me parece interesante saber que los efectos negativos de la comparación social se dan tanto si es descendente (creyéndonos mejores) o ascendente (que los demás son mejores). Las personas que se creen mejores en algún momento se verán inferiores. Gracias a las investigaciones que los miembros de mi laboratorio Judith White, Leeat Yariv, Johnny Welch y yo realizamos, descubrimos que la comparación social, cuando se hace de forma habitual, está relacionada con diferentes emociones y comportamientos destructivos.[1] Las personas que solían recurrir a este mecanismo tenían más probabilidades de sentir envidia, culpa, arrepentimiento y necesidad de defenderse, de mentir, de culpar a los demás y de sentir deseos que quedaban insatisfechos. Y lo más importante desde mi punto de vista es que la comparación social suele generar estrés y a veces hasta depresión. Con toda esta información, podemos afirmar que la comparación social impacta de manera negativa en nuestra salud.

Un psicólogo social famoso, Leon Festinger, creía que tenemos el impulso de hacer este tipo de comparaciones, lo que sugería que es innato a las personas y que no podemos evitarlo.[2] No podría estar más en desacuerdo. Hay muchísimas actividades en las que la gente no se somete a las valoraciones que suponen las comparaciones sociales. Por ejemplo, la mayoría nunca nos habremos planteado si nos cepillamos los dientes mejor o peor que los demás. La cuestión es que existe una razón muy convincente para evitar recurrir a este tipo de comparaciones. Lo normal es que lo hagamos de forma inconsciente, sin darnos cuenta, y damos por sentado que solo hay una manera de interpretar el comportamiento de la gente. ¿Se ha esforzado por hacerlo bien o es que simplemente no le importa? ¿Se comporta así normalmente o lo que acabas de ver es una excepción? O quizá podemos plantearnos si no había otra manera de evaluar su rendimiento, si los requisitos del examen eran los únicos posibles.

Es razonable que, cuando nos encontramos con algo nuevo, cuando vemos un comportamiento inesperado o intentamos entender a otras personas, busquemos explicaciones y tratemos de interpretar lo que ha pasado. Inconscientemente, nuestra tendencia será a tomar por cierta la primera idea que nos venga; sin embargo, si ponemos más atención, seremos capaces de encontrar múltiples explicaciones y puntos de vista, y los tendremos en cuenta sin decidir cuál es el más probable o la mejor opción.

Cuando estaba estudiando mi postgrado, fui a una conferencia de Bill McGuire, un profesor de psicología social de Yale. Quizá en ese momento era más conocido por su trabajo sobre persuasión, pero también tenía una gran visión para entender hasta qué punto los psicólogos pueden equivocarse al interpretar comportamientos.[3] Nos hizo ver que, a veces, las personas mostramos un mismo comportamiento por motivos muy diferentes. Hay veces que parece que la gente está haciendo lo mismo, pero sus acciones son muy distintas. Este fue el ejemplo que nos puso: hay personas que no leen la revista *The New Yorker*, gente que sí la lee y gente que ha dejado de leerla. Las personas del primer y del tercer grupo pueden parecer iguales, ya que ninguna lee la revista, pero son personas muy distintas y en nuestras investigaciones deberíamos diferenciarlas. Podríamos incluir otro grupo de personas, por supuesto, las cuales han decidido volver a leerla, y sucedería exactamente lo mismo de antes, ya que el segundo y el cuarto grupo nos harían pensar que son iguales y nos volveríamos a equivocar.

Para mí, esta manera de pensar tenía repercusiones mucho más allá de los estudios de comportamiento; creo que es algo que hace prácticamente todo el mundo. Entonces me vinieron a la cabeza muchos ejemplos de lo que llegué a clasificar en tres niveles: pensamiento de nivel 1, 2 y 3. A una señora se le cae la muleta cuando pasa por delante de tres personas. La persona A no la ayuda porque no es buena persona; la B intenta ayudarla porque valora la amabilidad y la ayuda, y la persona C no la ayuda porque considera que, si ella misma recoge el bastón, la ayudará a sentirse mejor y más independiente. Desde la perspectiva de B, tanto la persona A como la C le parecerán frías y crueles, ya que han visto lo que ha ocurrido y deciden no hacer nada, cuando en realidad el razonamiento que se esconde tras su decisión es totalmente distinto.

En la mayoría de los casos, cuando las personas buscamos una explicación, solemos encontrar una sin esforzarnos demasiado, y dejamos de preguntarnos si podría haber otras. Por nuestra parte, hemos llevado a cabo estudios con personas adultas y criaturas con el fin de aumentar sus capacidades de atención y reflexión conscientes. Para ello, lo que hicimos fue simplemente pedirles que pensaran en diferentes razones por las que un comportamiento o hecho podía darse.

Por ejemplo: ves a un hombre sacando dinero de una caja en una tienda. ¿Por qué crees que lo está haciendo? Podría ser un ladrón o el dependiente de la tienda que está dando el cambio. También podría ser el propietario, que está recogiendo los beneficios del día. Otra opción sería pensar que se trata de un operario que ha venido a arreglar la caja porque estaba dando problemas o incluso podría ser un auditor haciendo una inspección.

La cuestión es que no lo sabemos. Ser conscientes de las interpretaciones que hacemos y el hecho de observar con curiosidad y darnos cuenta de otras posibilidades nos ayuda a ver con más claridad la incertidumbre que envuelve cualquier cosa o hecho que exista o tenga lugar en este mundo. Alguien puede programar un ordenador para que detecte siempre cuando aparezca algo nuevo, pero evidentemente eso no implica que el ordenador sea más consciente. Cuando una persona es más consciente, se empieza a dar cuenta de que hay cosas que no sabe y otras que interpretó mal.

Los niveles de pensamiento 1, 2 y 3 nos hacen ver las cosas desde múltiples perspectivas y nos ayudan a cambiar un tipo de mentalidad que nos limita. El nivel 1 es el estado en el que analizamos el mundo con una mirada inexperta y tenemos claro que no sabemos nada. El nivel 2 describe el estado en el que creemos estar actuando de forma racional y, por lo general, nos convencemos de que las respuestas que hemos encontrado son las correctas, y el nivel 3 es el que nos permite ser conscientes y observar algo desde diferentes perspectivas. Cuando nos damos cuenta de que cualquier cosa puede explicarse de mil maneras, aceptamos y abrazamos la incertidumbre inherente a la vida. Simplemente con saber que estos niveles de pensamiento existen ya estaremos más cerca de poder descubrir explicaciones nuevas y más conscientes para nuestros comportamientos y el de los demás. Por cada explicación que nos demos en nuestra cabeza, nos deberíamos preguntar: ¿qué otras interpretaciones puede haber?

También es cierto que los niveles de pensamiento 1, 2 y 3 no es un método infalible e inmediato. No creas que, si empiezas por el nivel 1, sigues por el 2 y luego avanzas hasta el 3, tu mente va a estar ya siempre a un nivel alto de consciencia. Este método se tiene que entender más bien como una medida o una descripción de cómo las personas afrontan las situaciones por defecto. El nivel 2 es básicamente el inconsciente; un nivel en el que la gente cree que está en lo cierto, que tiene la verdad. Todo en esta vida está en constante cambio y, con una perspectiva diferente, cualquier cosa puede parecer distinta, por lo que la certeza que se siente no es más que una ilusión. Esta mentalidad suele llevarnos a equivocarnos sin haber puesto en duda nuestro planteamiento. Sin embargo, cuando aceptemos que puede haber muchas explicaciones diferentes, y todas igual de buenas, para un mismo comportamiento, podremos pasar al nivel 3 de pensamiento y mejorar nuestro nivel de consciencia. No solo mejoraremos nuestras relaciones ahora que somos capaces de contemplar más explicaciones para entender los comportamientos de las otras personas, sino que, gracias a la investigación de más de cuarenta años, sabemos que el mindfulness nos da literal y figuradamente vida, lo cual significa que, dado que el nivel 3 de pensamiento es consciente, también es bueno para nuestra salud.

Algo que me molesta mucho de la gente con un nivel 2 de pensamiento es la manera que tiene de reaccionar ante los inventos o algún tipo de avance. En este nivel, las personas suelen creer que los avances se dan en momentos determinados: en cuanto hay un descubrimiento importante, mucha gente da por sentado que la cosa no puede ir a mejor, al menos durante un tiempo. Yo no soy de esa opinión, sino que creo que siempre se puede seguir mejorando.

Pongamos como ejemplo la paradoja de Zenón sobre la distancia.[4] Zenón planteó que, si una persona recorre solo la mitad de la distancia desde donde está hasta su destino, nunca lo alcanzará. Si estás a un metro, luego estarás a medio metro, luego te quedará un cuarto y así cada vez con distancias más y más cortas, pero siempre habrá una separación entre tú y tu destino, por minúscula que sea.

Si analizásemos la paradoja de Zenón desde una visión de nivel 1, ignoraríamos la lógica y confiaríamos en nuestro instinto equino: si seguimos avanzando, sin duda llegaremos al sitio adonde queremos ir.

Con una mirada desde el nivel 2 aceptaríamos el argumento lógico e intentaríamos resolverlo.

Y desde la perspectiva del nivel 3 podríamos aceptar la verdad del argumento lógico, pero le daríamos otra vuelta de tuerca, más concretamente, aprovecharíamos este planteamiento para animarnos y pensar que, aunque sigamos dividiendo nuestro avance por la mitad, siempre podremos dar un paso más hacia nuestro destino. Imagínate por un momento que quieres hacer dieta, si crees que no puedes parar de comer y que te acabarás la caja de galletas entera, acuérdate de Zenón y deja la mitad. Si la mitad aún te parece mucho, intenta dejar un cuarto, y así puedes seguir dándote oportunidades. Todos podemos, como mínimo, llevarnos a la boca una migaja menos, lo que nos da un nuevo punto de partida la próxima vez que lo intentemos. Cada vez que nos demostramos que podemos hacer algo que antes pensábamos que no estaba dentro de nuestras posibilidades, conseguimos una nueva perspectiva de lo que es posible.

Pensemos ahora en el libre albedrío. Imagina que tengo que decidir si quiero coger el tren A o el D para volver a casa. Después de ejercer mi libertad para decidir y de haber sopesado detenidamente las opciones, elijo subirme al tren D y llego a casa sana y salva. Más tarde me entero de que el A había estado averiado desde el principio, así que habría tenido que subirme al D lo hubiese querido o no. En ese caso, ¿podríamos seguir diciendo que la decisión ha sido con libre albedrío?

Desde el nivel 1 y 3 de pensamiento pensaríamos que sí, mientras que el 2 nos diría que no. Aun así, la respuesta afirmativa del nivel 1 y 3 sería la misma, pero por diferentes motivos. El enfoque del nivel 1 quizá nos haría decir algo como: «Bueno, me lo pensé y tomé una decisión. ¿Qué más da si en realidad la otra opción no estaba disponible? Mi decisión es lo que importa». O incluso sería más plausible que la persona con un nivel 1 de pensamiento simplemente declarase que sin duda tiene libre albedrío. Alguien con el nivel 2 de pensamiento diría que la libertad de elección en este caso era una mera ilusión porque no podría haber cambiado mi decisión aunque hubiese querido. En cambio, una persona que pensara desde el nivel 3 ampliaría sus opciones más allá del tren A y D, y se plantearía qué otras posibilidades habría podido buscar. Podría haber llegado de otras muchas formas: a pie, en taxi o en autobús; también podría haber alquilado un coche, podría haber decidido irse a otro sitio directamente, pasar la noche en la estación o podría haberse subido al tren D a regañadientes.

Como ya hemos visto y comentado, los hechos no tienen una etiqueta clara que les asigna su valor. Las cosas son lo que nosotros queremos que sean. Si aprovecho el nivel 3 de pensamiento, significa que tengo mayor sensación de control al saber que tengo más opciones ante mí, lo que hace que el libre albedrío no sea una mera ilusión.

Todo el mundo puede usar los diferentes niveles de pensamiento en las experiencias que vivimos a lo largo del día. Vemos un niño preadolescente sin límites; pongamos que está cantando a pleno pulmón en mitad del supermercado y quizá pensemos que lo hace porque aún no ha aprendido algunas de las normas sociales básicas. Si vemos a una persona adulta haciendo lo mismo, nos deberíamos preguntar si está demostrando un comportamiento infantil o si realmente conoce las normas y está decidiendo no respetarlas. Quizá su comportamiento no es infantil ni demuestra que le faltan límites, sino que los conoce, pero los desafía desde su madurez.

No es extraño que a la gente mayor la malinterpretemos de esta manera. Los niños quizá quieren comer helado a todas horas, pero un adulto sabe que no se puede comer demasiado azúcar porque se supone que no es bueno para la salud. Sin embargo, una persona de noventa y cinco años debería ser capaz de decidir por sí misma, ¿verdad? Quizá no debería tomar demasiados calmantes para evitar que se desarrollara una adicción. Vale, y por esa misma regla de tres ¿también deberíamos limitarle la cantidad de morfina a una mujer de noventa y ocho años que está sufriendo?

Es más, deberíamos tener mucho cuidado cuando juzgamos a alguien por tener un «mal» comportamiento, ya que probablemente existen muchas explicaciones por las que en realidad es «bueno», al menos en según qué contextos (y para esa persona en concreto). Además, si tú haces una cosa por un motivo y yo lo hago por otro, ¿qué sentido tiene entonces que hagamos una comparación social? Yo digo que no quiero *pizza* porque soy alérgica al tomate y tú porque estás haciendo dieta, ¿hay algo en alguna de esas posturas que nos posicione a una por encima de la otra?

¿INTENTARLO O HACERLO?

Comprender que el mismo comportamiento puede entenderse de una manera que puede parecer débil (nivel 1) o elevada (nivel 3) es importante desde un punto de vista personal e interpersonal cuando se analiza desde un nivel 2 normativo.

Pongamos que hay tres estudiantes que están trabajando en una publicación. El primero no está intentando cumplir su objetivo, simplemente va avanzando como puede. La segunda sí está intentando llegar a su meta y ves el esfuerzo tremendo que está haciendo. La tercera persona no está sufriendo para nada, al igual que el primer estudiante, pero, en este caso, es porque está actuando para llegar a su objetivo y no «intentándolo».

A primera vista, la primera y la tercera persona podrían parecernos igual de despreocupadas, pero en realidad las razones que hay detrás de su comportamiento son muy distintas. Cuando hacemos algo sin esfuerzo, suele dar la impresión de que no le estás poniendo las suficientes ganas o la suficiente atención. En ambas situaciones puede que, si una persona las observa, les recrimine que no están esforzándose porque su forma de actuar es muy parecida, aunque los motivos sean diferentes.

Sin duda, es mejor intentar algo que tirar la toalla o avanzar sin prestar atención a lo que se hace. Sin embargo, es incluso mejor cuando pasamos a la acción. Cuando quieres que una niña se coma un helado no le dices «Inténtalo», le dices que lo haga.

Cuando te dicen que intentes algo, o te lo dices tú, implícitamente estás reconociendo que existe una posibilidad real de que no lo consigas. En cambio, si ponemos nuestra energía en «hacer», centramos nuestra mirada en el proceso en lugar de en el resultado final. Yoda tenía razón cuando dijo: «Hazlo o no lo hagas, pero no lo intentes».

Kris Nichols, un miembro del laboratorio, y yo estamos llevando a cabo una investigación sobre la reacción de los estudiantes cuando se les pide que intenten hacer algo en lugar de simplemente decirles que lo hagan.[5] Si les decimos a los estudiantes que intenten resolver unos problemas difíciles, suelen mostrar peor rendimiento que si les decimos que hagan lo que se les pide. Por ejemplo, en un estudio con universitarios de Harvard investigamos los efectos que tenía presentar la tarea a los participantes como algo que tenían que intentar o como algo que tenían que hacer. La hipótesis que planteamos fue que, cuando la gente afrontase la situación con la palabra «intentar», se prepararía para la posibilidad de no conseguirlo y que eso tendría como resultado un peor rendimiento. A su vez, predijimos que los estudiantes que se preparasen para la tarea con el verbo «hacer» en mente se concentrarían más en su objetivo y rendirían mejor.

En el estudio, noventa y dos participantes respondieron siete preguntas del examen de admisión a la universidad de Derecho que evalúa las capacidades de razonamiento lógico y verbal. Poco antes del examen, a los participantes se les dio la instrucción de «hacerlo» o de «intentarlo». Los resultados confirmaron nuestra primera hipótesis: los participantes a los que se les dijo que «hicieran el examen de admisión» contestaron correctamente más preguntas (con una media de un 4,52 de las 7 tareas que les pusimos) que los participantes a los que les pedimos que «intentaran hacer el examen de admisión» (con una media de 3).

Quizá ahora dudes de si sucede lo mismo cuando tenemos la idea de «esperar» hacer algo, y resulta que la esperanza no se diferencia mucho del «intentar». A priori parece una visión positiva y sin duda es mejor tener esperanza que creer que algo es imposible. Ahora bien, si aprovechamos la analogía de los niveles 1, 2 y 3, también existe una tercera posibilidad, una opción incluso mejor: el hacer. Cuando esperamos, dentro de nosotros crece la semilla de la duda y del estrés. Cuando nos levantamos por la mañana y vamos a la cocina a por nuestra dosis de cafeína, por ejemplo, no «esperamos» hacernos una taza de café. Vamos a la cocina a por el café con la idea de hacérnoslo, porque nuestra mente da por sentado que habrá café, no duda de si quedará o de si algo nos impedirá preparárnoslo.

CULPA Y PERDÓN

Si alguna vez le has pisado la pata a tu perro, quizá te hayas sorprendido de lo rápido que el animal va a intentar que te sientas mejor. No duda, no te culpabiliza, no hay enfado, pasa directamente a la reconciliación. Entre las diferentes formas en las que puede reaccionar una persona cuando la pisas, no suele haber la reconciliación, pero sí es posible que se enfade, se moleste o incluso que te dé un empujón.

Los perros saben lo que hacen. El perdón es mucho mejor que guardar rencor, es una forma de enfocar la situación mucho más digna. Aun así, existe una manera todavía mejor. Primero quiero recordarte que no podemos perdonar sin antes haber culpabilizado a alguien o a algo, y que, aunque el perdón se suele ver universalmente como algo bueno en casi todas las sociedades y religiones, también parece que casi todo el mundo entiende que culpar a los demás es malo. Aun así, una cosa no existe sin la otra: si perdonas a alguien, implica que antes lo has culpado de algo.

Y la cosa empeora: ¿de qué culpamos a la gente, de los buenos o de los malos resultados? Tendemos a culpar solo de los malos, pero las cosas pasan y no llevan una etiquetita que nos diga que el hecho en sí se debe categorizar como bueno o malo. Esa tarea recae sobre nosotros y depende de la perspectiva que le demos a lo que ha pasado. Entonces, ¿quién perdona en última instancia? ¿Alguien que primero observa el mundo con una mirada negativa, luego culpa a otra persona y al final decide perdonarla? Pues ya no parece tan estupendo, ¿no?

Perdonar es mejor que culpabilizar, pero hay una manera aún mejor de proceder a la que podemos llegar con el nivel 3 de pensamiento: entender. Cuando entendemos el comportamiento de alguien desde su punto de vista, no sentimos la necesidad de culpar a nadie y nos damos cuenta de que no hay nada que perdonar.

Pongamos que invitamos a una pareja para cenar a las ocho en punto, pero no se presenta en casa hasta las nueve. Tenemos la opción de tomarnos su retraso como una falta de respeto hacia nosotros, por nuestro tiempo y el esfuerzo que hemos dedicado a preparar la cena, así que nos pasamos la hora refunfuñando y culpándolos por su comportamiento. Entonces, cuando por fin llegan, les lanzamos una mirada llena de reproche y nos quedamos esperando. Esperamos a que nos pidan disculpas para después valorar si sus palabras nos han parecido realmente sinceras. Después de un breve silencio, por fin les concedemos nuestro perdón. ¿Qué te parece? ¿Hemos pasado una buena noche?

Pero también podemos hacer otra cosa. Si somos capaces de apartar de nuestra mente las preocupaciones inconscientes que nos hacen rumiar sobre dónde se han metido o la ansiedad de que la cena se estropee cuando tus invitados no llegan a las ocho, podemos mirar la situación como si nos hubiesen hecho un regalo. Podemos aprovechar ese rato para hacer las llamadas pendientes para las que nunca tenemos tiempo o ver ese capítulo que habíamos dejado a medias y estaba tan interesante. Podemos pintar un poco, perdernos por internet, leer un rato o descansar y cerrar los ojos para luego tener más energía. Cuando por fin lleguen, hasta podemos darles las gracias. ¿Cuántas veces tenemos una hora suelta para hacer lo que queramos? En este escenario no hay negatividad, ni culpa ni nada que perdonar.

Cuando decides emprender el camino del entendimiento, empiezas a darte cuenta de que cada aspecto negativo del comportamiento de una persona también puede convertirse en algo positivo. Como hemos visto en el capítulo 3, podemos decir que una persona que llega siempre tarde no genera mucha confianza ni seguridad, pero también podemos describirla como alguien flexible. Alguien que es demasiado ingenuo es una persona con una gran capacidad de confiar en los demás y una persona taciturna también podríamos decir que es seria. De hecho, cada atribución negativa que pensemos tiene un equivalente igual de potente, pero con una mirada positiva.

Cuando somos capaces de entender a alguien y lo hacemos desde la consciencia, nos damos cuenta de que no hay necesidad de culpar a nadie. Podemos decidir apreciar la espontaneidad de nuestros amigos y alegrarnos por ellos, sabiendo que, además, vendrán con una nueva aventura que contarnos que justificará la hora de retraso. La realidad es que, siempre que optamos por juzgar las acciones de los demás, nos perdemos la oportunidad de tomar una vía mejor. En cuanto nos damos cuenta de que las acciones tienen sentido desde la perspectiva de la persona que las hace o, si no, no las habría hecho, los juicios negativos tienden a desaparecer. En vez de criticarme porque me lo creo absolutamente todo, quizá estaría bien admirar mi confianza en los demás. Desde la perspectiva del actor o de la actriz, la inconsistencia implica flexibilidad; la impulsividad, espontaneidad; la oscuridad, formalidad o sensatez; la distracción puede verse como la atracción por algo y la pereza puede deberse a la falta de la motivación adecuada.

Todo esto me hace pensar en lo que le pasó a una amiga de mi hermana hace muchos años, cuando era profesora en una escuela de primaria. En la clase había dos hermanos que nunca coincidían en el aula. Al principio se preguntó si era solo una falta de respeto, lo que sería una interpretación propia del nivel 1. Más tarde, la mujer decidió aceptar su falta de compromiso, es decir, avanzó al nivel 2. Sin embargo, con el paso del tiempo, se enteró de que solo tenían un par de zapatos en casa, y los compartían por turnos; lo cual le hizo entender que no había necesidad de haberlos juzgado con una mirada negativa.

El razonamiento consciente también puede funcionar para aliviar la soledad. Una de las cosas buenas que nos han traído el confinamiento y la cuarentena puede que haya sido que mucha gente ha descubierto por su propia cuenta el nivel 3 de pensamiento sobre el aislamiento social. Antes del COVID, una persona de nivel 1 se sentía sola cuando estaba sola. Alguien con el nivel 2 se socializaba e interactuaba con la gente. Sin embargo, una persona capaz de acceder al nivel 3 se sentía bien cuando estaba sola. Hay muchas actividades disponibles a nuestro alcance que se disfrutan mejor en soledad, como la escritura, la pintura o los videojuegos de un jugador. Quizá creemos que necesitamos una cura para el sentimiento de soledad, pero lo que necesitamos de verdad son maneras de conectar activamente con nosotros mismos.

Los niveles 1, 2 y 3 de pensamiento se pueden aplicar en nuestra manera de trabajar, pero también en nuestra vida. El debate sobre la importancia de encontrar un buen equilibrio entre la vida profesional y la personal implica que las personas somos diferentes dependiendo de si estamos en el trabajo estresándonos o en casa relajándonos con nuestras familias. Es así y punto.

Yo lo que creo es que nuestra meta debería ser integrar nuestra vida personal y profesional, no encontrar un equilibrio entre ambas. En el nivel 1, la gente trabaja e ignora el resto de su vida, generalmente, con la idea de que ya tendrá otros momentos para pasarlo bien. En el nivel 2, las personas se dan cuenta de lo importante que es la vida fuera del mundo laboral y luchan por encontrar un equilibrio entre ambas partes. En cambio, en el nivel 3, la gente combina el trabajo y su vida personal, ya que se da cuenta de que también puede conseguir lo que «la vida» le da en el trabajo. Y esto es verdad incluso en los trabajos que para muchas personas no tienen relevancia.

Un día fui a ver a un amigo que vivía en el lujoso edificio Museum Tower de Nueva York. Aunque ya no hay necesidad de que haya un ascensorista, este edificio cuenta con uno y pensé lo aburrido que debía de ser para él pasarse ahí todo el día. Pues al final ese hombre me hizo replantearme la visión que tenía de su trabajo porque intentó adivinar lo que tardaríamos en llegar a nuestro destino, que estaba en el piso número 33. En lugar de limitarse a darle a la manivela y ver cómo los botones del ascensor se iban iluminando mientras subíamos, apartó la mirada y me dijo cuánto tiempo tardaríamos en llegar. Volvió a mirar los números cuando íbamos por el piso 30.

Cuando pensamos con el nivel 3, juzgamos menos. Con el nivel 1 no tienes la información suficiente para juzgar, con el 2 juzgas y con el 3 dejas de hacerlo. En ese punto las comparaciones sociales ya no tienen ningún sentido. Cuando dejamos el juicio a un lado, nuestras relaciones mejoran y, como han demostrado claramente los estudios realizados por los psicólogos sociales, el apoyo social es bueno para nuestra salud.

Por lo general, no podemos saber si una persona está pensando desde el nivel 1 o desde el 3, ya que se parecen el uno al otro. Cuando tu perro se «reconcilia» contigo después de que le hayas pisado la patita, ¿qué podemos hacer para saber si simplemente actúa así porque es ingenuo e incapaz de entender el concepto de la culpa y el perdón? Sí, sí, ya lo sé, ni siquiera sabemos si el perro piensa. De todas maneras, si creemos que es una respuesta de nivel 3, entendemos que el perro sabe que lo hemos hecho sin querer y que no hay nada que perdonar, lo que nos permite aprender de él y seguir adelante sin darle más importancia a si su «perdón» es gracias a un pensamiento de nivel 1 o 3.

Si alguien actúa desde un nivel 1, pero nosotros lo interpretamos como un nivel 3, para empezar, nos ayudará a aceptar un mejor entendimiento de su comportamiento al ver una forma de razonar más positiva. Además, quizá nos ayuda a mejorar la relación que tenemos con esa persona y, por último, seguramente hará que la tratemos con más amabilidad, lo que, a su vez, puede hacer que la persona también mejore su comportamiento. Es más, cuando dejamos de juzgar a los demás por defecto, tenemos más probabilidades de dejar de hacerlo con nosotros mismos.

EN BUSCA DE SENTIDO

Una de las razones más importantes para poner en práctica los niveles 1, 2 y 3 de pensamiento seguramente es conseguir darle sentido a nuestras vidas. Desde el nivel 1, el sentido se ve como algo superfluo, fuera de nuestro alcance, algo externo. Las personas tomamos decisiones, pero son cosas pequeñas. Si queremos que nuestra hija coma fruta, por ejemplo, no le hacemos una pregunta abierta para saber qué quiere, sino que le preguntamos si prefiere manzana o plátano. Puede decidir, pero sus opciones son limitadas.

Durante la mayor parte de la primera etapa de mi vida viví usando este nivel de pensamiento. Tomaba decisiones no demasiado importantes como qué estudiar, en qué universidad quería solicitar plaza, pero en realidad sentía que mi «camino» ya estaba preestablecido. Yo solo tenía que sacar buenas notas, hacer lo que me decían mis profesores del colegio y luego los de la universidad, y seguir avanzando sin salirme de mi trayectoria.

¿Por qué decidí estudiar Psicología? Era una estudiante de diez, por lo que, al menos bajo los estándares convencionales, destacaba en todo en el plano académico. Sin embargo, disfruté especialmente del curso introductorio sobre psicología del profesor Philip

Zimbardo y pensé: «¿Por qué no? Voy a hacer la carrera de Psicología». ¿Me paré a reflexionar en profundidad cómo habría sido mi vida si al final hubiese decidido estudiar Química, que al principio había sido mi primera opción? Pues la verdad es que no. Incluso cuando presenté mi solicitud en las universidades para pedir una plaza como estudiante y como profesora más tarde, elegí opciones bastante seguras. ¿Cuáles se supone que son las mejores? Vale, pues ahí las enviaré. Mi mente decidía entre «manzana o plátano», pero ¿quién se había parado a preguntarme qué fruta me gustaba? Para mí, no era una pregunta que me pudiese plantear.

Si hubiese vivido mi vida con un nivel 2 de pensamiento, quizá habría sopesado el valor neto de los bienes que tengo ahora mismo y los habría comparado con otros aspectos según si hubiese hecho otras carreras, o trabajado en otros campos de estudio. Sin embargo, como ya hemos visto, este nivel de pensamiento suele ser inconsciente.

Sin duda, el nivel 2 tiene un inconveniente que no vemos en el nivel 1: la decepción. En el nivel 1 realmente no nos planteamos el sentido que tiene nuestra vida. Lo que hacemos es actuar con consciencia en microsituaciones y hacer lo que se espera de nosotros con atención plena; sin duda, hacerlo con consciencia es mejor que hacerlo porque sí. Pero también podríamos plantearnos la situación con consciencia. Con un pensamiento de nivel 2, creemos que seremos felices una vez que tengamos pareja, cuando nos compremos un coche o cuando nos casemos, o quizá cuando nos divorciemos, o cuando nos hayamos mudado a Nueva York, o cuando nos den ese trabajo que tanto queremos, o cuando por fin dejemos ese trabajo, o cuando por fin nos jubilemos. Cuando seguimos ese camino, la cosa suele acabar en decepción, porque cuando alcanzamos esa meta no conseguimos lo que deseábamos. Después de vivir innumerables decepciones de ese estilo, quizá empecemos a pensar que la vida no tiene ningún sentido.

¿Nos ayudaría a salir de este bucle el pensamiento de nivel 3? Recordemos las palabras de Zenón y la idea de que, dado que puede que nada tenga sentido (o de que cualquier cosa sea inalcanzable, según la paradoja de Zenón), también significa que todo puede tenerlo.

Así pues, tenemos que tomar la decisión consciente de darle sentido a nuestra vida. No es algo externo. Una persona con un pensamiento de nivel 3 se daría cuenta de que puede cambiar cualquier aspecto de su vida cuando quiera porque nada tiene un sentido fijo y definido. ¿Deberíamos esperar a los sesenta y cinco para jubilarnos? ¿Noventa? ¿O quizá no queremos jubilarnos? Todas las opciones son posibles. ¿Quiero ser astronauta o pianista? ¿Quiero dedicarme al baloncesto o a la física cuántica? Quizá lo quiero hacer todo, ¿y por qué no iba a hacerlo?

Ahora mismo creo que podría ser feliz escribiendo novelas. Nunca lo he hecho, pero ¿qué me lo impide? Si conecto con consciencia mientras escribo, ya será algo que me nutra y me aporte, aunque nunca llegue a acabarla.

Cuando llegamos a la conclusión existencial de que quizá la vida no tiene ningún sentido ni propósito, puede ser un momento devastador, pero también podemos verlo como una especie de liberación. Podemos aprovechar esa libertad para disfrutar de lo que sea que decidamos hacer.

Capítulo 6
EL SISTEMA CUERPO-MENTE

El problema no suele surgir cuando vemos algo que nadie más ha visto, sino cuando tenemos una idea nueva sobre algo que todo el mundo puede ver.

ARTHUR SCHOPENHAUER

Si separamos el cuerpo de la mente y lo vemos como algo que, a medida que pasa el tiempo, inexorablemente envejece y enferma, limitamos nuestras vidas innecesariamente. Cuando entendemos que mente y cuerpo son lo mismo, al igual que cuando cuestionamos las reglas y nos planteamos los riesgos, o cuando nos damos cuenta de que los recursos realmente no son algo limitado, podemos ganar más control y abrir puertas que antes creíamos cerradas a cal y canto.

La primera vez que entendí que la mente y el cuerpo funcionaban como una unidad fue en un restaurante de París en mi luna de miel. Me pedí una parrillada con un poco de todo. Todo lo que había en el plato sonaba delicioso excepto el *ris de veau* (mollejas o páncreas), pero yo estaba decidida a probarlo de todas maneras. Era una chica de diecinueve años intentando aparentar tener treinta y parecer lo más sofisticada posible, al fin y al cabo, ya era una mujer casada. Al fin, llegó mi plato y le pedí a mi marido si podía decirme qué pieza era el páncreas. Empecé por el resto y me lo acabé todo... Había llegado el momento que tanto había temido. Intenté comérmelo, pero con cada mordisco me daban más y más arcadas. Mientras yo intentaba acabarme el plato, vi que a él se le dibujaba una sonrisa pícara en la cara, así que le pregunté que por qué le hacía tanta gracia verme sufrir. En ese momento me dijo que ya hacía rato que me había comido el páncreas y lo que ahora me estaba costando tanto tragar era un trozo de pollo.

Allí nació una teoría que aún me llevaría unos cuantos años formular.

DUALISMO MENTE-CUERPO

Cualquier persona a la que le hayan dado arcadas solo con ver alguien vomitando habrá vivido de primera mano la influencia que la mente tiene en el cuerpo. Aun así, la tradición en todo Occidente es que son sistemas independientes.

Aunque Aristóteles creyera que una mente calmada y feliz nos hacía gozar de un cuerpo sano, Platón y otros clásicos filósofos griegos separaron el cuerpo y la mente como entes totalmente diferentes y con una interacción limitada. La visión dualista de cuerpo y mente de Descartes se convirtió en el modelo aceptado en la medicina de Occidente. El descubrimiento del bacteriólogo Robert Koch de la causa del ántrax, junto a la bacteria de la tuberculosis y del cólera, reafirmó aún más la mentalidad dualista del momento. Además, en esa misma época, Louis Pasteur desarrolló las vacunas para la rabia y el ántrax, y demostró que las enfermedades las generaban los «gérmenes» y no la contaminación del aire como se pensaba anteriormente. Sin duda, fueron descubrimientos muy relevantes.

Desgraciadamente, también llevaron a la gente a creer que solo existe una manera de contraer enfermedades. Siguiendo ese modelo, la enfermedad se desarrolla a partir de la aparición de un agente patógeno, que más tarde afecta a los sistemas físicos y hace que empiecen a fallar. Las variables psicológicas pueden tener un pequeño papel en la salud, pero los problemas mentales y físicos se desarrollan en paralelo, una cosa no afecta a la otra. La enfermedad según este planteamiento se ve como un proceso puramente fisiológico y el tratamiento lucha contra ella en ese nivel; los pensamientos y las emociones no pueden causar enfermedades.

Sin embargo, al principio, las ideas sobre salud en Oriente eran más holísticas. Ya en el año 600 a. C., los textos hindúes hablaban de una fuerte relación entre el estado mental y la enfermedad: se creía que las emociones como el odio, la violencia y el dolor perjudicaban la salud. La medicina tradicional china, que lleva más de dos mil años practicándose, también habla del efecto que nuestra mente puede tener en el cuerpo. De hecho, esta tradición hace hincapié en la importancia del *chi* (la energía vital) e intenta conservarlo para conseguir un estado de salud óptimo. A partir de esas antiguas ideas de Asia, la medicina holística actual intenta poner su atención en tratar el cuerpo a través de la nutrición, el ejercicio, los remedios naturales, la aromaterapia y otras terapias complementarias.

Aunque aún hay quien sigue aceptando el modelo médico, el modelo biosocial de las enfermedades es la visión que prevalece actualmente. Desarrollado por George Engel, este modelo reconoce que los factores biológicos (la genética y la bioquímica), los fisiológicos (como la personalidad, la emoción o la cognición) y los sociales (la familia y la cultura) tienen un papel en el origen de la enfermedad, por lo que podemos afirmar que la mente puede afectar al cuerpo.[1] Aun así, persiste la convicción arraigada en el dualismo cuerpo-mente, es decir que el cuerpo y la mente son sistemas independientes, incluso si pueden afectarse el uno al otro. Los expertos en investigación siguen buscando conexiones argumentadas entre las experiencias psicológicas y físicas. Lo constato cada vez que envío una publicación y durante la revisión me preguntan qué resultados se ven representados en el estado de salud. Es decir, lo que me están preguntando realmente es: «¿Cómo pasas de esta cosa difusa llamada pensamiento a algo material, algo a lo que llamamos cuerpo?». El mensaje subliminal es, evidentemente, que la mente y el cuerpo son sistemas independientes, por lo que la causa no puede ser «simplemente» psicológica.

UN SISTEMA CUERPO-MENTE MÁS COMPLETO

Como quizá recuerdes, en la introducción de este libro comenté que parte de mis primeras investigaciones se convirtieron después en la base de lo que he llamado la medicina cuerpo-mente. El estudio que realicé en las residencias demostró que, cuando a las personas mayores se las anima a tomar decisiones o a cuidar una planta, tienen el doble de posibilidades que las personas del grupo de control de vivir hasta dieciocho meses más.[2] Por aquella misma época, los psicólogos Richard Schulz y Barbara Hanusa vieron que, en las residencias, si se les daba control a las personas mayores para decidir cuándo podían recibir visitas, eso también afectaba a su longevidad.[3] Los estudios que llevamos a cabo en residencias en los que ofrecimos ejercicios para entrenar la memoria tuvieron el mismo resultado.[4] Estos efectos en la longevidad también se observaron en un estudio en el que se comparaba nuestro tratamiento consciente de «atención activa» y la meditación transcendental. (Aunque en las primeras fases mi investigación estaba muy relacionada con la meditación, actualmente la mayor parte de mi trabajo se centra en la atención plena sin necesidad de hacerlo a través de la meditación).[5]

Armados con los estudios que demostraban que las intervenciones psicológicas podían tener un impacto en nuestra longevidad, empezamos a poner a prueba el concepto del sistema cuerpomente. Vamos a centrarnos en tu brazo, por ejemplo. Puedes verlo y sentirlo como un brazo, como una muñeca, un codo o un antebrazo. Aun así, si mueves cualquiera de estas partes, moverás o generarás un impacto en todas las demás que forman parte de él. Incluso cuando crees que solo estás moviendo la muñeca, ese movimiento afecta al resto del brazo (de hecho, afecta a todo el cuerpo). No es que la muñeca tenga un impacto en el brazo, es que simplemente forma parte de él. Sucede lo mismo con la mente, ya que cada pensamiento afecta a cada parte del cuerpo. Quizá ahora no contamos con la tecnología que nos permita ver todos esos efectos, pero puede que en el futuro sí sea posible. Ahora sabemos, por ejemplo, que una lágrima que ha sido derramada por una emoción de felicidad es bioquímicamente diferente de la que se nos cae al pelar una cebolla. Y actualmente se ha observado que las marcas de crecimiento en los dientes de las criaturas pueden avisar de trastornos mentales y depresión cuando crezcan, lo cual significa que el estrés y la adversidad que se viven en la infancia afectan al esmalte dental.

Estudios realizados por la científica israelí Asya Rolls demuestran que nuestras respuestas inmunes empiezan en el cerebro.[6] En un estudio en el que inducía una inflamación abdominal en ratones, descubrió que se activaban ciertas neuronas del cerebro. Más tarde, los científicos fueron capaces de reproducir la misma inflamación estimulando esas neuronas. Como dijo la doctora Rolls: «De alguna manera hay "pensamientos" que inician procesos fisiológicos reales».[7]

Su trabajo también ha demostrado que las expectativas positivas pueden aumentar la inmunidad antibacteriana y antitumoral: cuando se estimulaban puntos de placer en el cerebro, el crecimiento tumoral disminuía.[8] La idea básica es que las respuestas inmunes se forman en el cerebro, por lo que, si se inhiben las neuronas correctas, los síntomas de las enfermedades disminuyen.

Cualquier cambio que experimentemos se extiende de manera simultánea en prácticamente cada célula de nuestro cuerpo. Si levanto el brazo, ahora también han cambiado cosas en mi cerebro; si pienso en mi perro, mi cerebro ya no es el mismo que antes de pensar en él. En lugar de pensar que, mientras estamos en nuestra mente, nuestra fisiología se queda inactiva, o viceversa, si lo vemos como un único sistema, implica que esas respuestas mentales y físicas se dan simultáneamente. Quizá alguien podría preguntarse: «Si pierdo un brazo, una pierna o algo de peso, ¿eso significa que también perderé parte de mi mente?». La idea que propongo es que la mente y el cuerpo son una misma cosa, un sistema colaborativo, no que haya una igualdad exacta entre ambos. Sin duda, si pierdes un brazo, una pierna o unos kilos, eso afectará a tu cerebro, pero las reglas no son ojo por ojo... Otra pregunta que quizá también podríamos hacernos es: «Si mi mente no deja de cambiar, ¿eso significa que mi cuerpo también cambia?». La respuesta fácil es que sí. El cuerpo no deja de regenerarse en ningún momento.

El Departamento de Psicología de Harvard celebra lo que nosotros llamamos «El día de la cosecha», en el que muchos de los miembros de la facultad hacen una breve presentación para explicar en lo que están trabajando. Después de que yo hablara de mis estudios sobre el sistema cuerpo-mente, uno de mis respetados colegas me preguntó: «¿Y qué pasa debajo del capó?», refiriéndose a la neurociencia del sistema que presentaba. Lo que quería saber era qué pasaba en el cerebro. ¿Qué cadena de acontecimientos se produce desde que existe un pensamiento hasta que este se traduce en cambios físicos? Evidentemente, esta pregunta ha perseguido a los filósofos durante siglos.

Para mí, entender la mente y el cuerpo como una unidad significa que los cambios neurológicos se dan más o menos al mismo tiempo y no tanto que exista un proceso secuencial. Además, los cambios tienen lugar en todo nuestro cuerpo, aunque los científicos se empeñen en centrarse únicamente en el cerebro. Podemos conseguir cambios físicos si logramos cambiar nuestra manera de pensar sin saber ni entender lo que pasa debajo de la superficie. No hace falta esperar para cambiarlos, podemos empezar a hacerlo desde este preciso instante.

PONER A PRUEBA EL SISTEMA CUERPO-MENTE

La primera prueba para explorar este controvertido concepto la llevé a cabo en 1979, en el estudio «Atrasa tu reloj».[9] Antes de profundizar más, recapitulemos: nuestro objetivo en aquella ocasión era comprobar si se producían cambios en el cuerpo al predisponer las mentes de los ancianos para que creyeran que estaban en el pasado. Para comprobarlo, hicimos que se fueran de casa para pasar una semana en un retiro. Allí, hicimos todo lo necesario para que las casas los transportaran a la vida de hacía veinte años, con todo tipo de detalles para conseguir el efecto deseado. En la tele podían ver los programas, las noticias y las películas de aquella época, escuchaban su música favorita, y también les pedimos que hablaran de aquellos años en presente, como si todo lo que veían y escuchaban estuviera pasando en ese momento. Durante la misma semana, teníamos a otro grupo de control que también hablaba de los mismos temas, pero en pasado.

Antes de empezar el retiro, comprobamos una serie de marcadores biológicos, fisiológicos y físicos en los participantes del experimento. Al finalizar, descubrimos que el hecho de haber pasado ese tiempo en un entorno estimulante y nuevo hizo que su estado en esos tres ámbitos mejorase en diferentes marcadores en ambos grupos. También lo hicieron sus capacidades auditivas, de memoria y su fuerza de agarre. Aun así, el grupo experimental superó los resultados que obtuvieron los participantes del grupo de control en muchos otros aspectos. Observamos que les mejoró la vista, la flexibilidad articular, la destreza manual, el coeficiente intelectual, el ritmo al caminar y la postura, además de que los síntomas de la artritis también disminuyeron. Estos descubrimientos fueron impresionantes, ya que el oído y la vista, por ejemplo, en muy rara ocasión mejoran sin intervención médica a cualquier edad y sobre todo en la población de personas mayores. Más recientemente, mis estudiantes de postdoctorado Francesco Pagnini, Deborah Phillips y yo replicamos este estudio «Atrasa tu reloj» en Italia e hicimos que la gente viviera como lo hacía cuando era joven, como si viviera en el año 1989.[10] De nuevo, comprobamos que las funciones físicas mejoraron.

En los siguientes experimentos para descubrir más sobre la unidad cuerpo-mente, nos centramos en otras señales que podían crear efectos relacionados con la salud, como, por ejemplo, la ropa que se espera que la gente lleve a una determinada edad. Los anuncios nos dejan claro para qué tipo de público «está hecho» cada estilo de ropa y los diseños de las tiendas perpetúan la idea de la ropa que «nos corresponde» según la edad que tengamos. En las tiendas de ropa para mujeres de mi edad no se venden muchas minifaldas, y si viese una en una tienda y me la probase, estoy segura de que me llevaría miraditas de incredulidad en el probador. Lejos de quedarse en un gesto molesto y que demuestra una mentalidad edadista, este tipo de señales pueden afectar a nuestra salud. Pensemos por un momento en los uniformes, que suelen eliminar cualquier indicativo sobre la edad de quien lo lleva; cuando la gente lleva uniforme en el trabajo, no hay un mensaje subliminal que le recuerde su edad. En un estudio que realicé con los que por aquel entonces eran mis estudiantes Jaewoo Chung y Laura Hsu, observamos marcadores como el estatus y el sueldo, y descubrimos que las personas que llevaban uniforme con regularidad vivían más tiempo.[11] Aunque bien es cierto que no puedo dar por sentado que las señales relacionadas con la edad y las expectativas negativas que generan son la única razón para la mayor longevidad de nuestros sujetos, creo que es razonable establecer la conexión entre ambas cosas.

Aun así, resulta que no necesitamos señales físicas externas para poder cambiar lo jóvenes que nos vemos y los cambios correspondientes que pueden darse a la hora de valorar nuestra salud. En otro estudio, hicimos una sesión de fotos a mujeres y les tomamos la presión antes y después de que se cortaran el pelo. En ambas sesiones, sin embargo, les tapamos el pelo para que no se distrajeran con el cambio y se pudieran concentrar en la cara.

Después les pedimos que valoraran su aspecto en cada foto, les preguntamos si creían que parecían más jóvenes en las últimas fotos. Para muchas mujeres, el simple hecho de haberse cortado el pelo (sabían cuál era la foto de antes y la de después) las convencía de que así era, que las rejuvenecía. Es más, hicimos que otras personas participaran y dieran su opinión sobre las fotos y también coincidieron en que parecían más jóvenes en la segunda foto. Y, además, esta convicción las ayudaba a mejorar su salud, puesto que les bajaba la presión.

Para comprobar los efectos de la percepción en la fisiología, realicé un experimento con los equipos de limpieza de hotel con Alia Crum, cuando aún era mi estudiante en Harvard (actualmente es una profesora en la Universidad Stanford).[12] Aunque el trabajo del equipo de limpieza exige mucha energía física, las personas que participaban no lo veían como ejercicio porque entendían que el «ejercicio» era algo que se hacía antes o después del trabajo.

Queríamos saber si el trabajo tendría un efecto diferente en su cuerpo si lo veían como lo que era. Dividimos a los participantes de manera aleatoria en dos grupos, a uno de los cuales le dimos solamente información sobre la salud en general. En cambio, al grupo experimental le explicamos que el trabajo que hacían era ejercicio y se lo demostramos comparándolo con máquinas y ejercicios concretos que una persona encuentra en el gimnasio. Por ejemplo, hacer camas era como usar la máquina de remo, mientras que fregar suponía una buena rutina para la parte superior del cuerpo. Es importante decir que no se observaron diferencias perceptibles en cuanto a la intensidad o la duración con la que el equipo de limpieza trabajó ni en lo que se refiere a los alimentos o la cantidad que los participantes comieron durante el mes que duró el estudio. La única diferencia fue que a partir de ese momento sí que consideraban que su trabajo era ejercicio. El resultado de ese cambio de perspectiva fue que se observaron cambios significativos en el grupo experimental: las personas perdieron peso y redujeron el índice de masa corporal, la presión y el índice de cintura-cadera.

Cuando doy conferencias sobre este estudio, tengo preparada una diapositiva con una foto donde aparecen dos mujeres en el gimnasio para asegurarme de que el público sabe de lo que estoy hablando. Una de ellas está haciendo ejercicio en una bici estática y la otra está a su lado de pie hablando con ella. Entonces les digo que, si la mujer que está en la bici cree que está socializando en vez de haciendo ejercicio, seguramente no le saque mucho provecho real a su actividad. Y sucede lo mismo en la situación inversa: si la mujer que está de cháchara sin moverse, se dice a sí misma que se ha pasado el día en el gimnasio, podría experimentar algunos de los beneficios que le aportaría la actividad física.

El sistema cuerpo-mente significa que todo lo que hacemos, lo que vivimos o lo que pensamos tiene un efecto en nuestra salud.

Si vamos a un partido de béisbol y nos alegramos de que nuestro equipo haya ganado, si probamos un nuevo restaurante y discutimos con el camarero porque parece que nos está ignorando o si vemos una serie que nos hace reír..., nuestro cuerpo registra cada una de estas actividades y cada una afecta de una manera diferente a nuestra salud, minuto a minuto, día a día. Los pequeños cambios que vayamos integrando de manera consciente en nuestra vida suman.

EL PODER DE LA PERCEPCIÓN

Alia Crum llevó estas investigaciones un paso más allá. Ella y otra colega de Stanford, Octavia Zahrt, encuestaron a más de sesenta mil personas mayores de veintiún años, teniendo en cuenta los factores demográficos y sanitarios.[13] Las encuestas incluían preguntas como cuánto ejercicio creían que hacían en comparación con otra gente de su edad. Crum y Zahrt descubrieron una conexión significativa entre la percepción que tenían de su relación con el deporte y la mortalidad. Las personas que no se consideraban activas tenían más probabilidades de morir durante el estudio que aquellas que sí creían que lo eran. Esto se cumplía sin importar cuánta actividad física hicieran.

En otras investigaciones se han obtenido resultados similares. Abiola Keller y sus colegas de la Universidad Marquette han demostrado que lo que resulta perjudicial para la salud no es tanto el estrés, sino la percepción de que lo es.[14] Las personas adultas que creían que el estrés las afectaba negativamente y afirmaban sufrirlo con intensidad tenían más probabilidades de morir antes que aquellas personas que no dijeron que sufrían altos niveles de estrés. Lo que resulta sorprendente es que la longevidad de los participantes que sufrían estrés, pero que no lo percibían como algo negativo o perjudicial para su salud, era similar a la de las personas que decían llevar una vida sin estrés.

Cuando llevaba un año de doctorado nos presentaron en los laboratorios de muchos profesores del Departamento de Psicología. En uno de los laboratorios, el profesor investigaba sobre el sabor y nos explicó que había una sustancia capaz de hacer que los alimentos que tuviesen una gran cantidad de azúcar supiesen ácidos y otra sustancia que hacía exactamente lo contrario. Sin duda fue muy extraño llevarme algo a la boca que esperaba que fuera dulce y que, en cambio, me produjera un escalofrío por su acidez. Desde aquel momento, me he preguntado qué pasaría si comiese algún producto con un dulzor artificial, ¿respondería mi cuerpo a la «idea» de ese dulzor o a lo que realmente absorbería? ¿Aumentarían mis niveles de azúcar en sangre, incluso aunque no lo hubiese ingerido? La teoría del sistema cuerpo-mente nos diría que la idea sería más fuerte que la realidad.

Aunque todavía no se ha hecho, una de las pruebas más convincentes para demostrar la influencia de la percepción sería llevar a cabo un estudio en el que se comparara la salud a largo plazo de personas con un gran consumo de tabaco que creyeran que esta sustancia causa cáncer, enfisema o EPOC (enfermedades pulmonares obstructivas crónicas) con las que a pesar de fumar no lo creyeran, o a personas que creyeran que la obesidad mata con otras que no. Si la creencia de que contraeremos una enfermedad nos hace enfermar, el motivo podría ser tanto que la convicción lo hace posible como que el hecho de adoptar un comportamiento que creemos peligroso nos estresa y que el estrés es el culpable.

Obviamente, resulta muy difícil intentar medir el nivel de convicción sobre el peligro que supone un cierto hábito. Sin embargo, el sueño sí se puede medir, con las horas que dormimos, y también podemos cuantificar hasta qué punto podemos influir en nuestra percepción sobre los patrones de sueño. Expertos de la Escuela de Medicina de Harvard se nos unieron a algunos miembros de mi laboratorio y a mí para desarrollar un estudio sobre el sueño. El procedimiento era sencillo: programábamos un reloj y lo colocábamos junto a la cama para poder manipular el tiempo que los participantes creían que habían dormido, independientemente de las horas que hubieran dormido en realidad.[15]

Cuando adelantábamos la hora, para que las personas creyeran que habían dormido ocho horas en vez de las cinco que realmente lo habían hecho, los resultados de los tiempos de reacción en la prueba de vigilancia psicomotora auditiva eran más cortos que cuando sabían que habían dormido cinco horas. Y sucedía lo mismo a la inversa: cuando dormían ocho horas, pero creían que habían dormido solo cinco, su rendimiento era peor que cuando habían dormido ocho horas y el reloj lo marcaba correctamente. Sin duda, la percepción que tenemos de lo que hemos dormido importa, y no solo las horas reales de sueño.

Estas percepciones también tienen un impacto en la actividad cerebral, un indicador más objetivo que los niveles de alerta y relajación. A los participantes se les puso un gorro para hacerles un electroencefalograma y grabar las ondas cerebrales que marcan las oscilaciones en la actividad neuronal. Cuando una persona está alerta, la actividad cerebral se registra con una frecuencia conocida como ondas alfa. En el estudio, las ondas alfa reflejaban más la percepción que tenían los participantes de las horas que creían que habían dormido que el sueño real que había experimentado su cuerpo. Por ejemplo, cuando las personas creían que no habían dormido lo suficiente, el cerebro se mostraba menos alerta, lo cual confirmamos con una serie de mediciones físicas. Dicho de otra manera, si tenemos la percepción de que hemos dormido poco, nuestro cerebro actúa como sí así fuera.

El sistema cuerpo-mente sugiere que podemos controlar nuestro nivel de cansancio. Abordé el tema en mi libro *Atrasa tu reloj,* en el que afirmé que la mente es la que determina qué nivel de cansancio sentimos, y no los límites físicos de nuestra biología.[16] Eso significa que la energía física y mental no funcionan mediante procesos subyacentes separados, como mucha gente cree; no son dos funciones biológicas independientes. Si esto es cierto, ello implicaría que tenemos mucho control sobre la sensación de nuestro cansancio. Describí dos estudios informales que hicimos en aquel entonces. Para uno de ellos, les dije a los estudiantes de una de mis clases que les pidieran a sus amigos que hicieran 100 o 200 saltos de tijera y les dijeran que los avisaran cuando se casaran. Ambos grupos me informaron de que la gente empezaba a cansarse cuando llevaban dos tercios de la tarea. Eso significa que el primer grupo se cansó después de hacer entre 65 y 70 saltos, pero que el segundo no empezó a fatigarse hasta que llevaba 130 o 140. En otro experimento informal, hicimos que los participantes escribieran una o dos páginas en el ordenador sin parar con un programa de escritura que no los avisaba de los errores ortográficos. En el grupo que tenía que escribir una hoja, la gente empezó a cometer la mayoría de los errores cuando ya había completado dos terceras partes de la tarea. Aunque el segundo grupo escribió el doble, los errores también empezaron a aparecer en el último tercio de la actividad. Esto indica que nos marcamos una estructura en las tareas que hacemos para tener una sensación de que hay un principio, un intermedio y un final.

Cuando solía conducir de Boston a New Haven, me empezaba a poner nerviosa y a sentir el cansancio en cuanto llegaba a Southbridge, en Massachusetts, que me indicaba la mitad del camino. Sin embargo, cuando conducía hasta Nueva York, que me suponía el doble de trayecto, aguantaba bien hasta llegar a Hartford, en Connecticut, que también estaba a mitad del camino, pero quedaba más lejos que Southbridge.

Hace poco, los miembros de mi laboratorio y yo realizamos diferentes estudios para demostrar de una manera más formal la idea de que el cansancio es un constructo mental. En el primero, analizamos el cansancio en un estudio de viajes largos; en el segundo, se observaba el cansancio en un estudio aburrido de conteo; en el tercer y cuarto experimento les pedíamos a los participantes que llevaran a cabo actividades físicas para valorar la misma hipótesis.[17]

Al parecer, mi experiencia con el coche no es algo aislado. Gracias a la información registrada en sus diarios, los participantes indicaron que, en promedio, empezaban a cansarse hacia la mitad del camino (el 50%) y que el momento en el que notaron más cansancio fue en el último cuarto del viaje (el 75%), sin importar las horas reales que llevaban al volante.

En el estudio de conteo, queríamos ver si las ondas cerebrales seguían el mismo patrón. Cuando las personas que participaron en el experimento vinieron a nuestro laboratorio, las sentamos frente al ordenador, les colocamos el dispositivo auricular de EEG de NeuroSky MindWave en la cabeza y les explicamos que debían seguir las instrucciones que aparecían en la pantalla del ordenador. Acto seguido se les asignaba de manera aleatoria uno de los tres grupos experimentales: a) 200 tareas de conteo, b) 400 tareas de conteo o c) 600 tareas de conteo. En el grupo A, les dimos a los participantes una hoja con 200 números enteros aleatorios entre el 1 y el 80, y les pedimos que rodeasen con un lápiz los números que fuesen múltiplos de 3. En los otros dos casos, las instrucciones y los pasos eran los mismos con la diferencia de que en vez de 200 números enteros eran 400 o 600. A los tres grupos, sin importar la cantidad de números con los que tuviesen que trabajar, se los avisaba de que tenían quince minutos para finalizar la tarea, con lo que aumentamos la carga mental del ejercicio, pero no el tiempo para realizarla. Como sabemos que la gente se equivoca más cuando está cansada, utilizamos el número de errores como medida de su cansancio y comprobamos que, en todos los grupos, la mayoría de los participantes empezaba a cometer errores a partir de la mitad. Eso significa que las personas del primer grupo comenzaron a equivocarse a partir del número 100; los del grupo B aguantaron hasta llegar aproximadamente al 200, y el tercer grupo, que tenía 600 números que clasificar, no empezó a cometer errores hasta llegar cerca del 300. Los resultados del electroencefalograma mostraron los mismos efectos: se veían picos claros de señales de compensación en el ancho de las ondas del electroencefalograma de bandas alfa en los tramos en los que los sujetos estaban más cansados.

En el segundo estudio les pedimos a los participantes que apretaran una mano durante 120, 180 o 240 segundos y que avisaran cuando se cansaran. De nuevo, descubrimos que el cansancio dependía de cuánto tiempo creían que tenían que aguantar y no de los segundos exactos.

En el siguiente estudio también queríamos evaluar el cansancio físico y se realizó con bailarines de la compañía Hessisches Staatsballett de Wiesbaden, en Alemania. En el mundo del ballet la gente está acostumbrada a seguir trabajando en un proyecto a pesar del dolor y el agotamiento físico y mental. Trabajan entre cinco y seis días a la semana, con jornadas intensivas que empiezan con entrenamiento por las mañanas y ensayos que se alargan hasta la noche. Las personas de este gremio tienen el cuerpo acostumbrado a aguantar el malestar físico y la resistencia que han desarrollado las ayuda a poder acabar con las actuaciones de entre dos y tres horas a pesar de tener ampollas en los pies, dolores musculares y en las articulaciones e, incluso en algunos casos, lesiones más graves.

Nuestro estudio se centraba en un pase de baile llamado *développé à la seconde*, en el que la persona tiene que levantar la pierna hacia un costado y estirarla completamente (es decir, sin doblar la rodilla) para que quede paralela al cuerpo, idealmente, en un ángulo de noventa grados o superior. Gracias a un estudio de prueba que hicimos con bailarines y bailarinas profesionales de ballet de la compañía Atlanta Ballet, ya sabíamos el promedio de tiempo que aguantaban las personas en esta posición, por lo que nos hacíamos una idea bastante clara de los resultados que obtendríamos de la mayoría de los profesionales alemanes.

Grabamos a los participantes mientras hacían el ejercicio del *développé* y les pedimos a tres observadores, que también eran bailarines profesionales (que no sabían nada del estudio), que observaran las grabaciones con un cronómetro y que anotaran en segundos: a) cuándo creían que la persona del vídeo empezaba a cansarse, y b) cuándo creían que estaba más cansada. Los resultados de este estudio volvieron a confirmar nuestra hipótesis, ya que demostraron que ni la duración del ejercicio ni el género del participante afectaba la impresión que tenían los observadores de cuándo la gente empezaba a cansarse. Los bailarines comenzaban a mostrar señales de cansancio después del primer tercio del ejercicio y su agotamiento se hacía más notable e intenso cuando ya llevaban tres cuartas partes del tiempo aguantando la postura.

Cuando hacemos algo sin ponerle toda nuestra atención, nuestras expectativas son las que determinan que estemos cansados o no. Da igual si creemos que aguantaremos hasta llevar un tercio, hasta la mitad o hasta las dos terceras partes de la tarea que estemos realizando. La idea en cualquier caso es la misma: nuestra mente es la que decide en qué puntos nos cansaremos, no nuestros límites físicos.

En otro estudio importante que apoya el concepto del sistema cuerpo-mente y esta visión del cansancio, Alia Crum y sus colegas realizaron pruebas genéticas para determinar si los participantes tenían un gen que los predisponía a que se cansaran con facilidad.[18] Los sujetos tenían que correr en una cinta hasta que se cansaran para tener unos resultados de los que partir. Después, Crum los dividió en dos grupos, a la mitad le dijo que tenía el «gen del cansancio» y a la otra mitad que no lo tenía, por lo que algunas personas recibieron la información correcta (que tenían el gen o no), y a otras les dijeron que lo tenían, aunque no fuera el caso. Una semana después, volvieron a hacerles correr en la cinta y los investigadores observaron que su rendimiento dependía de lo que creía su mente, sin importar el gen que tuvieran. Las personas que creían tener una disposición genética más débil aguantaron menos, mostraron una capacidad pulmonar menor y también un cambio en la tasa de intercambio metabólico, lo que significa que sus cuerpos eran menos efectivos a la hora de eliminar el dióxido de carbono.

La idea de estructurar lo que hacemos para que tenga un principio, un nudo y un final tiene un objetivo: nos permite ir completando fases para pasar a la siguiente. Sin embargo, parece que esta estructura es flexible, por lo que, si sabemos que somos nosotros quienes controlamos nuestro nivel de cansancio, quizá esta información nos permita aprovecharla a nuestro favor.

COGNICIÓN CORPORIZADA

Si la mente y el cuerpo forman parte del mismo sistema, eso significa que no solo podemos cambiar nuestra manera de pensar para ver cambios en nuestro cuerpo, sino que a la inversa también funcionará. Y aunque la mayoría de los efectos psicológicos que experimentamos por cambios físicos como las enfermedades y las actividades como el ejercicio sean obvios, estos efectos también pueden darse a pequeña escala.

Un ejemplo de los estudios que se han realizado para demostrar el sistema cuerpo-mente sobre la cognición corporizada lo llevaron a cabo en el laboratorio de psicología de John Bargh en Yale.[19] Él y

Lawrence Williams realizaron un sencillo pero elegante estudio. Primero, se pedía a las personas que participaban en el estudio que sujetaran una taza de café caliente o un vaso de café con hielo. Después, les entregaban un cuestionario para preguntarles qué impresiones les causaba una persona que se describía en un texto. Los participantes que previamente habían tenido una taza de café caliente en las manos creían que la persona descrita tenía un carácter más cálido que los que habían sujetado el vaso de café con hielo. Aunque otros investigadores han sido incapaces de replicar estos resultados (los efectos pueden ser ciertos, pero solo darse en ciertos contextos), más tarde, los psicólogos Hans Ijzerman y Gün Semin observaron que las personas que tenían una bebida caliente en la mano se sentían más cerca de las personas en las que les pedían que pensaran que aquellas que sujetaban una bebida fría.[20]

Las personas también tienden a sentirse más felices y satisfechas con su vida en un entorno cálido. La psicóloga Naomi Eisenberger descubrió que, cuando nuestra temperatura es más elevada, nos sentimos más conectados a los demás que cuando es más baja.[21] Aun así, quizá su trabajo sobre el rechazo social resulta incluso más interesante. En estas investigaciones se observó que los participantes, que tenían que probar un juego en línea donde las personas se tiraban la pelota entre ellas, se sentían socialmente rechazados cuando nadie se la lanzaba.[22] Con la información que consiguió de las imágenes por resonancia magnética funcional (fMRI), descubrió que los patrones que se generan en el cerebro cuando sentimos rechazo en la corteza cingulada anterior son los mismos que cuando experimentamos dolor físico. Si, como Eisenberger cree, los patrones de dolor físico y psicológico se encuentran en la misma parte del cerebro, esto podría significar que el dolor físico podría aliviarse con herramientas psicológicas.

Uno de mis experimentos favoritos sobre este tema lo realizaron los psicólogos Fritz Strack y Sabine Stepper de la Universidad de Wurzburgo, en Alemania, y Leonard Martin, de la Universidad de North Carolina, en Greensboro.[23] A los participantes, que no tenían ninguna información sobre el objetivo del estudio, se les pidió que sujetaran un lápiz haciendo fuerza con los labios o los dientes. La primera opción activa los mismos músculos que usamos al fruncir el ceño, mientras que la segunda, imita una sonrisa. Después de hacer este ejercicio, los participantes debían puntuar unos dibujos animados según lo divertidos que fueran. Pues resultó que a las personas a las que habían hecho fruncir el ceño de manera encubierta los dibujos les entretuvieron menos que a las que el hecho de aguantar el lápiz las hacía sonreír. Me lo paso genial cuando les explico este estudio a mis alumnos porque cuento la historia aguantando el lápiz con los labios un rato y, después, lo hago con los dientes. Aunque divertirme está muy bien mientras doy clase, lo cierto es que los resultados evidencian que al cambiar el cuerpo cambiamos simultáneamente nuestra mente.

LA MENTE Y LOS SENTIDOS

Al separar el cuerpo de la mente reforzamos la creencia de que nuestros sentidos tienen límites. Cuando hablo de que nuestra capacidad visual puede cambiar, suelo preguntarle al público si encuentran un restaurante para comer mucho más rápido cuando tienen hambre que cuando no la tienen. En mi laboratorio desarrollamos investigaciones con las mismas tablas optométricas que usan los optometristas y oftalmólogos que han ayudado a confirmarlo con datos más formales.[24] En las tablas optométricas estándares, las letras se van haciendo más pequeñas a medida que se va bajando, lo que nos hace suponer que, cuando lleguemos a las líneas inferiores, en algún punto dejaremos de ser capaces de leerlas. En un estudio que comenté antes, invertimos este orden y colocamos las letras más pequeñas arriba y, a medida que se avanzaba en el examen, la fuente iba aumentando de tamaño. Con esta modificación, también hicimos que las expectativas cambiasen y así se demostró que, con la nueva tabla, los participantes fueron capaces de leer líneas que antes no podían.

Hicimos otro experimento en el cual partimos de la base de que la gente daría por hecho que, a partir de las dos terceras partes de la tabla optométrica estándar, no podría leer las letras. La prueba consistía en que los participantes debían mirar una tabla que empezaba justo desde la línea que se suponía que ya les daría problemas en una tabla normal. En este caso, cuando empezaban a leer la primera línea, con letras mucho más pequeñas que en la tabla estándar, los participantes podían leer los símbolos que antes no eran capaces de ver.

Probablemente por necesidad, en el mundo de la medicina solo pueden utilizar datos normativos y probabilísticos extraídos a partir de grupos muy numerosos de personas. Aun así, todavía se puede hacer mucho para mejorar cómo comunicar la información a los pacientes. Imagínate que, en vez de que te dijeran que tu visión es de 20/60, te dijeran que, según la prueba concreta que acabas de hacer en ese momento, los resultados son de 20/60. Según los experimentos que he llevado a cabo y mi convicción del poder que tiene el sistema cuerpo-mente, estoy bastante segura de que, con esa pequeña reformulación, al menos para una parte de las personas los resultados mejorarían cuando se hicieran la siguiente prueba.

Yo me di cuenta de que nuestros sentidos podían mejorar cuando tuve un pequeño incidente con una lentilla. Yo solo uso una para el ojo izquierdo y me la pongo para leer. Una noche, mientras intentaba quitármela para irme a dormir, casi me araño el ojo de tanto hurgar para encontrarla. Por suerte, antes de seguir y hacerme daño de verdad, me di cuenta de que en realidad me había olvidado de ponérmela. Después de parar a pensarlo, me acordé de que había visto perfectamente durante todo el día, así que, para predicar con el ejemplo, decidí no ponérmela tampoco al día siguiente para ver qué tal iba la cosa. De eso hace ya cuatro años y aún sigo sin usar gafas para leer.

Desde entonces he llevado a cabo estudios para investigar si necesitamos «arreglar» nuestras capacidades sensoriales. Karyn Gunnet-Shoval y yo hicimos pruebas de audición a 103 universitarios.[25] A los participantes se les dijo que estábamos interesadas en las diferencias individuales que había durante el procesamiento sensorial y de la información. Entonces, dividimos a los estudiantes en cuatro grupos, les hicimos pruebas de audición a todos y, después, les pedimos que escucharan el pódcast que quisieran. Al primer grupo le dijimos que esperábamos que su audición mejorase en las últimas pruebas por el hecho de haber escuchado el pódcast. Al siguiente, le pedimos que lo escuchara sin más. Al tercero le dijimos que, si escuchaba el pódcast a un volumen bajo, estaría mejorando su capacidad auditiva de forma artificial, lo que después podría resultar en una mejora de su audición. Y al cuarto grupo le pedimos que bajara el volumen y escuchara así la media hora que duraba el pódcast, pero sin darle ningún tipo de expectativas. Así pues, había participantes que esperaban una mejora y otros no, y algunos lo escuchaban con un volumen normal y otros, más bajo.

Los resultados de las pruebas demostraron que, cuando los participantes escucharon el pódcast con un volumen más bajo, tuvieran o no expectativas de mejora, conseguían mejores resultados que en las primeras pruebas. Como pasó con los estudios de la visión, al subir el nivel de complejidad de la tarea, el siguiente intento les resultó más fácil.

COMER CON LA IMAGINACIÓN

Cuando estaba haciendo mi doctorado, leí un artículo para la clase de psicofísica que me marcó. Lo había escrito en 1910 Mary Cheves West Perky, una de las primeras psicólogas estadounidenses.[26] En el artículo, Perky comparaba una experiencia real con una imaginada y, básicamente, descubrió que no había diferencias entre las dos. En sus estudios, por lo que recuerdo, los participantes tenían que mirar una pantalla e imaginar diferentes objetos, como un plátano o un tomate. En algún punto, sin que los participantes lo supieran, una imagen (de un plátano, por ejemplo) aparecía en la pantalla. Cuando les preguntaban después, la gente creía que simplemente lo había imaginado. Últimamente lo he estado pensando, y me cuesta creer que el cerebro esté preparado para diferenciar entre las dos cosas (la realidad y la imaginación), ya que nuestras creencias no dejan de influenciar nuestra percepción. Podemos mirar algo en diferentes contextos y ver cosas diferentes. Si las experiencias reales e imaginadas pueden tener el mismo efecto, se nos abren miles de posibilidades.

Durante los primeros años de mi adolescencia, pasaba los sábados con mi amiga Lois, una chica un par de años mayor que yo, y siempre era ella la que decidía qué haríamos; yo simplemente era feliz con estar con ella y adaptarme al plan. Normalmente solíamos ir a comernos un helado. Como yo siempre me he preocupado por mi peso, pero a ella no era algo que le importara, simplemente me sentaba a su lado y la miraba comerse su copa de helado con frutas o con chocolate caliente por encima. Sentada allí, cada vez que Lois se llevaba una cucharada a la boca, yo me imaginaba que era para mí. Curiosamente, cuando las dos nos levantábamos de la mesa, las dos nos sentíamos satisfechas. Muchos años después, encontré un estudio que llevaron a cabo Carey Morewedge y sus colegas, en el que pidieron a los participantes que imaginaran que comían queso.[27] A algunas personas les dijeron que pensaran que lo hacían muchas veces y a otras que imaginaran que también comían queso, pero menos veces. Los participantes que habían imaginado que habían comido mucho, luego comieron menos cuando les ofrecieron queso de verdad; se habían llenado con la comilona mental que habían hecho antes. Aunque no es un experimento, quizá el ejemplo más dramático del impacto que tiene el hecho de comer con nuestra imaginación lo encontramos en el trabajo de mi antigua colega de Harvard Lenore Weitzman y su coautora Dalia Ofer, de la Hebrew University de Jerusalem.[28]

A partir de los recuerdos y las entrevistas a personas judías que sobrevivieron al Holocausto, Weitzman y Ofer escribieron sobre la obsesión que tenían con el hambre tanto los hombres como las mujeres que habían estado en campos de concentración. Sin embargo, aunque ambos sexos afrontaban y sufrían inanición sistemática, descubrieron que las mujeres tenían más predisposición a adoptar comportamientos que parecían ayudarlas a sobrellevar mejor la situación. Por la noche, después de una larga jornada de trabajo, se solían reunir todas en sus barracas y hablaban de comida, sobre todo la que solían comer durante las festividades judías y los menús tan elaborados que preparaban para las bodas y los *bar mitzvás*. También recordaban juntas (y debatían) el paso a paso de las recetas para hacer las mejores versiones de comidas judías muy conocidas como el *challah* (el pan que se hace tradicionalmente para el *sabbat* judío) y tenían conversaciones que se alargaban durante horas sobre los postres más deliciosos. Como dijo una mujer: «Aprendí a cocinar en Auschwitz; cuando me liberaron y pude salir de allí, tenía la cabeza llena de recetas de postres, la del *palacsinta* (un postre de crepes húngaro) incluso me la sabía de memoria».

Weitzman y Ofer afirman que, de alguna manera, las mujeres se sentían saciadas por el hecho de describir con tanto detalle sus comidas favoritas. Si esto no fuera así y pensar en comida las hubiese hecho sufrir más, ¿por qué personas que se estaban muriendo de hambre dedicarían tanto tiempo a este pasatiempo?

Las mujeres también comentaban que hablar de los recuerdos de sus vidas pasadas las ayudaba, aunque fuera solo momentáneamente, a olvidar el ambiente tan hostil y las humillaciones que se veían obligadas a vivir en el campo. El hecho de hablar de esas comilonas llenas de felicidad las ayudaba a imaginarse un futuro en el que podrían volver a cocinar para sus familias, y el hecho de creer que tenían un futuro les insuflaba fuerza.

Aunque Weitzman y Ofer van con mucho cuidado y sin duda nos recuerdan las consecuencias reales de la inanición que se sufrió en los campos de concentración, destacan que, en algunos casos, incluso hubo mujeres que escribieron libros de cocina (como *In Memory's Kitchen*, que se escribió en Theresienstadt) como testamento de la importancia que tenían esas conversaciones sobre comida y de que el hecho de compartir esas recetas las ayudó a sobrevivir y recordarse que tenían un futuro.[29]

Quizá otros apetitos también pueden saciarse con la mente. Cuando *Mad Men* salió en la televisión, los espectadores querían encenderse un cigarro cada vez que lo hacía alguien de la serie, y es que allí fumaban todos los personajes. Un día encendí la televisión y pillé un capítulo a medias, en el que, curiosamente, alguien estaba apagando un cigarro. En ese momento me pregunté si lo que activa nuestro deseo es el hecho de verlo o si nos encendemos uno porque nos imaginamos fumándolo. Si fuese esto último, entonces no sentiríamos el impulso de fumar si viésemos a alguien apagando un cigarro. También me pregunté si el hecho de imaginarnos fumándonos un cigarrillo entero, como hacía yo con los helados de mi amiga, podría saciar nuestras ganas sin necesidad de encender el mechero. Siento decir que, de momento, tendremos que esperar un poco para los resultados, ya que ahora mismo estoy trabajando para poner a prueba esta hipótesis.

EJERCICIO MENTAL

En un intrigante estudio sobre ejercicio mental que realizaron Vinoth Ranganathan y sus colegas, se compararon participantes que
movieron un dedo o los codos mentalmente durante tres meses
con dos grupos de control: uno que hizo los ejercicios de verdad y
otro que no hizo ninguna de las dos cosas.[30] Los resultados fueron
impresionantes. Comparadas con el grupo que no hizo nada, las
personas que hicieron el ejercicio físico real aumentaron la fuerza
de su dedo un 53 %, y el grupo que lo hizo mentalmente mejoró un
35 %. Dado que es imposible saber con exactitud el nivel de compromiso a la hora de realizar el ejercicio mentalmente, quizá eso
explica la diferencia entre los grupos que trabajaron con su cuerpo o su imaginación. Aun así, los resultados me parecen increíbles.

Los efectos del ejercicio imaginario ya se han demostrado con
otros estudios. Por ejemplo, podemos mejorar nuestro rendimiento en un deporte solo con el hecho de pensar que lo estamos practicando.[31] Un estudio demostró que un programa de ejercicio para
la movilidad de la cadera que se basa únicamente en trabajo mental tenía la misma eficacia que el ejercicio físico real. La fuerza del
músculo de la cadera aumentó un 23,7 % comparado con el 28,3 %
que consiguió el grupo que hizo el programa físico, una diferencia
que estadísticamente supone los mismos resultados.[32] En el estudio
también se contaba con un grupo de control en el que los participantes no recibieron tratamiento y, en ese caso, no se observó ningún tipo de mejora. Un miembro de mi laboratorio, Francesco Pagnini, pidió a un grupo de jugadoras de voleibol que se imaginaran
volando durante cinco minutos.[33] Después se observó que las mujeres saltaron significativamente más alto que el grupo de control al
que solo le habían puesto un vídeo sin relación con el tema.

El concepto del sistema cuerpo-mente también puede ayudarnos a reducir síntomas. En otro estudio, nuestro laboratorio les

pidió a personas con artritis que vieran un vídeo de dos minutos en el que se veían las manos de un pianista mientras tocaba diez días seguidos.[34] Mientras veían el vídeo, los participantes se imaginaban tocando el piano (simulación mental), centraban su atención en algún aspecto musical (escucha consciente) o simplemente escuchaban al pianista tocar y se relajaban. Antes y después del tratamiento se recogieron datos sobre el nivel de los síntomas de la artritis que decían tener, como también sobre su fuerza, destreza y flexibilidad. Aunque en el grupo que se relajaba con la música no se observaron mejoras, los tratamientos que se basaban en la simulación mental y la escucha consciente consiguieron que la gente informara que sí había notado mejoras en sus síntomas y también se consiguieron mejores resultados a la hora de evaluar la destreza y la flexibilidad en los dedos y las muñecas.

POSIBILIDADES INTERESANTES

Hay muchas otras hipótesis interesantísimas que se abren ante la idea del sistema cuerpo-mente. Una de ellas está relacionada con la cirugía plástica. ¿Qué pasa cuando alguien se hace un *lifting* facial? ¿La persona creerá que parece más joven, aunque objetivamente no sea así? Creo que, si realmente se convence de que el cambio ha funcionado, posiblemente sí lo crea. Aun así, aquí no solo entra en juego el sistema cuerpo-mente, sino que quizá la gente de tu alrededor también te empieza a tratar como si fueras más joven, lo cual también tendrá efectos positivos.

El cáncer de mama generalmente se relaciona con las mujeres y no con los hombres. ¿Qué pasaría si una mujer se imaginara que tiene el cuerpo de un hombre? ¿Podría reducir con esta técnica el tumor de su pecho? Aunque quizá parezca una idea muy descabellada, quizá no lo sea tanto. Ya hay datos de investigaciones que demuestran que los hombres transgénero (personas a las que se ha identificado como mujeres al nacer, pero que se identifican como hombres) tienen un riesgo menor de padecer cáncer de mama que la población de mujeres general.[35] Esto resulta incluso aún más interesante cuando se tiene en cuenta que estas personas están tomando hormonas, y que la terapia de reemplazo hormonal aumenta el riesgo de padecer este tipo de cáncer.

Otra explicación que no esté relacionada con la hipótesis del sistema cuerpo-mente es que, para empezar, las personas que se sienten atrapadas en el cuerpo de una mujer tienen más testosterona que la mayoría de las mujeres, y, puesto que esta hormona protege contra el cáncer de mama, tienen menos probabilidad de padecerlo.

En un estudio muy interesante que apoya la idea basada en el sistema cuerpo-mente para explicar por qué los hombres transgénero tienen menos probabilidades de padecer este tipo de cáncer, los investigadores hicieron que los participantes despidieran a alguien, ya que se suele considerar algo que los hombres hacen con más facilidad y puede entenderse como un comportamiento masculino.[36] Los resultados demostraron que cuando las personas fingían despedir a alguien, ya fueran hombres o mujeres, sus niveles de testosterona aumentaban. Estos datos indicarían que simplemente por el hecho de actuar como un hombre estimularíamos la producción de testosterona, lo que reforzaría nuestra protección contra el cáncer de mama.

Todos estos estudios me dejan muy claro las posibilidades que se nos abren si entendemos el cuerpo y la mente como un mismo sistema.

Capítulo 7
PLACEBOS Y CASOS AISLADOS

> Y aun así intentadlo, porque ¿quién sabe lo que es posible?
>
> MICHAEL FARADAY

Mis ideas sobre el sistema cuerpo-mente adquieren nuevas dimensiones cuando las extrapolamos a la investigación sobre los placebos. La mayoría de las personas, cuando piensan en placebo, lo primero que se les viene a la cabeza son pastillas llenas de azúcar que se utilizan en los experimentos donde un grupo recibe el tratamiento real y el otro, el placebo para ver si el medicamento supera el efecto de la pastilla azucarada. Hace muchísimos años, ya se usaron otras sustancias neutras para crear curas. En 1794, Ranieri Gerbi untaba secreciones de gusanos en las encías de los pacientes a los que les dolían los dientes, y su malestar remitía en más del 60 % de los casos durante un año entero.[1] En diferentes momentos de la historia, la gente consideraba que comer pulmones deshidratados de zorro u ojos de sapo, tomar mercurio o recibir un tratamiento de sanguijuelas o de corrientes eléctricas eran curas efectivas. Thomas Jefferson escribió que su propio doctor, un médico renombrado, solía dar placebos a sus pacientes y creía firmemente que las enfermedades eran una cuestión principalmente psicológica.[2] Quizá el médico estadounidense más famoso de principios del siglo XX, Richard Cabot, afirmó: «Me educaron, como supongo que a la mayoría de los médicos, a usar placebos para contrarrestar los síntomas del paciente a través de su mente».[3]

Ha habido muchos otros «tratamientos» que ahora nos parecen excentricidades que han servido de placebos. Franz Mesmer fue un doctor a principios de la década de 1800 que creía que la energía podía transferirse entre objetos animados e inanimados.[4] Siguiendo estas ideas, los hipnotistas usaban imanes, el tacto y agua magnetizada para curar a las personas, supuestamente para «corregir desequilibrios». El caso documentado más flagrante que he encontrado fue uno en el que a una mujer se le presionó la vagina con un imán hasta que «convulsionó», lo cual se interpretó como que el tratamiento había funcionado. En un estudio realizado en 1784, se investigó el hipnotismo «científicamente». El procedimiento fue imantar un árbol y decirles a los pacientes que su tratamiento sería simplemente permanecer a su lado; lo interesante fue que, luego, los llevaban a otro árbol y, aun así, la gente mejoraba. Era su convicción y no el magnetismo lo que los curaba. Me pregunto qué tratamientos hacemos hoy que les sonarán igual de extraños a quienes los lean en el futuro.

Hay dos cosas con las que hay que tener mucho cuidado a la hora de trabajar con placebos. La primera es asegurarse de que son inofensivos. Estar de pie junto a un árbol no imantado es muy diferente a que le cubran el cuerpo de sanguijuelas a alguien. La otra está relacionada con las atribuciones causales. Tenemos que recordar que los placebos son solo el empuje que necesita la mente para sanar el cuerpo, o, mejor dicho, para que sane el sistema cuerpo-mente. Muchas veces se le da demasiada importancia al placebo, que en realidad es irrelevante. Por ejemplo, en la homeopatía se utilizan mezclas de sustancias naturales diluidas en cantidades extremadamente bajas para curar enfermedades. Estas combinaciones están diluidas mil millones de veces. Es una solución correcta, de hecho, es incluso un mejor placebo que la pastilla con azúcar, ya que el azúcar podría provocar reacciones físicas, mientras que la homeopatía es prácticamente indistinguible a beber un vaso de agua. Sin embargo, si un tratamiento de homeopatía funciona, deberíamos darle el crédito a la persona y no a la bebida, ya que ha sido el cuerpo humano el que ha conseguido curarse.

Si no tenemos en cuenta estas advertencias, podemos quedarnos atrapados en un bucle intentando descifrar la causa: ¿el tratamiento homeopático ha funcionado? Pues entonces es que la homeopatía funciona. ¿Que no funciona? Pues será que no hemos tomado la dosis correcta, así que la aumentaremos y ya verás como la historia cambia.

Esto puede resultar prácticamente inofensivo cuando estamos hablando de beber agua, pero, si aplicamos la misma lógica al caso de las sanguijuelas, podríamos acabar con demasiadas sanguijuelas cubriendo el cuerpo de demasiada gente. En ambos casos, si la situación no mejora, lo más sensato sería que buscásemos otras alternativas en vez de seguir intentando lo que claramente no funciona sin pararnos a pensar. En su libro *Pensamiento caja negra*, a esta mentalidad de «un poquito más y acertarás», Matthew Syed la llama «pensamiento de bucle cerrado», que podríamos describir como un triste proceso inconsciente en el que no se llega a ninguna conclusión nueva por mucha información o pruebas que se obtengan.[5]

EL PODER DEL PLACEBO

Ya sea con pastillas de azúcar, inyecciones salinas o cirugías psíquicas, cuando la gente cree que un tratamiento la va a ayudar, suele dar con la solución. Entre uno de los ejemplos más sorprendentes se encuentra el de un paciente a quien le dijeron que, si tomaba ipecacuana, dejaría de vomitar y así fue, aunque justamente esta planta es una medicina para inducir el vómito.[6] Muchos pacientes que reciben antibióticos para el dolor de garganta viral también mejoran, pero este medicamento, que es muy potente contra infecciones bacterianas, realmente no tiene efectos demostrados frente a las infecciones virales. El psiquiatra Irving Kirsch llevó a cabo un estudio muy interesante en el que demostró que la gente se «aceleraba» con la cafeína solo cuando la tomaba y sabía que lo había hecho.[7]

También sabemos que, cuanto más difícil y arduo sea el tratamiento, más probabilidades de que funcione. Eso significa que la cirugía psíquica es más efectiva que las inyecciones, que a su vez darán más resultados que las pastillas. Los datos recopilados sobre la cirugía psíquica son impresionantes. En 1959, Leonard Cobb, un cardiólogo, siguió a pacientes a los que se les había programado la operación para una ligadura de la arteria mamaria interna, una intervención que constriñe los vasos sanguíneos para reducir el dolor del pecho.[8] Cobb descubrió que a los pacientes a los que realmente habían operado no estaban ni mejor ni peor que los que habían pasado por la cirugía psíquica. Las personas de ambos grupos aseguraron sentir alivio inmediato en el pecho y, en los dos casos, esta sensación duró al menos tres meses.

Los estudios han puesto a prueba si la cirugía psíquica funciona tan bien como la tradicional. (Todos los participantes firmaron un consentimiento en el que se les informaba de que podrían estar dentro de un grupo que recibiría placebo.) Uno de estos estudios quiso explorar la eficacia de la implantación intracraneal de células madre de embrión para personas con la enfermedad de Parkison.[9] A los pacientes que estaban en el grupo de la cirugía psíquica les pusieron anestesia y el cirujano les perforó el cráneo para que los pacientes pudieran sentir que la «cirugía» había sido real, pero no les implantaron las células madre. En estos casos, resultó que los beneficios fueron igual de efectivos que en las operaciones reales.

En otro estudio similar, se comparó la cirugía psíquica cuando tenían que operar de la rodilla a las personas. En este caso se les hacía incisiones, pero nada más.[10] De nuevo se comprobó que la operación artroscópica no obtuvo mejores resultados que la psíquica, teniendo en cuenta que a los pacientes se les hicieron pruebas durante dos años para evaluar su nivel de dolor y sus capacidades al andar.

Aunque poca gente hemos pasado por este tipo de cirugías o técnicas, hay muchos datos que confirman la efectividad de placebos más invasivos. En otro estudio a los participantes les pintaron las verrugas con colores brillantes y les dijeron que desaparecerían cuando se fuera la pintura.[11] Y eso fue lo que ocurrió. A las personas asmáticas les dijeron que estaban inhalando un broncodilatador que aumentaría la dilatación de las vías respiratorias y sintieron un cambio significativo a mejor, aunque en realidad lo que les habían dado era un inhalador con un fármaco sin efecto.[12] A pacientes a los que les dolía la boca porque les habían sacado una muela del juicio les dieron un falso tratamiento de ultrasonido y sintieron tanto alivio como las personas que recibieron el tratamiento real.[13] El 52 % de los pacientes con colitis a los que les dieron placebo también afirmaron sentirse mejor y los intestinos inflamados de aquellas personas a las que les habían hecho la sigmoidoscopia también mejoraron en el 50 % de los casos.[14]

El economista conductual Dan Ariely y sus colegas descubrieron que, cuanto más pagamos por las pastillas que tomamos, más efectivas son.[15] Parémonos a pensar sobre esto un momento: si dos personas se toman la misma pastilla, pero con diferentes precios (o si la misma persona compra la cara una vez y la más barata en otra ocasión), ¿en qué afecta la diferencia de precio a su salud? De alguna manera, las expectativas que tiene de que las pastillas funcionen se basan en el precio del tratamiento, por lo que eso supone una diferencia positiva medible. Así pues, si somos nosotros y nuestra mente los que realmente nos encargamos de curarnos, nos podríamos plantear: entonces ¿para qué molestarnos en tomar nada? Quizá es porque nos hemos acostumbrado a depender de los medicamentos y de los tratamientos médicos y no nos damos la oportunidad de mejorar por nuestra cuenta.

En otro estudio, se les pidió a unos estudiantes que llevaran un control de las veces que se resfriaban, de los medicamentos que tomaban para curarse y de su nivel de efectividad. Aquellos que pagaron el precio estándar en vez de comprarlos con un descuento se recuperaron antes.[16] En otro experimento, los mismos investigadores descubrieron que los estudiantes que tomaron una bebida energética más cara estaban menos cansados y demostraron un mejor rendimiento en una tarea en la que había que resolver un anagrama cognitivo.[17] Esta información nos hace plantearnos una pregunta moral; y no, no creo que la respuesta para disfrutar de una mejor salud sea comprar la opción más cara. El mensaje con el que nos deberíamos quedar después de leer estos estudios es que nuestras creencias y pensamientos son una parte fundamental en nuestra salud.

Está demostrado que incluso tenemos expectativas según el color de la pastilla que tomamos. Los estudios demuestran que el color más efectivo para la depresión es el amarillo;[18] el verde, para la ansiedad; el blanco funciona bien para las úlceras incluso si solo contienen lactosa (la cual no funciona para tratar esta dolencia), y las pastillas rojas dan buenos resultados para la energía.[19]

Es más, también hay palabras que funcionan como placebo. Igual que los placebos están condicionados por las respuestas físicas, las palabras también pueden generar respuestas actitudinales o conductuales inconscientes. En alguno de mis primeros estudios observamos que simplemente con la palabra «porque» conseguíamos persuadir a las personas para que hiciesen algo, aunque no les diésemos información nueva.[20] Para demostrarlo nos acercábamos a estudiantes que estaban esperando en una larga cola para hacer fotocopias y les planteábamos dos preguntas: «¿Puedo usar la fotocopiadora?» o «¿Puedo usar la fotocopiadora porque necesito hacer fotocopias?». Date cuenta de que no le estamos dando ninguna razón real de por qué necesito hacer fotocopias. Aun así, mucha gente se creyó el «porque» y nos dejó pasar.

El profesor de matemáticas Alan Sokal de la University College London puso a prueba el poder del lenguaje de una manera similar.[21] Para ello, envió una publicación sin sentido a una revista académica en la que proponía que la gravedad cuántica era un constructo lingüístico y social. Palabras como «gravedad cuántica» elevan el contenido del texto, y a menudo se aceptan sin cuestionarlas. Finalmente aceptaron su artículo, y, según él, fue porque «lo espolvoreé deliberadamente con frases sin sentido que: a) sonaban bien y b) encajaban con las preconcepciones ideológicas del editor».

Después están lo que se llegó a conocer como «estudios del agravio», que realizaron Peter Boghossian, el matemático James Lindsay y la autora y crítica cultural británica Helen Pluckrose.[22] Escribieron y enviaron para publicación académica veinte artículos sobre cosas que directamente eran un insulto flagrante: perros que empezaban a adoptar una cultura de violación; la reescritura del libro *Mein Kampf* de Hitler desde una mirada feminista e ideas similares. Su objetivo era demostrar la falta de rigurosidad académica en las publicaciones científicas, y que incluso se publicaban artículos de temas estúpidos siempre y cuando los hubiesen escrito personas con un buen historial y de renombre. Sorprendentemente, solo les rechazaron seis de los artículos que presentaron; les publicaron cuatro, les aceptaron tres más y estaban preparados para publicar y revisando otros siete cuando revelaron el engaño. Tanto con las pastillas como con las palabras, nos creamos grandes expectativas. Como dice la canción de Paul Simon: «Un hombre oye lo que quiere oír e ignora el resto».

MEDICINA POTENTE

Para lanzar un medicamento al mercado, las compañías farmacéuticas tienen que demostrar con la investigación necesaria que el fármaco resulta más efectivo que un placebo cuando se hacen las pruebas pertinentes en un ensayo clínico controlado al azar. Lo que mucha gente no sabe es que hay muchísimos estudios en los que el placebo funciona tan bien o mejor que el medicamento. Estos estudios no se aceptan para publicarlos y por eso nunca los llegamos a leer. El mensaje con el que deberíamos quedarnos después de hacer estas investigaciones no es la ineficacia de un medicamento en concreto, sino lo efectivo que puede llegar a ser un placebo, sobre todo teniendo en cuenta que los fármacos suelen tener efectos secundarios, y los placebos, por lo general, no. Por eso creo que los placebos son la medicina más potente que tenemos a nuestro alcance.

Si una persona que participa en una investigación espera tener efectos secundarios y no los tiene, puede pensar que está en el grupo de participantes que ha recibido el placebo y, por lo tanto, no esperar ni sentir mejoras. Si los participantes en el grupo del medicamento real tienen efectos secundarios, quizá den por hecho que se han tomado el fármaco y esperen ver resultados. Cuanto mayores sean los efectos secundarios, mayor es la convicción que tiene la gente de que está en el grupo del medicamento real, lo cual significa que, incluso cuando el medicamento da mejores resultados que el placebo, quizá sea por una cuestión de creencias y expectativas.

Un estudio que se realizó en 2009 cuenta la historia de la experiencia que vivió un paciente con tumores cancerígenos grandes como naranjas en las axilas, la ingle, el pecho y el abdomen.[23] Su médico pensó que le quedaban menos de dos semanas de vida, pero luego le dieron un tratamiento experimental y los tumores desaparecieron. Más tarde, se hizo un ensayo con el medicamento y se decidió que no funcionaba y, cuando se lo comunicaron al paciente, sus tumores volvieron a aparecer. Después, el hombre recibió lo que le describieron como una medicación «que multiplicaría sus fuerzas», que realmente era un placebo, y los tumores desaparecieron de nuevo. Llevaba dos meses sin sentir ningún tipo de síntoma cuando leyó un artículo donde se decía que este medicamento tampoco funcionaba y el hombre murió unos días después.

Creo que los resultados de algunos ensayos clínicos son positivos porque animan a la gente a darse cuenta de la variabilidad de los síntomas. Nos tomamos un medicamento y, como esperamos que tenga un efecto, nos fijamos en las diferencias sutiles que sentimos en nuestro cuerpo. Puesto que todos los síntomas van cambiando, habrá momentos en los que sintamos mejoras y, al darnos cuenta, quizá eso nos ayude a creer que el fármaco funciona. La investigación que se ha hecho sobre los antidepresivos apoya esta perspectiva: cuanto más probable es que las personas sepan algo sobre el placebo, más probabilidades hay de que dicho tratamiento tenga un mayor efecto en ellas. La gente busca esos cambios y los encuentra.[24] Es más, hay datos que demuestran que los medicamentos reales funcionan mejor para las personas que experimentan efectos más intensos cuando les dan placebo. Sobre este tema profundizaremos en el siguiente capítulo.

Aun así, la mayoría suele pensar equivocadamente que los placebos no funcionan. Sin embargo, muchas de estas personas creen ciegamente en la neurociencia porque su lógica les dice que, si se puede demostrar que algo está pasando en el cerebro, tiene que ser cierto. Aun así, hay muchos estudios que demuestran que el cerebro responde igual ante un placebo que ante un medicamento real. Como escribió el doctor y autor Jerome Groopman: «Puede ser que, cuanto más descubramos sobre el cerebro, más fácil nos sea olvidarnos de la aparente separación entre cuerpo y mente».

El neurocientífico Tor Wager y sus colegas de Dartmouth College observaron lo que pasa en el cerebro cuando tomamos placebo.[25] Gracias a las imágenes por resonancia magnética funcional (fMRI), descubrieron que un placebo analgésico hacía disminuir la actividad cerebral en «las zonas sensibles al dolor del cerebro (el tálamo, la ínsula y la corteza cingulada anterior) y la anticipación del dolor se asociaba con un aumento de actividad en la corteza prefrontal». Puede ser que ciertas predisposiciones genéticas generen diferentes respuestas en cada persona, pero yo creo que todo el mundo puede beneficiarse del efecto placebo. Si aceptamos que cualquier cosa que pasa en todos los niveles del cuerpo consciente también se experimenta en todos los demás niveles, tiene sentido que haya muchas posibilidades de que los investigadores que buscan pruebas que demuestren el efecto placebo en diferentes partes del cerebro las encuentren.

¿A QUIÉN CREES?

El otro día estaba jugando al tenis y no daba pie con bola. Le pregunté a la mi profesora si creía que tenía que cambiarle las cuerdas a la raqueta y me preguntó cuándo fue la última vez que lo había hecho. La verdad es que no me acordaba, así que decidimos que sería una buena opción. En mi siguiente partido, con mi raqueta reluciente y sus cuerdas nuevas, jugué igual de bien que siempre o incluso mejor. ¿Sería por la raqueta o porque mis expectativas habían hecho que me concentrara más en mis movimientos? Si era esto último, era yo quien tomaba las riendas de mi juego; en cambio, si nos quedamos con la primera opción, la raqueta era la que tenía todo el poder.

Pues lo mismo sucede con los placebos. Sin saberlo, a muchas personas nos dan un placebo para que nos pongamos mejor y, si atribuimos la reducción de síntomas o directamente la cura a esa pastilla que nos dieron cuando en realidad era un placebo, nos quedamos totalmente a expensas de esa medicación. ¿Cuánta libertad ganaríamos si nos dijeran que el medicamento que nos han dado es un placebo? ¿Intentaríamos tomar más la iniciativa para cuidar nuestra salud la próxima vez que apareciera algún síntoma?

Aunque los médicos son reticentes a decirnos que nos han recetado un placebo, quizá deberíamos empezar a cuestionarnos esta norma no escrita. Sin importar lo que yo sé o dejo de saber, si estoy enferma, me tomo una pastilla y me recupero, y resulta que era un placebo, ¿qué me ha curado? Claramente, si la pastilla no hacía nada, he tenido que ser yo. Si la doctora me lo dijera y me ayudara a entender que yo tengo la capacidad de curarme, ¿me proporcionaría eso más posibilidades de controlar mi salud la próxima vez que me pasase algo? La doctora seguramente no me dice que es un placebo porque cree que, si lo hace, dudaré de lo siguiente que me recete. Decirnos la verdad le supone un sacrificio: si nos dice que lo que nos ha dado es un placebo para que podamos adoptar un papel más activo en la gestión de nuestra salud, corre el riesgo de que dejemos de creer que la medicina tiene algún sentido. Dicho con otras palabras: ¿qué es mejor, que nos ayuden a creer más en nosotros mismos y nuestras capacidades o en una pastilla?

Cada vez hay más estudios que investigan sobre el «placebo explicitado». De hecho, ya en 1965, hubo investigadores que exploraron los efectos que experimentaba la gente después de darle placebo sabiendo que lo era.[26] En esos estudios se descubrió que la transparencia no implicaba que los efectos de la pastilla desaparecieran; es decir que tomar placebo, aun sabiendo que lo es, puede reducir los síntomas. Más recientemente, el placebo explicitado se puso a prueba con las personas que han superado un cáncer.[27] Había casos en los que el tumor desaparecía, pero el cansancio persistía. Otros científicos exploraron los efectos de un placebo en comparación con un tratamiento en supervivientes de cáncer que seguían viviendo con fatiga.[28] Durante tres semanas, hubo participantes que recibieron una pastilla marcada como placebo mientras que a otras personas les dieron el tratamiento al que estaban acostumbradas. A pesar de haberles dejado claro que era un placebo, las pastillas tuvieron un efecto positivo en su salud. Desde mi punto de vista, esta información indica que, siempre y cuando a los pacientes les generen expectativas positivas, un tratamiento abierto de placebo debería funcionar.

REMISIONES ESPONTÁNEAS

Como ya he explicado en la introducción, la experiencia que tuvo mi madre con el cáncer me dejó con muchas preguntas sin resolver. En el momento en el que se encontró un bulto debajo del brazo, los hospitales y los médicos cogieron las riendas de la situación y de su vida. Le programaron una biopsia para ver si la zona principal estaba en el pecho y yo pregunté cuáles serían los siguientes pasos si estaban en lo cierto. Su respuesta fue que tendrían que hacerle una mastectomía total. Entonces les pregunté qué harían si el origen del tumor no estaba en el pecho y me dijeron que le tendrían que hacer una mastectomía total. Si tenían claro que la mastectomía era el siguiente paso sin importar el resultado que obtuvieran, ¿por qué la tenían que hacer pasar por otra biopsia? Por aquel entonces era joven, por lo que lo único que hacía era plantear preguntas sin intentar cambiar el plan de acción cuando me daban las respuestas.

La operaron y estuvo en casa durante un tiempo, pero cuando le hicieron más TAC vieron que el cáncer no había desaparecido. En este punto, a pesar de creer en el poder que nos da la sensación de control, fui yo quien cogí la batuta y empecé a gestionar la situación. Hice todo lo que pude por evitar que la visitara cualquiera que sintiera lástima por ella o tuviera una visión pesimista de la situación. Le explicaba las historias de gente que se había recuperado y estaba genial, e incluso le pedí a una de esas personas, que había venido al hospital a hacerse una revisión, que fuera a verla. La mujer le contó a mi madre que los doctores le habían dado seis meses de vida y que, como se los creyó, se gastó prácticamente todo su dinero. Un año y medio después seguía con vida, pero sin los recursos necesarios para poder disfrutarla.

Cuando le empezaron a dar quimioterapia, mi madre sufrió nauseas, perdió el pelo y pareció que todo había sido en balde. Los siguientes resultados de los TAC revelaron que el cáncer se había expandido al páncreas y ahí fue cuando los doctores le dijeron que apenas le quedaban un par de meses de vida.

Entonces, como si nada, el cáncer desapareció. No había ni rastro en los TAC, se había esfumado. Fue una remisión espontánea.

Como su caso solo fue la única muestra, y no la podemos comparar con ningún otro grupo, no había, ni la hay ahora mismo, manera de saber con exactitud por qué pasó. Sin embargo, desde ese momento las remisiones espontáneas han sido una cosa que me ha interesado.

Son reales y el mundo de la medicina no tiene una explicación clara de por qué ocurren. Quizá pienses que, cuando se da una remisión espontánea, eso debería hacer que la gente perdiera la etiqueta que se le asigna cuando le diagnostican cáncer puesto que ya no lo tiene, pero lamentablemente no es así. Por suerte, los médicos ahora ya no sentencian en voz alta eso de «Volverá» cuando ven una remisión espontánea (como sí se lo hicieron a mi madre), pero les costará pensar lo contrario. Su experiencia les dice que ya han visto a otros pacientes que las han tenido y que luego se van igual que han llegado y la enfermedad vuelve a la carga. En muy pocas ocasiones ven gente que sí se cura para siempre, así que es razonable que deduzcan que las remisiones espontáneas no son para siempre. Aun así, no podemos afirmar si la mayoría son permanentes o desaparecen.

Sin embargo, para el paciente, el momento en el que descubre que ha mejorado es muy importante y delicado. Quizá los médicos deberían recibir una formación específica que los preparase para comunicar estas grandes noticias de una manera en la que los pacientes pudieran procesar la información de una forma apropiada y consciente. Si en cambio se les vende como un milagro o un fenómeno sin explicación y, seguidamente, los avisan de que deberán tener revisiones constantes, el mensaje implícito que les llega es un futuro pesimista en una situación que no invita a la reflexión ni a la acción, cuando en realidad se supone que están recibiendo buenas noticias. ¿Qué pasaría, si en vez de eso, cuando los médicos se encontraran en una situación así, les recordaran a sus pacientes el poder que tiene la mente y les explicaran que la mente y el cuerpo son un único sistema que trabaja unido? ¿Qué pasaría si les dijeran que, aunque aún se están haciendo muchos estudios y nos quedan muchas cosas por descubrir sobre cómo funciona el cáncer, las remisiones espontáneas y permanentes son una realidad? ¿Qué pasaría si les dijeran que esas remisiones implican que el cáncer ha desaparecido por completo y que los pacientes están sanos, por lo que no hace falta hacerles más revisiones que a cualquier otra persona? Algo como «Envíame una postal para las fiestas» o «Estás estupendamente, pero te voy a echar de menos. ¿Qué te parece si me llamas de aquí a un par de meses y me cuentas qué tal te va?» quizá serían formas mucho mejores de cerrar un proceso terapéutico que decirle a alguien: «Seguiremos haciéndote análisis y pruebas cada mes».

Cuando la gente se cura sin que la medicina haya tenido nada que ver, sin duda deja a los médicos desconcertados. Sin embargo, los casos de las remisiones espontáneas son una prueba más de que el sistema cuerpo-mente existe: cuando en nuestra mente creemos realmente que estamos bien, puede que simultáneamente se den cambios en nuestro cuerpo. Aun así, es muy difícil convencer a tu mente de que todo está bien y no dudar después de haber recibido el diagnóstico de una enfermedad grave.

«La ciencia ignora los casos de remisiones espontáneas porque se centra demasiado en buscar promedios estadísticos», afirma James Gordon, doctor en medicina y profesor en la Georgetown Medical School. «Eso no es ciencia, es ciencia para lo que interesa. Incluso si ocurren tan solo en contadas ocasiones, estos "milagros" son el tipo de excepción que rompe el paradigma dominante y que inevitablemente crea nuevas áreas de estudio.»[29]

Aunque pueda parecer que las remisiones espontáneas son casos aislados, no estoy segura de lo infrecuentes que son realmente. Al fin y al cabo, como mucha gente no va al médico cuando está enferma, es imposible saber cuántas personas las experimentan después de tener enfermedades que ni siquiera sabían que tenían. Además, todos conocemos gente que ha padecido enfermedades graves y que ha vivido muchos más años de lo que le habían dicho, y me puedo imaginar perfectamente que muchas de esas personas no han llamado a su médico para comunicarle que siguen vivas, por lo que sus datos no se incluirán dentro de las estadísticas médicas oficiales.

Los doctores Gary Challis, de la Carleton University, y Henderikus Stam, de la University of Calgary, revisaron casos de remisiones espontáneas y concluyeron que, aunque hay poca información que explique por qué tienen lugar, los patrones de comportamiento y las pruebas anecdóticas sobre las creencias de los supervivientes desempeñan un papel.[30] Kelly Ann Turner, una investigadora de la University of California de Berkley, entrevistó personas de once países y encontró patrones de comportamiento similares, entre los cuales estaba que la gente era más positiva, confiaba más en los demás, era espiritual y tomaba vitaminas.[31] Evidentemente, no sabemos si estas características eran una respuesta por el hecho de sobrevivir o si los atributos tuvieron un peso en los acontecimientos. Otros investigadores han observado que muchas personas que han conseguido superar el cáncer creen en algo más grande que podría curar su cuerpo, lo que sugiere que nuestros pensamientos sí importan y pueden tener un impacto en nuestro cuerpo.

Después de que nos diagnostiquen cáncer resulta difícil creer que estamos sanos. Sin embargo, desde 1978, cuando el cáncer de mi madre desapareció, hasta el día de hoy, he creído que, si nuestra mente está totalmente sana, nuestro cuerpo también lo estará. Por eso, en mi cabeza, la psicología puede que sea la respuesta que nos ayude a resolver el misterio de las remisiones espontáneas. El tiempo y la investigación dirán. Aun así, de momento podemos decir que, siempre y cuando dichas creencias no nos hagan rechazar el cuidado médico, sus inconvenientes son mínimos, excepto en un caso.

Si estoy en lo cierto y nuestra mente tiene mucho más control sobre nuestra salud de lo que la mayoría cree, ¿eso significa que las personas que padecen enfermedades y sufren de una mala salud tienen la culpa? La respuesta es claramente que no. De todas maneras, si prácticamente a cada paso que damos la cultura en la que hemos nacido nos enseña a ver la mente y el cuerpo como entidades separadas, no es de extrañar que la gente se lo acabe creyendo. Es lo mismo que cuando, en el colegio, nos enseñan cosas que acaban siendo falsas. No podemos echarle la culpa a nadie por creer que 1 + 1 es igual a 2, si es lo que le han enseñado. Sin embargo, si sumas una nube con otra, siguen formando una más grande; si sumas una pila de ropa sucia más otra pila, te sigue saliendo una; un chicle más otro también se convierten en uno, y así con un montón de cosas. Por lo tanto, 1 + 1 no siempre son 2. Sin duda, si tenemos un sistema numérico binario y no uno con 10 números, 1 + 1 se escribirá 10. A medida que vamos obteniendo nuevos resultados sobre el sistema cuerpo-mente con los estudios que elaboramos en otros laboratorios y en el nuestro, quizá llegue un momento en el que nos enseñen a todos cómo conseguir vivir en un cuerpo consciente. Hasta entonces, podemos aprovechar todos estos descubrimientos y mejorar nuestra salud a partir de este momento.

UBICAR LA MENTE EN EL CUERPO

Empecé a leer sobre la psicología del estrés cuando estaba estudiando mi doctorado y he llegado a la conclusión de que el estrés causa más muertes que las cardiopatías o el cáncer. Con cada estudio sobre salud que he realizado, me he convencido más de los efectos tan dañinos que conlleva.

Cuando quise empezar a desarrollar estudios sobre ello y centrarme en los efectos que tenía el estrés en las enfermedades, lo primero que hice fue llamar a algunos de los oncólogos más destacados. A muchos les intrigó el planteamiento de que quizá el nivel de estrés que sufría una persona podía predecir el curso de una enfermedad. Si pudiésemos averiguar el nivel de estrés de las personas a las que acababan de diagnosticarles cáncer, por ejemplo, ¿nos daría esa respuesta más información sobre el curso que seguiría la enfermedad y tendríamos una mejor probabilidad de morbilidad que el diagnóstico inicial?

Era bastante obvio que iba a ser difícil recopilar la información para hacer el estudio, y cada médico con el que hablaba sin excepción, a pesar de coincidir conmigo y creer que quizá tenía razón, enumeraba una lista con todos los posibles problemas. Cuando a una persona le acaban de informar de que tiene una enfermedad grave, participar en un estudio no es lo primero que se le pasa por la cabeza. Más adelante, encontrar pacientes con las mismas condiciones excepto el nivel de estrés también resultaría difícil. Después, a medida que la enfermedad progresara, los niveles de estrés cambiarían, así que, incluso si fuésemos capaces de diseñar un estudio consiguiendo los requisitos anteriores, ¿quién lo financiaría? Las fuentes que invierten en las investigaciones médicas podrían considerar que el trabajo es psicológico y fuera de su campo. Y algo parecido podría suceder con los inversores de la investigación psicológica, ya que el estudio tocaría temas fuera de su ámbito de interés. Aun así, cada año, los expertos que estudian enfermedades concretas llegan a las mismas conclusiones sobre el efecto que tiene el estrés sobre la dolencia concreta que les atañe. Mientras tanto, el papel que desempeña el estrés cada vez parece más claro y, como pasa con la mayoría de las ideas revolucionarias, quizá llegue el punto en que sea tan evidente que la gente crea que no merece la pena invertir tiempo y dinero en estudiarlo.

Sin embargo, el sistema cuerpo-mente afecta más allá de los efectos negativos del estrés en nuestra salud. Mis estudiantes y yo hemos podido llevar a cabo diferentes estudios relacionados con la diabetes, el sistema inmune y varias enfermedades crónicas para poner a prueba la hipótesis del sistema cuerpo-mente.[32] Primero, buscamos personas con diabetes tipo 2 para participar en un estudio supuestamente centrado en los efectos de la diabetes en el funcionamiento cognitivo. Después de hacerles pruebas para comprobar su nivel de glucosa en sangre, los participantes tenían que jugar a videojuegos sencillos y debían estar pendientes del reloj que tenían encima de la mesa porque les habíamos pedido que cambiaran de juego cada quince minutos más o menos, así nos asegurábamos de que miraban la hora.

La gente con diabetes de tipo 2 sabe que sus niveles de azúcar cambian cada par de horas según la biología que tengan. En muy pocos casos creen, si es que existe alguno, que también pueden cambiarlos en función de sus pensamientos y creencias. Aun así, yo sí lo creía. Tuve la idea la primera vez que me comí una berlina de la famosa cadena Krispy Kreme en 2002. Si examinásemos bien una berlina con los ojos y con el olfato y nos imaginásemos comiéndola (cualquier cosa menos llevárnosla a la boca), ¿subirían nuestros niveles de azúcar? Por fin había llegado el momento de descubrirlo. A los participantes de nuestro estudio les asignaron una de estas tres situaciones al azar: uno de los grupos tenía el reloj en hora; otro grupo tenía un reloj que se movía el doble de rápido y al último grupo le habían puesto delante un reloj que tardaba el doble de tiempo en avanzar. La pregunta que queríamos responder era si sus niveles de azúcar cambiarían según el tiempo real o el que percibía su mente. Los resultados demostraron que el tiempo percibido tenía más peso que el real y se tuvieron en cuenta otros parámetros para descartar que el estrés o el entretenimiento pudieran ser explicaciones alternativas.

En un segundo estudio, investigamos el impacto que tenían los componentes psicológicos en el metabolismo diabético; de nuevo, un proceso fisiológico que la mayoría cree que es inmune a las idiosincrasias de la cognición subjetiva. Concretamente, queríamos comprobar si las diferencias en la cantidad percibida del consumo de azúcar tenían un efecto en los niveles de glucosa en sangre en las personas con diabetes tipo 2. Nuestra hipótesis era que la cantidad percibida de consumo de azúcar tendría un efecto sobre los niveles de glucosa incluso en los casos en los que el consumo hubiese sido el mismo. Invitamos a las personas con diabetes tipo 2 a probar unos refrescos dos veces, y dejamos pasar tres días entre cada prueba. Además, nos aseguramos de que miraban la etiqueta y leían las indicaciones nutricionales, que habíamos cambiado de una sesión a la otra, aunque el contenido de los dos refrescos era idéntico durante todo el estudio. Pues bien, cuando analizamos los niveles de glucosa en sangre antes y después de que las personas bebieran los refrescos, comprobamos que los resultados reflejaban el consumo de azúcar percibido y no el real. Cuando la gente leía en la etiqueta que la bebida contenía un alto nivel de azúcar, la glucosa se les disparaba después de beberla.

Se ha demostrado que el brócoli ayuda a promover la sensibilidad a la insulina y reducir los niveles de glucosa en sangre en personas con diabetes de tipo 2. Piensa por un momento en el perro de Pávlov, que salivaba solo con ver u oler el trozo de carne después de haberlo conectado repetidamente con la idea de ingerirla. Si antes de comértelo, te parases a oler el brócoli, creo que podrías conseguir una respuesta condicionada al olor. Si eso fuese así, la gente con diabetes tipo 2 podría conseguir reducir sus niveles de azúcar en sangre solo con oler un plato de brócoli. Con el tiempo, podrían lograr el mismo efecto solo con imaginarse que lo están comiendo. Cuando aceptamos y aprovechamos lo que el sistema cuerpo-mente nos puede ofrecer, nos damos cuenta de que hay un sinfín de posibilidades a nuestro alcance.

Quizá muchos de nosotros sabemos que la percepción de los olores (el olfato) supone el 85 % de la percepción del sabor. Por eso, cuando tenemos una congestión nasal, la comida pierde parte de su gracia. No nos resulta sorprendente que, en algunos ensayos clínicos, se hayan descubierto diferentes maneras en las que el olor puede aumentar el apetito, suprimirlo y cambiar las preferencias que tenemos hacia ciertos alimentos. Esto podría indicar que el olfato nos ofrece una oportunidad para saciarnos y perder peso. Huele un cruasán primero y querrás comer más. Huele un poco de chocolate y te pasará lo mismo. En cambio, si antes de comerte el cruasán o el trozo de chocolate hueles un filete, seguramente te apetezca menos. Esta información nos ofrece alternativas interesantes para controlar nuestro peso, pero eso no es lo único que podemos cambiar si sabemos aprovechar el poder del olfato con consciencia.

Proust hablaba de algo mucho más grande de lo que ni él mismo se dio cuenta cuando se comió un trocito de magdalena bañado en el té de tila de su tía y la mente se le inundó de recuerdos. Los olores y los sabores del pasado nos hacen revivirlo como si estuviésemos allí y por eso pueden ayudarnos a conseguir el efecto del que hablaba antes en el que «atrasamos nuestros relojes».

Alia Crum y sus colegas llevaron a cabo un estudio que también aporta información que apoya la idea del sistema cuerpomente.[33] Tuvo que ser un estudio muy divertido, ya que a todos los participantes les dieron batidos. A algunos, sin embargo, les hicieron creer que el batido tenía muchas calorías (620 para ser exactos) y a otros que era una opción «baja en grasas» (con solo 140 calorías), aunque en realidad las calorías eran las mismas en ambos casos. Los investigadores analizaron la grelina, conocida como la hormona del hambre, ya que el estómago la produce y su nivel aumenta antes de las comidas, cuando solemos tener hambre. Las personas que creían haber tomado un batido muy graso tuvieron un gran descenso en los niveles de grelina, que coincidía con el nivel de saciedad que sentían.

En uno de nuestros estudios más recientes, mi estudiante de doctorado Peter Aungle quiso observar la cicatrización de heridas en función del tiempo real o el percibido.[34] Con toda la razón del mundo, al tribunal de revisión institucional no le gustaría que fuéramos por ahí cortando a la gente para hacerle heridas y que pudiésemos comprobar nuestra hipótesis, por lo que decidimos buscar personas para el estudio con las que valoraríamos la efectividad de la terapia con ventosas de la medicina china. Esta técnica conlleva un proceso en el que se colocan unas ventosas en diferentes partes del cuerpo para aumentar el flujo de sangre en la zona donde buscamos una reparación celular, y así conseguir una disminución del dolor y un aumento del *chi* o energía vital. Estas ventosas, al final de la sesión, dejan un morado circular en el lugar donde se colocan. De todas formas, nuestro objetivo al usar este método era solo crear una «herida» leve y comprobar lo rápido que podía curarse dependiendo de las expectativas. Con esa idea en mente, les pedimos a los participantes que se mirasen los morados cada pocos minutos y cada uno tenía asignadas tres sesiones. En una sesión el reloj que tenían para ir haciendo sus chequeos iba el doble de rápido, en otra el reloj tardaba el doble de tiempo en avanzar y en la otra sesión el tiempo transcurría con normalidad. El orden en el que los participantes veían los diferentes relojes se iba cambiando sistemáticamente. ¿La curación de la herida dependería del tiempo real o del que percibían los participantes? Y tal y como esperaban los investigadores, las heridas mejoraron en función del tiempo percibido y no del real. Es decir que, comparando los resultados con el tiempo real, la herida mejoró más rápido cuando el reloj iba acelerado y tardó más en desaparecer cuando la gente tenía delante el reloj que avanzaba más despacio.

En otra serie de estudios valoramos el sistema inmune y el «efecto nocebo» en la sintomatología del resfriado común y la función inmune.[35] Un nocebo es lo contrario a un placebo, y la expectativa era que se conseguirían resultados negativos a partir de un tratamiento falso. En nuestra investigación, nos preguntamos si las expectativas podían hacer que la gente se resfriara aunque no hubiese estado expuesta al virus. Llevamos a cabo dos estudios para comprobar la hipótesis de que, solo con la idea de que teníamos un resfriado sin haber estado en contacto con el virus, las posibilidades de desarrollar los síntomas aumentarían. Preparamos dos intervenciones para generar la mentalidad de nocebo: les pedimos a los participantes que actuaran como si tuvieran un resfriado y luego les dijimos que estaban en una fase inicial para contraerlo. Las personas que ya tenían una predisposición a resfriarse y las que siguieron nuestras indicaciones resultaron tener más síntomas y más posibilidades de coger un resfriado al final de las sesiones del estudio. También observamos cambios en las inmunoglobulinas de los participantes, los anticuerpos que combaten los virus y las bacterias y protegen nuestras membranas mucosas.

En estos experimentos, en cuanto los participantes llegaron al laboratorio, los investigadores les tomaron una muestra de inmunoglobulina A (IgA) de la saliva. Los niveles de IgA aumentan cuando las personas se exponen al virus del resfriado común, así que sería lo que nos permitiría demostrar si los tratamientos funcionaban a la hora de inducir el resfriado. También valoramos los síntomas usando un cuestionario sobre el resfriado común, que evalúa los síntomas en cuatro ámbitos: los síntomas generales, nasales, en la garganta y en el pecho. A la mitad de los participantes les pedimos que pensaran que tenían un resfriado y que se imaginaran los síntomas, además de estar rodeados de estímulos relacionados con el tema, como pañuelos, caldo y vaselina. A estos participantes también les hacíamos ver un vídeo de gente tosiendo y estornudando.

Los miembros del grupo con el que comparamos a estos participantes también rellenaron el mismo formulario, pero vieron un vídeo neutral de un taller de punto de cruz. Seis días después, llamamos a los participantes de ambos grupos y les preguntamos si estaban resfriados. El 38 % de las personas a las que habíamos predispuesto a que lo desarrollaran lo estaban, en comparación con solo el 5 % del otro grupo.

Que alguien te diga que tienes un resfriado es una situación relativamente pasiva, aunque creas que esa persona es un profesional médico. ¿Qué pasa si en lugar de eso te imaginas activamente que lo tienes? Por un lado, pierdes la convicción pasiva y la confianza en el doctor que te dice que tienes un resfriado, pero, por otro, requiere un proceso mental más activo. ¿Cuál es la opción más convincente? Descubrimos que la respuesta es la última opción: cuando la gente se imaginaba que tenía un resfriado había más probabilidades de que acabase teniendo más síntomas. En otras palabras, una imaginación activa tiene más poder e inmediatez que el hecho de aceptar información externa de forma pasiva. Con el tiempo, sin embargo, el efecto es diferente: los participantes que habían vivido la situación pasiva tenían más probabilidades de informarnos de que tenían un resfriado una semana después. Quizá la imaginación actúa con más rapidez, pero sus efectos también desaparecen más rápido, mientras que, cuando nos dan el «diagnóstico» de que tenemos un resfriado, guardamos esa información en el cerebro durante unos días, lo que hace que su credibilidad aumente.

Y los resultados más potentes de toda esta primera investigación los vimos en la combinación de ambas situaciones. A esos participantes primero se les pidió que imaginaran activamente que tenían un resfriado y luego el «médico» les informó de que efectivamente lo tenían. En este grupo, los participantes llamaron más para informar de que se habían resfriado. Dicho de otro modo, estas personas son las que más convencidas estaban de que habían enfermado. ¿Y lo estaban? Sí, como sus niveles de IgA elevados indicaban, su cuerpo sin duda estaba luchando contra el virus.

Todo esto para decir que por lo que parece es posible resfriarse sin que haya contacto con el virus.

Sin duda, el resfriado no apareció de la nada, podría ser que en los dos estudios se despertara un virus latente. Si los participantes pueden activar un virus latente solo con su mente, quizá no es tan disparatado imaginar que también podrían bloquear o aliviar uno activo.

Quizá se podría pensar que la reacción esperable de una persona en el mundo académico de la medicina al ver estos resultados podría ser de sorpresa o escepticismo. Sin embargo, lo que hemos descubierto a partir de los informes de los doctores que han revisado nuestro manuscrito sobre los resultados de los estudios ha sido justo lo contrario. Uno de los revisores lo descartó por falta de originalidad, ya que ya habíamos publicado el artículo sobre la diabetes. Daba la sensación de que ahora todo el mundo ya estuviese totalmente convencido del sistema mente-cuerpo y por lo tanto ya no hubiese necesidad de llevar a cabo más estudios al respecto. Los expertos estaban sugiriendo que era obvio que las personas experimentasen síntomas de un virus, aunque no hubiesen estado expuestas a él. Si eso fuera así, entonces lo contrario también sería cierto, lo cual desmoronaría toda la industria farmacéutica dedicada a reducir los síntomas del resfriado.

Como se cree que dijo Schopenhauer: «Toda investigación pasa por tres fases: primero la ridiculizan; después se enfrenta a una oposición exagerada, y por último se acepta como algo obvio». Esto nos dice que no solo es difícil cambiar la mentalidad de las personas, sino que, además, cuando por fin cambia, la gente finge que siempre había pensado así. El editor de otra revista, que sí aceptó el estudio, claramente no había llegado a la tercera fase.

Desgraciadamente, sigue habiendo una fuerte convicción sobre el dualismo entre cuerpo y mente. Si dejamos los trastornos psicogénicos como la histeria a un lado, la creencia más extendida sobre la mayoría de las enfermedades – desde un resfriado común hasta el cáncer – sigue siendo que para enfermar tiene que haber habido contacto con una bacteria o un virus. Sin embargo, los resultados que estamos obteniendo a partir de la investigación que estamos realizando en nuestro laboratorio y los de otros psicólogos está cuestionando esta visión. Puede que incluso una enfermedad como el resfriado común sea resultado de nuestra mente.

Nuestra investigación sobre mindfulness nos está haciendo replantearnos muchos límites que habíamos dado por hecho sobre salud y bienestar. Cuando dejamos de aceptar las etiquetas de forma pasiva, generamos expectativas positivas en vez de pesimistas y reconocemos el poder del placebo, con lo cual ampliamos las posibilidades de ambas cosas, de nuestra salud y de nuestro bienestar. Gracias a la investigación que otros y yo misma hemos llevado a cabo, creo que ya contamos con la información y los estudios necesarios para que por fin abandonemos las restricciones inconscientes que nos han impedido durante demasiado tiempo disfrutar de nuestra salud al máximo.

Capítulo 8
ATENCIÓN A LA VARIABILIDAD
Cuando los síntomas cambian, pero la mentalidad no

> No podemos conocer bien ninguna enfermedad que haya sufrido una persona, dado que cada individuo tiene sus propias peculiaridades y siempre desarrollará una enfermedad propia, única, diferente y complicada, que pasará inadvertida para la medicina.
>
> León Tolstói

La vida, como la realidad en general, está llena de incertidumbre y en constante cambio. Una parte de nosotros lo sabe porque nos damos cuenta cuando las cosas buenas cambian para mal (aunque luego no ponemos la misma atención si una mala situación mejora). Cuando nos enfrentamos a un diagnóstico médico, sin embargo, no solemos aceptar esa falta de certeza total; si no hay una intervención médica o un médico que nos diga que estamos bien, tendemos a asumir que el diagnóstico siempre será el mismo, igual que los síntomas, y que nuestras reacciones a esos síntomas serán siempre las mismas. Eso pasa sobre todo cuando se trata de una enfermedad crónica; precisamente porque la llaman «crónica» damos por hecho (y no investigamos más) que los síntomas siempre serán los mismos o, en cualquier caso, empeorarán.

Aunque los cambios en nuestra salud o los síntomas que experimentemos puedan ser leves, si les prestamos verdadera atención, nos daremos cuenta de que a veces mejoran y otras empeoran. Creo que la clave para controlar nuestra salud puede estar en la identificación de esos cambios sutiles. Sin duda, el hecho de percibir estas pequeñas variaciones, preguntarnos por qué están ocurriendo y luego poner a prueba la hipótesis que hayamos pensado podría cambiar radicalmente la manera en la que afrontamos todas las enfermedades. Si damos por hecho que las cosas van a seguir siempre igual o que, si cambian, será para peor, nos perdemos la oportunidad de comprobar si tenemos este tipo de control sobre nuestro cuerpo.

Hazte esta pregunta, es fácil: si te han diagnosticado una enfermedad, pero después, en algún momento del día, no tienes los síntomas que se esperan, ¿la sigues teniendo? Vamos al médico en un momento concreto. La información que recopilan allí durante la visita (nuestros niveles de colesterol, la vista, la presión, el dolor que sentimos, el pulso y demás) se guarda en nuestro expediente como si nos hicieran una fotografía instantánea de nuestra salud, la que teníamos ese día en el que nos habían dado la cita con el médico. Esos niveles y marcadores de salud no son algo estático, fluctúan a lo largo del día, de la semana y de los meses. Aun así, por lo general solemos estar ciegos a esas fluctuaciones y tratamos esos números como si fuesen algo físico, una base estable, por lo que, cuando nos dan un diagnóstico, siempre pasa lo mismo: tratamos los síntomas como si no cambiaran, cuando en realidad no dejan de hacerlo. A veces el dolor aumenta, a veces disminuye y, entonces, volvemos a hacernos esa sencilla pregunta: cuando no tenemos síntomas, ¿no estamos sanos?

Cuando hablo de esto en mis clases o conferencias, a veces pregunto a las personas del público si alguien sabe sus niveles de colesterol y, cuando alguien orgulloso del resultado levanta la mano para decírmelo, le pido que me diga cuándo se hizo el análisis. Por lo general, la gente suele contestar que por lo menos hace seis meses, pero, incluso si me dijesen «ayer», les seguiría preguntando lo mismo: «¿Y desde entonces no has comido ni has hecho ejercicio?». Si con eso no entienden lo que les quiero decir, les lanzo esta afirmación: «Si no vuelves a hacerte otro análisis, te morirás estando sano».

Por suerte, cuando esperamos tener un síntoma, tendemos a usarlo para explicar cualquier cosa que nos pase y ni siquiera pensamos que puede ser por otro motivo. Por ejemplo, pongamos que tienes artritis, así que, cuando una mañana te levantas y te duele mucho el hombro, no le das vueltas, pero, en realidad, ¿el dolor que tienes será causa de la artritis o simplemente porque esta noche has dormido fatal? O quizá ha sido porque la noche anterior te quedaste sentado en el sofá viendo la tele durante horas en una mala postura. Si en realidad el problema ha surgido mientras dormías o al ver la tele, puedes hacer algo para evitar que te vuelva a pasar, pero solemos acostumbrarnos a los dolores que tenemos y damos por sentadas cosas que impiden que busquemos soluciones para mejorar nuestra situación.

Así pues, ¿qué deberíamos hacer? La idea es que no solo prestemos atención cuando notemos un síntoma, sino que también lo hagamos cuando desaparezca o el nivel de intensidad cambie. Tenemos que fijarnos más en la variabilidad de nuestros síntomas y preguntarnos qué ha podido pasar para que en un momento nos sintamos mejor y en otro peor.

DARLE PESO A LA VARIABILIDAD, LA INCERTIDUMBRE Y LA ATENCIÓN PLENA

Aunque los profesionales sanitarios deben usar un determinado vocabulario para sintetizar las complejidades de la salud y las enfermedades —como, por ejemplo, hablar de que una persona está en estadio 3 o 4 del cáncer — , la mayoría de los doctores acaban viendo a sus pacientes como personas únicas y diferentes, y, siempre que pueden, intentan evitar la idea de que un tratamiento le va bien a todo el mundo. Pero la cuestión no es que todas las personas seamos diferentes entre nosotras en muchos aspectos importantes, sino que nosotros somos constantemente diferentes de nosotros mismos. Así es: nada de lo que forma parte de nosotros sigue siendo nosotros. Los átomos que conforman nuestro cuerpo no son los mismos que hace un segundo; de hecho, cada siete o diez años prácticamente el cien por cien de los átomos de nuestro cuerpo son nuevos.

Reflexionemos un momento sobre lo que implica esto en el plano médico. No se hacen pruebas para testear los medicamentos con clones genéticos; las personas que participan en este tipo de pruebas pueden ser altas, bajas, gordas, delgadas o con un metabolismo que es más rápido o más lento. Aunque a cada persona nos receten una dosis que supuestamente han calibrado para nosotros al menos teniendo en cuenta nuestra masa corporal, por lo general nos tomamos la medicación sin cuestionarnos nada y pensando que está hecha para nosotros, pero no es así, y por eso tenemos que estar muy conectados con nuestro cuerpo, ser conscientes de lo que nos estamos tomando y estar muy atentos a los pequeños efectos que pueda ocasionar. De esta manera, después, podremos comentarle a nuestro equipo médico si creemos que tenemos que tomar más o menos, o incluso dejar la medicación por los efectos que está teniendo.

Sin embargo, aunque los doctores son conscientes de que una persona puede sentir unos síntomas diferentes a otro paciente, no son tan receptivos ante la idea de que un síntoma pueda variar si los cambios los experimenta esa misma persona. Sin duda, a cualquier doctor que le pregunten si los síntomas son siempre los mismos responderá que no, pero a la hora de la verdad no prestan tanta atención a esas diferencias. No podemos esperar que los médicos nos hagan pruebas de la vista, analíticas de sangre o que nos tomen la presión, el pulso y la temperatura cada día, y menos cada hora. Sin embargo, repito: nuestro cuerpo está en constante cambio.

Las enfermedades tampoco son algo estático. La percepción que tenemos de que son una constante es una ilusión que puede costarnos nuestra salud. Si nos observamos en el tiempo, comprobamos que hay cambio. Si nos observamos en un plano microscópico, veremos cambio. Aun así, no somos tan conscientes de las pequeñas fluctuaciones que vivimos cada día.

Damos por hecho que muchas de las sensaciones que experimentamos son síntomas, pero ¿cuántas veces tenemos que sentirlas para que creamos que ya tenemos una enfermedad? ¿Quién lo decide? Una vez que aceptamos la etiqueta, empezamos a pasar por alto las cosas que no encajan y nos empeñamos en que el diagnóstico es correcto y no solo eso, sino que, además, es permanente. Si prestáramos atención a los cambios, podríamos corregir nuestra tendencia a dar por hecho que los dolores y el malestar que tenemos confirman el diagnóstico, aunque las articulaciones nos pueden doler también si nos pasamos muchas horas arreglando las plantas del jardín, en vez de pensar que es por la artritis.

Normalmente también me gusta hacer otra pregunta a la gente que viene a escucharme. Busco a una persona que lleve gafas y le pregunto cuándo empezó a llevarlas y si alguna vez se las quita y prueba a ver qué tal ve sin ellas. Casi todo el mundo dice que se las mandaron para leer y, desde entonces, se las pone cada vez que va a leer algo, sin importar lo grande que sea la fuente o lo bien que conozca el contenido. Las personas con gafas bifocales o trifocales las llevan todo el día, sin pararse a pensar si en algún momento no las necesitan. Así que las animo a que se fijen más en los cambios que puedan tener en sus capacidades visuales. ¿No sería mejor dejar de usar esas «muletas»? Si lo hicieran, quizá se darían cuenta de que, por ejemplo, ven peor ya entrada la tarde que por la mañana. Entonces, quizá podrían pensar que, en vez de ponerse las gafas, otra opción sería tomarse una barrita energética o echarse una siesta.

Sin duda, si alguien tiene grandes dificultades de visión, es normal que lleve las gafas todo el día. Aun así, para el resto, el hecho de saber que puede mejorar la vista quizá también le ayude a ver que puede hacer lo mismo con otras cosas que hasta ese momento no se había planteado. Lo mismo pasa con los dispositivos para los problemas de audición, como son fáciles de quitar y poner, también permiten experimentar sin necesidad de ir al médico.

Te puedes tomar este cambio de mentalidad como la idea de tomar un laxante: uno de vez en cuando no pasa nada; en cambio, si te tomaras uno cada día, le estarías enseñando a tu cuerpo a esperar esa ayuda extra para mover los intestinos y, al final, dependerías del laxante para ir al baño. En mi cabeza, es lo mismo que hacemos con la dependencia que desarrollamos con las gafas o los dispositivos de audición.

Una vez le pregunté a una amiga por el medicamento que se estaba tomando y me dijo que era una pastilla para suavizar las deposiciones y que no necesitaba receta. La siguiente pregunta fue la regularidad con la que se la tomaba, a lo que me contestó que lo hacía a diario. ¿No sería mejor que se parara a pensar en la cantidad y el tipo de comida que le iría mejor para ayudarla en vez de tomarse una pastilla? Al fin y al cabo, es muy diferente comer verduras y fruta que comer queso y palomitas. Al igual que no es lo mismo comer poco que darse un festín que saciaría a un equipo de fútbol entero, o seguir un régimen con muchos líquidos en vez de beber muy poco. Quizá se podría plantear si estaba tomando algún otro medicamento que estuviera ocasionando o contribuyendo a su estreñimiento. ¿Podría intentar cambiarlo por otro? Todas estas preguntas quedan en un segundo plano —o tal vez ni eso—

cuando seguimos las pautas médicas día tras día. Tenemos que prestar más atención a nuestro cuerpo y nuestras necesidades para saber cuándo necesitamos realmente un laxante y cuándo podemos esperar o tomar otras medidas. Los médicos no pueden hacerlo por nosotros, podemos consultarlos, pero nosotros somos los que tenemos que tomar la decisión final.

Un amigo que leyó un primer borrador del libro se dio cuenta de que el simple hecho de prestar más atención a estos cambios lo ayudó mucho cuando los médicos a los que fue le diagnosticaron tiroiditis por una causa desconocida y básicamente le dijeron que no había nada que hacer. Sin embargo, cuando empezó a fijarse en los cambios que notaba en sus síntomas, se dio cuenta de que se sentía mejor si hacía ejercicio de alta intensidad temprano por la mañana. Parecía que así conseguía «quemar» algunos de los síntomas y eso lo ayudaba a afrontar mejor el resto del día. Era imposible que los médicos, por muchas ganas que le pusieran, pudieran haber descubierto el tratamiento que resultó ayudarle a él en concreto. Quizá hacer ejercicio por la mañana no le hubiese ido bien a nadie más, por eso debemos probar las cosas nosotros por iniciativa propia. Ese es el tipo de control que podemos ganar cuando prestamos atención a los cambios.

Otra persona que leyó el libro me explicó cómo estaba aprovechando este nuevo enfoque:

Llevo meses peleándome con los ataques de vértigo. Justo la semana pasada me desperté en mitad de la noche y supe que habían vuelto —todo me daba vueltas, empecé a sudar e hice todo lo posible por no vomitar—. Al día siguiente fui al médico para que me «ajustaran» (básicamente me inducen la sensación para que los cristales del oído interno vuelvan a su sitio) y desde entonces estoy mejor. Aun así, anoche me volvió a pasar y me quedé allí en la cama despierta un par de horas, sufriendo aquella agonía y haciendo lo que podía. Cuando ya llevaba así una hora, me acordé de lo que comentabas sobre la variabilidad de los síntomas, así que empecé a intentar comparar lo que me estaba pasando con lo que había vivido la semana pasada, y luego también me iba fijando en cómo la situación iba cambiando cada diez minutos. A ti no te sorprenderá, pero empecé a notar claramente puntos más altos y más bajos, y supe que el «ataque» que tuve anoche fue mucho menos intenso que el de la semana pasada. También me di cuenta de que mi cerebro, de alguna manera, había entendido que en realidad no me estaba cayendo ni dando vueltas, así que, aunque mis ojos lo pensaran, el estómago no se me revolvió tanto como la semana pasada. Al menos mi cerebro leyó el informe e hizo los ajustes pertinentes. Darme cuenta de estas cosas me hizo sentir más esperanzada y me calmó, y con el tiempo incluso hasta conseguí que todo a mi alrededor dejara de darme vueltas.

Ni que decir tiene que este tratamiento de atención a los cambios está al alcance de todos.

¿Con qué frecuencia tiene que beber una persona para considerar que tiene un problema con el alcohol, y quién lo decide? Aprovechemos el concepto de la atención al cambio a nuestro favor. Pongamos que empiezas a escribir un diario en el que cada dos horas marcas una de las dos opciones en cada categoría: si querías o no querías beber, y si bebiste o te aguantaste las ganas. Cuando ya lleves una semana haciéndolo, lo más probable es que hayas marcado todas las opciones en algún punto: por ejemplo, a veces habrás bebido incluso cuando ni siquiera tenías ganas, y otras no lo habrás hecho, aunque te morías por hacerlo. Esta manera de explorar la situación nos dará una imagen muy distinta a la que muchas personas se crean en la cabeza, ya que se convencen de que no tienen ningún tipo de control sobre su consumo. ¿Qué estabas haciendo o qué pasa en esos momentos en los que no querías beber, o cuando sí querías, pero conseguiste resistir la tentación? Cuando prestamos atención a las diferentes situaciones nos ayuda a darnos cuenta de que sí tenemos control. Además, nos ayuda a constatar que no hay una distinción clara entre la variabilidad «externa» y la «interna», con lo que llegamos antes a la conclusión de que prácticamente todo está en constante cambio: los síntomas, la intensidad con la que experimentamos las sensaciones, su duración y la parte del cuerpo en la que lo sentimos.

En nuestras primeras investigaciones descubrimos que, al prestar atención a la variabilidad, la gente podía aprender a controlar su ritmo cardiaco. Laura Delizonna, Ryan Williams (por aquel entonces mis estudiantes) y yo les pedimos a los participantes que registraran su frecuencia cardiaca cada día durante una semana en diferentes momentos según la situación que tuvieran.[1] El grupo que prestaba atención a la variabilidad lo hacía cada tres horas y apuntaba la actividad que estaba haciendo en ese momento y si la frecuencia era menor o mayor en comparación con la vez anterior. Ese registro hizo que estas personas fueran más conscientes de los cambios que iban experimentando. A la semana siguiente, todos volvieron al laboratorio y les pedimos que aumentaran o disminuyeran su ritmo cardiaco sin darles más indicaciones de cómo conseguirlo. El grupo que había prestado atención a los cambios consiguió hacerlo mejor. Es más, las personas que obtuvieron una puntuación más alta en nuestra escala de mindfulness demostraron un mayor control para regular su frecuencia cardiaca, independientemente de los requisitos experimentales que se les pidieran.

En otro experimento, mi colega israelí Sigal Zilcha-Mano y yo pusimos a prueba la atención a la variabilidad durante el embarazo.[2] A las mujeres que participaron se les dieron instrucciones para que observaran los cambios de sus sensaciones (positivas y negativas) de la semana veinticinco a la treinta de embarazo. Descubrimos que, cuando las mujeres embarazadas prestaban atención a la variabilidad de las sensaciones que iban experimentando, llevaban mejor el embarazo y, teniendo en cuenta los resultados de los parámetros médicos que registraron los doctores, con el test de Apgar, daban a luz bebés más sanos. Los profesionales sanitarios hacen este examen en la sala de partos en todo el mundo para evaluar rápidamente el estado clínico de la criatura recién nacida en el minuto 1 y en el minuto 5 después de nacer. Para obtener esos resultados se valoran cinco aspectos: la frecuencia cardiaca, el esfuerzo respiratorio, el tono muscular, los reflejos y el tono de la piel; y en el caso de las mujeres que prestaban más atención a los cambios, la puntuación fue significativamente mejor.

Cuando nos damos cuenta de que las sensaciones, la intensidad y la duración cambian dentro del cuerpo y tenemos en cuenta el contexto externo como el momento del día, somos más conscientes de las experiencias que vivimos y de nuestros sentimientos. ¿En qué partes del cuerpo lo sentimos más o menos? ¿Cómo van cambiando las sensaciones a medida que pasa el tiempo? ¿Cómo afectan esos cambios a nuestro comportamiento? Al darnos cuenta de ello, retomamos el control de nuestra salud y nos enfrentamos a los síntomas de una manera que los hace más tolerables.

Podríamos aplicar una perspectiva parecida a la menopausia. ¿Las mujeres que la tienen sufren sofocos cada noche y durante toda la noche? Si se centraran en los cambios que van teniendo, quizá se darían cuenta de que son más intensos a algunas horas concretas y, al saberlo, eso también podría ayudarlas. Irónicamente, yo misma dejé escapar esa oportunidad. Hace muchos años era yo quien se quejaba a una amiga por los sofocos que estaba teniendo. Mi amiga estaba sorprendida porque yo no suelo quejarme de nada y me dijo: «Si fuese yo quien se estuviera quejando de los sofocos, estoy segura de que me dirías que pensara en las ventajas que me aportan, como, por ejemplo, que queman calorías». De repente me ilusioné pensando que estaba siguiendo un nuevo programa de adelgazamiento que no me obligaba a hacer dieta. Curiosamente (y debo confesar que hasta me dio un poco de pena), a partir de entonces no tuve más sofocos.

En resumen: prestar atención a los cambios nos ayuda a darnos cuenta de que los síntomas vienen y van, lo que, a su vez, nos ayuda a fijarnos más en las situaciones y circunstancias que pueden contribuir a que se den esas variaciones, lo cual nos permite ver lo que sí podemos controlar para mejorar nuestra situación. El hecho de aumentar nuestra sensación de control da pie a que busquemos soluciones que de otra manera no nos hubiésemos planteado, además de ofrecernos más optimismo y reducir nuestros niveles de estrés, lo que supone, en general, una mejora en nuestra salud.

De hecho, pensar en nuestra salud no debería ser un motivo de estrés, pero a menudo suele tener un peso importante. Si tenemos la seguridad de que no vamos a tener una crisis de salud y luego sucede, es un golpe muy duro. Si, por el contrario, estamos convencidos de que vamos a tener una enfermedad o nos va a pasar algo, nuestro miedo empeorará los síntomas. Si no estamos seguros, pero creemos que deberíamos estarlo, como cuando el doctor nos pregunta cuánto tiempo llevamos con el mismo síntoma, eso también hace que nuestros niveles de estrés aumenten.

Sin embargo, existe una cuarta opción, una que nos ofrece el tipo de control que he mencionado antes. Debemos cambiar nuestra manera de pensar y aceptar la incertidumbre que nos rodea, pero sin perder la confianza. Es cierto que la inseguridad puede generar estrés, pero, si aceptamos que el cambio es algo natural y constante, podemos aprovechar al máximo lo que nos ofrece. Si entendemos que realmente nadie puede estar seguro de nada — porque todo cambia todo el tiempo y porque todo puede ser diferente si lo miras desde otra perspectiva —, el hecho de no saber no resulta tan estresante.

¿Qué quiero decir al afirmar que no perdamos la confianza, aunque no estemos seguros? Cuando somos conscientes de que no tenemos todas las respuestas y aun así estamos dispuestos a actuar, es más fácil hacerlo con confianza. Por lo general, las personas dejan que la incertidumbre las bloquee y eso les impide a menudo tomar decisiones. ¿Debería hacer esto o aquello? Pues, como no lo sé, lo que suelo hacer es quedarme de brazos cruzados. Cuando nos damos cuenta y aceptamos que la vida está llena de incertidumbre, lo desconocido se convierte en una parte más de nuestro día a día y no consigue paralizarnos. Al confiar, queremos seguir haciendo cosas, avanzar, y solemos estar satisfechos con lo que conseguimos y más orgullosos de nosotros mismos.

Una vez que nos hemos acostumbrado a la incertidumbre, abrimos la mente a nueva información y eso nos permite aprender más de nuestros errores. Y posiblemente lo más importante es que, cuando no tenemos las cosas claras, estamos dispuestos a escuchar la opinión y los consejos de otras personas.

Si no tenemos las cosas claras, podemos preguntarnos por qué, qué es lo que nos está generando dudas: ¿el problema es que yo no tengo la respuesta o es que no existe una respuesta? Si adoptamos el primer punto de vista, creemos que nosotros somos los culpables de la incertidumbre que vivimos, lo que puede llevarnos a sentirnos insuficientes y hacer que busquemos más respuestas que nos den cierta certeza para deshacernos del sentimiento de inseguridad que nos atenaza. Sin embargo, desde la segunda perspectiva, mucho más razonable, entendemos que nadie lo sabe: aceptamos que la incertidumbre es universal. Entonces puede surgir un sentimiento interior que dice: «Vale, yo no lo sé, pero tú tampoco, ni nadie, en realidad». En resumen: es tener la certeza absoluta de que las respuestas que buscamos no existen.

Cuando hacemos una atribución personal de la incertidumbre que sentimos, es decir, cuando creemos que yo no lo sé, pero tú sí, quizá fingimos que sí que lo sabemos para encajar en el entorno y entonces nos estresamos. Sin embargo, si hacemos una atribución universal de la incertidumbre que experimentamos, nos damos cuenta de que somos una persona más que está perdida en ese aspecto, da igual la seguridad que transmitan los demás, porque esa certeza no es más que una ilusión. Cuando constatamos esa realidad, es fácil mostrar confianza ante la incertidumbre.

La incertidumbre, de hecho, puede ser la clave para nuestra salud. Si la aceptamos, podemos aprovecharla a nuestro favor y descubrir las ventajas que nos ofrece el cambio constante en vez de intentar evitarlo. Al prestar atención al cambio, empezamos a construir un cuerpo más consciente.

VARIABILIDAD EN LOS SÍNTOMAS

Muchas personas mayores sufren lapsus de memoria, lo cual genera a veces la preocupación de que pronto no se acordarán de nada. Además, los miembros de la familia suelen pensar lo mismo y tratan a las personas mayores como si cada vez fueran más frágiles y no se dieran cuenta de ello. No es extraño que, cuando alguien quiere saber algo sobre una persona mayor, la ignore y le haga la pregunta a quien la acompaña, cuando en realidad le podría haber preguntado directamente a la persona afectada.

Yo misma me avergoncé al darme cuenta de que hice algo parecido con mi padre en su último año de vida.

Mi padre en aquel entonces tenía una alteración cognitiva leve y, un día que estaba jugando a las cartas con él, di por hecho que no se acordaba de las que habían salido en la partida. Mientras yo tenía una lucha interna para decidir si lo dejaba ganar o no, me enseñó sus cartas y con una sonrisa me dejó claro que había ganado. Muerta de la vergüenza me di cuenta de mi error: la alteración cognitiva leve que sufría quizá le había arrebatado algunos recuerdos, pero sin duda había cosas que podía recordar perfectamente.

Años después, mi estudiante de doctorado Katherine Bercovitz, de postdoctorado Karyn Gunnet-Shoval y yo profundizamos más sobre esta cuestión.[3] Le pedimos a un grupo de personas mayores de entre sesenta y cinco y ochenta años que estaban preocupadas por su memoria que se fijaran en las fluctuaciones en la capacidad que tenían para recordar cosas durante una semana. Nuestras intervenciones las hacíamos mediante mensajes de texto, y les pedimos a los participantes que puntuasen su memoria dos veces al día, para que se fijaran cómo iba cambiando y se dieran cuenta de por qué se podían haber producido esas fluctuaciones. Como esperábamos, encontramos que estas intervenciones tuvieron efectos positivos, ya que las personas del grupo a las que les habíamos pedido que se fijaran en los cambios aseguraron tener muchos menos lapsus de memoria y más sensación de control sobre su memoria que antes de participar en el experimento. Por otra parte, a las personas a las que solo les pedimos que prestaran atención al rendimiento de su memoria, pero no a los cambios que se iban dando durante el día, afirmaron sentir una bajada en la confianza que tenían para poder mejorar su capacidad memorística.

Paralelamente, pusimos en marcha un proceso similar para pacientes con dolor crónico, en el que les enviamos dos mensajes al día durante una semana para pedirles que prestaran atención a los cambios que iban experimentando en cuanto al nivel de dolor y pidiéndoles que intentaran buscar posibles motivos para esos cambios. En este caso, descubrimos que el hecho de atender a la variabilidad de la intensidad del dolor consiguió cambios positivos, entre los que se incluía un descenso significativo en los dolores que sentían a lo largo del día y que interferían con su vida. El tratamiento basado en la atención a la variabilidad también logró que los participantes no aceptaran con tanta facilidad que el dolor era una presencia permanente en sus vidas y que, por tanto y como consecuencia de ello, a partir de entonces mejoraran y valoraran más la comunicación con los médicos para hablar de los síntomas que tenían.

Llevé a cabo otro estudio sobre el dolor con mis colegas israelíes Noga Tsur y Ruth Defrin y algunos miembros de mi laboratorio, pero en esta ocasión lo hicimos en el laboratorio de Tsur y Defrin, en Israel.[4] Si alguna vez has ido al dentista y te han anestesiado la boca, quizá te hayas dado cuenta de que, cuando te pinchan, te presionan ligeramente en otra parte. Quizá te parece innecesario, pero funciona porque, cuando tenemos dos puntos de dolor, suelen equilibrarse el uno con el otro. Dicho de otra manera, si la gente está sana, cuando el dentista ejerce presión en otro punto de la boca es para que te duela menos el pinchazo. Sin embargo, para algunas personas con dolor crónico esta técnica no funciona, pues la presión no las ayuda a aliviar el dolor y sienten la aguja con la misma intensidad que si no les estuvieran haciendo nada más. Por eso queríamos comprobar si el tratamiento de atención a la variabilidad las ayudaría a reducir la intensidad del dolor y a sentirse más como una persona sana. Además, también pusimos a prueba los efectos de un tratamiento de mindfulness general en el que los participantes tenían que observar activamente imágenes visuales no relacionadas con el dolor.

En este estudio, los participantes metieron la mano en agua muy caliente después de haber hecho una formación para apreciar los cambios en el dolor, una de percepción con atención plena o ningún tratamiento para el grupo de control. El procedimiento era complicado, pero los resultados no lo fueron. Los dos primeros tratamientos, tanto el de atención a la variabilidad como el general de mindfulness, funcionaron estupendamente, mientras que el grupo de control continuó sintiendo los mismos dolores.

En los últimos años nuestro laboratorio de Harvard ha explorado los efectos cuerpo-mente en las enfermedades que se consideran intratables. Algunos miembros del laboratorio como Francesco Pagnini, Deborah Phillips, Colin Bosma, Andrew Reece y yo recopilamos información correlacional sobre pacientes con ELA (esclerosis lateral amiotrófica), una enfermedad progresiva del sistema nervioso que deteriora los músculos y las células nerviosas a la cual aún no se le ha encontrado una cura médica.[5] Utilizamos la escala de mindfulness de Langer para estos pacientes y observamos que la gente con resultados más altos perdía las funciones musculares de forma más lenta.

Una vez que descubrimos que había una relación correlacional entre la pérdida de la función muscular y el mindfulness para la gente con ELA, quisimos mejorar sus capacidades de atención plena activa para que notaran la variabilidad de sus síntomas. Los participantes vieron charlas breves sobre los principios básicos de esta práctica: entender la incertidumbre; la importancia de ser consciente de la variabilidad de los síntomas; generar novedad y reconocer las valoraciones de «bueno» y «malo» que hacemos nosotros mismos y no el mundo exterior. Después empezaron a llevar a cabo diferentes ejercicios para poner en práctica los diferentes puntos que habían aprendido.

Un ejercicio consistía en moverse con una silla de ruedas. Queríamos que los pacientes con ELA se concentrasen en algo concreto. Entre otras cosas, les pedimos que prestaran atención a cómo sujetaban la rueda, qué músculos usaban y qué cambiaba cuando hacían las maniobras para frenar o para seguir adelante; dónde ponían la mano en la rueda cuando se paraban a descansar, y qué parte de la mano y qué dedos usaban.

Los participantes hacían dos ejercicios de mindfulness al día fijando su atención en estos pequeños cambios durante cinco semanas. Además, teníamos un grupo de control al que le dimos información sobre su enfermedad y las mismas indicaciones que le dimos al grupo experimental. No es extraño que las personas con ELA suelan sufrir ansiedad y depresión, así que evaluamos los niveles de estos trastornos al inicio del estudio, después de la intervención y, por último, en los seguimientos que hicimos tres y seis meses después. Observamos que este tratamiento, que requería un compromiso relativamente corto de tiempo por parte de los pacientes y era fácil de hacer, fue acompañado de una mejora en la salud psicológica de las personas con ELA: constatamos una disminución significativa en los casos de depresión y ansiedad de aquellas personas que habían practicado los ejercicios de mindfulness en comparación con la gente del grupo de control. Y ahora estamos llevando a cabo un seguimiento para comprobar los resultados en lo que respecta a los síntomas físicos y el bienestar general de los pacientes.

Algunos miembros de mi laboratorio y yo también estamos investigando otras muchas enfermedades crónicas, entre las que se incluyen estudios nuevos y de seguimiento sobre ELA, la diabetes, la enfermedad de Parkinson, las alteraciones cognitivas leves, la esclerosis múltiple, la apoplejía y la depresión. En cada uno de estos estudios les enseñamos a los pacientes − o a sus cuidadores si es posible o pertinente − a prestar atención a la variabilidad de sus síntomas para que adopten un enfoque de atención plena para poder tener un control de los efectos de su enfermedad. Los resultados preliminares que tenemos hasta ahora de estas investigaciones sobre la esclerosis múltiple,[6] la apoplejía[7] y la enfermedad de Parkinson son muy prometedores.

Cuando hablamos de discapacidades, debemos recordar que las personas tienen otras capacidades y que incluso pueden hacer algunas de las cosas que han llegado a creer que les era imposible por su condición. Por ejemplo, las personas cojas podrían creer que no pueden jugar al fútbol y que eso las hace diferentes del resto hasta que ven que mucha gente con dos piernas tampoco es capaz de jugar. Sin duda, una manera de reducir los sesgos de exogrupo (los que nos diferencian del resto) es aumentar la discriminación de endogrupo, es decir, buscar las diferencias dentro de nuestros semejantes. Una vez que nos demos cuenta de que nadie de nuestro propio grupo es igual que nosotros, «los otros» no nos parecerán tan diferentes.

Nuestras partes del cuerpo tienen funciones muy diferentes, por lo que decir que alguna no funciona es ser demasiado generalista. Solemos cometer el error de definirnos por lo que nos falta en vez de por lo que sí tenemos. Cuanto más ha desarrollado la atención plena una persona, más abierta y consciente del cambio será, lo cual la hará más resiliente. Alguien que se cree indefenso y que no tiene capacidad de maniobra ve todas las situaciones iguales y las afronta con la misma frustración y resignación. La persona consciente identifica las diferencias y eso la hace más resiliente. Veamos un ejemplo muy fácil: incluso si tenemos nuestro certificado de persona con discapacidad y un permiso para aparcar en las plazas correspondientes, eso no significa que siempre tengamos que aparcar ahí.

Puesto que el cuerpo y la mente se entienden como un conjunto, el sistema cuerpo-mente predice que lo que es cierto para la salud física también lo es para la mental. Los tratamientos de atención a la variabilidad, por ejemplo, también podrían ser efectivos para las personas cuya condición médica sea la depresión clínica. Una de las creencias fijas que suelen tener las personas con depresión es que su condición no va a mejorar; no ven la luz al final del túnel. Sin embargo, no existe una depresión que sea igual a cada momento ni de un día para otro. Fijarse en las pequeñas mejoras de nuestro estado de ánimo nos puede ofrecer información sobre nuestra depresión igual que sucede cuando prestamos atención a los síntomas físicos. Los tratamientos basados en la atención a la variabilidad también pueden resultar útiles para aquellos trastornos mentales que el mundo de la medicina quizá da por hecho que son intratables. Y en casos como la esquizofrenia, por ejemplo, en vez de esperar que la persona que sufre los síntomas se fije en los cambios que experimenta, quizá es el médico el que debe llevar ese control.

Podemos aprovechar los beneficios de esta técnica no solo para las enfermedades crónicas, sino también para los hábitos como intentar fumar, beber o incluso comer menos. Quizá la gente con problemas con el alcohol, la que se da atracones de comida o los fumadores empedernidos creen que siempre quieren llevarse una bebida o un cigarrillo a los labios o un dulce a la boca. Sin embargo, como proponíamos antes, si esas personas llevaran un diario en el que describieran con regularidad si querían o no hacerlo, y si lo habían hecho o si habían resistido el impulso, verían que, a pesar de lo que les dice su mente, la verdad es que no siempre tienen esa necesidad. Y lo más importante es que se darían cuenta de que son ellas las que deciden, ellas las que tienen el control y no el alcohol, el tabaco o un trozo de pastel.

PARA CURARSE, TIENE QUE EXISTIR LA OPORTUNIDAD

Recuerdo muy bien todas las veces que me sentí frustrada cuando estuve en el hospital con mi madre. Si alguien me hubiese dicho que podía haberla ayudado si hubiese prestado más atención al cambio de sus síntomas y haberla animado a ella a darse cuenta también, seguramente me habría sentido mejor. En muchos estudios diferentes, da igual la dolencia que estemos investigando, hemos descubierto que, al mejorar la habilidad de mindfulness en general, al prestar atención a la variabilidad de los síntomas e incluir a los cuidadores en el proceso, la gente muestra signos importantes de mejora. La mayor parte de la información que he conseguido y presentado durante toda mi carrera también evidencia que estos enfoques más conscientes no solo son buenos para la salud y ayudan con las enfermedades, sino que, además, hacen sentir bien a la gente.

Pensemos un momento en qué pasaría si el equipo médico de una residencia o de un hospital se fijara atentamente cada día en los cambios que va experimentando cada residente de un día a otro. Para empezar, para poder hacerlo, deberían dar otro tipo de atención a las personas. Habrá profesionales que creerán que prestar atención a estas diferencias será añadir una tarea más a su lista de responsabilidades y le complicará aún más el trabajo, pero yo, por el contrario, creo que lo haría más interesante. Los cuidadores se acaban quemando en su trabajo, es una realidad, y las sustituciones y los cambios de personal en los hospitales y las residencias son un problema. Si hiciésemos que el personal médico tuviera una mejor formación en mindfulness, conseguiríamos reducir algo de la monotonía que implican las responsabilidades de los cuidadores, además de la presión y el estrés al que están sometidos. Y no solo eso. Como tendrían que fijarse más en los cambios físicos de sus pacientes, quizá también se preocuparían más por sus estados emocionales. Si los cuidadores prestaran más atención a la variabilidad, creo que conseguiríamos que los pacientes se sintieran más atendidos y muchos de ellos empezarían a disfrutar del vínculo y la relación que se crearía con el personal médico. Décadas de investigación han demostrado que el mindfulness mejora la salud. Irónicamente, siguiendo esta lógica, el hecho de que en los hospitales y las residencias se ofreciera una atención de mayor calidad y más personalizada también mejoraría la salud de los trabajadores.

En el libro de la doctora Rita Charon *Narrative medicine* fue donde conocí el movimiento en el mundo de la medicina que se relaciona más con el enfoque del sistema cuerpo-mente.[8] Al escuchar con atención la historia de cada paciente, los médicos se dan cuenta de que cada persona es única; saber apreciar esta singularidad es una de las bases principales del mindfulness. Los médicos logran prestar atención a sus pacientes y mostrar interés por ellos porque identifican de forma activa los atributos únicos de cada uno de ellos. Y, a su vez, cuando la gente percibe que sus doctores se muestran más atentos y receptivos, se siente atendida, los niveles de estrés disminuyen y las personas empiezan a sanar. La doctora Charon afirma: «A veces, parece que el médico y el paciente son planetas totalmente desconocidos, que solo saben de la existencia del otro por el rastro de luz y materia extraña que dejan a su paso». Diagnosticar los síntomas físicos de los pacientes sin explicarles lo que significan nos hace perder muchas oportunidades de tratarlos correctamente. Si se presta atención a lo que tienen que decir, abrimos la puerta a más opciones de tratamiento. Por ejemplo, una paciente de ochenta y nueve años de la doctora Charon padecía muchos dolores a los que no les habían encontrado ninguna explicación a pesar de las muchas pruebas y diagnósticos que le habían hecho. No fue hasta que la doctora Charon descubrió que la habían violado de pequeña y la mujer le confesó que nunca se lo había contado a nadie cuando sus dolores empezaron a disminuir y la paciente recuperó su salud.

Cuando tenemos una enfermedad, solemos dar por sentado que cualquier dolor o molestia que tenemos es por esa razón, pero estoy segura de que hay otras explicaciones, al menos para algunos de los problemas físicos que tenemos. Cuando los profesionales sanitarios dan por hecho que todos los síntomas que les explicamos son parte de la misma enfermedad que nos han diagnosticado o que nos están tratando, están desperdiciando la oportunidad de influir en el progreso de la enfermedad del paciente. Los diagnósticos, aunque son útiles, hacen que toda nuestra atención se centre en solo una parte de la experiencia que viven las personas; el contexto tiene un impacto en nuestras respuestas físicas.

Pensamos en términos generales, pero actuamos en lo concreto. Tenemos la idea abstracta de querer perder peso, pero cuando nos ponen una chocolatina delante nos la comemos. A veces, las generalizaciones amplias nos ciegan y no nos dejan ver los ejemplos que nos ayudan a descartarlas. Por eso, cuando estamos deprimidos, a veces nos cuesta demasiado ver los momentos concretos en los que la tristeza es menos intensa o incluso desaparece.

Prestar atención a estos cambios puede ser la solución al problema. Cuando nos concentramos en la variabilidad, quizá tardamos menos en identificar nuevos síntomas. Al estar más atentos a los cambios, la gente puede encontrar las respuestas para saber cómo gestionar mejor su situación e identificar las causas concretas del problema.

Sin duda, el primer paso para la solución basada en la atención a la variabilidad es entender que se puede mejorar. Como ya he argumentado durante todo el libro, nunca podemos saber lo que no se puede mejorar; la ciencia solo nos puede decir lo que sí podemos mejorar o lo que aún no se ha demostrado. Si a pesar de ello estamos convencidos de que es así, como Humpty Dumpty, cuando nos rompemos y nuestro rendimiento empeora, cuando todos los caballos y los caballeros del reino nos han intentado arreglar, pero no lo han conseguido, nos damos por vencidos. Quizá lo que de verdad necesitamos muchos de nosotros es que alguien nos diga que podemos mejorar y, a partir de ahí, ese mensaje tal vez nos anime a empezar nuestro propio camino para intentar descubrir cómo conseguirlo. Si fuera así, a lo mejor nos esforzaríamos para prestar más atención a los cambios que vivimos: nuestra mente estaría predispuesta a identificar mejoras y estaríamos alerta para ver las señales de que el tratamiento o la medicación están funcionando, o simplemente de que nuestras expectativas estaban fundamentadas. Al hacerlo, empezamos a darnos cuenta en qué circunstancias un tratamiento funciona y en cuáles no, y eso nos permite aprovechar la información para recuperarnos. Este enfoque quizá también explica el funcionamiento del placebo: en cuanto nos lo tomamos esperamos un cambio a mejor. A veces no nos es fácil percibir las formas en las que, por ejemplo, nuestro dolor puede cambiar. Aun así, para mí, merece muchísimo la pena dedicarle el tiempo necesario para conseguirlo. Es fácil ver cómo todo esto se puede aplicar a los diagnósticos y a los tratamientos de enfermedades en el mundo de la medicina.

La atención a la variabilidad nos indica que sería mejor que entendiésemos y estudiásemos las enfermedades como un fenómeno en constante cambio, no como algo estático; nos recuerda que los diagnósticos que ignoran los cambios que se van produciendo momento a momento funcionan mejor como base a partir de la cual recopilar más información que como una conclusión final. Nos demuestra también que los cuidadores pueden mejorar la atención a las personas si se fijan más en las diferencias sutiles que hay entre paciente y paciente y, creo que este es el punto más importante, esto se convierte en una herramienta útil para la gente, un modo de explorar su enfermedad desde una perspectiva y un enfoque diferentes.

Si analizamos toda esta información, la investigación sobre la atención a la variabilidad nos demuestra que el simple hecho de fijarnos y percibir el cambio que vivimos puede tener consecuencias enormes en nuestra salud. De hecho, quizá no ha sido la especie más fuerte la que ha sobrevivido, sino la que ha sabido responder mejor al cambio.

Cuando somos capaces de apreciar la variabilidad en nuestros síntomas suceden cuatro cosas. La primera es que comprobamos que, a pesar de lo que podíamos creer, el síntoma no está presente todo el rato ni con la misma intensidad, y solo eso ya nos debería ayudar a sentirnos mejor. La segunda es que prestar atención al cambio supone una mentalidad mindfulness, y hay décadas de investigación que demuestran que esta práctica por sí misma ya resulta positiva para nuestra salud. La tercera es que tenemos más posibilidades de encontrar una solución a nuestro problema si la buscamos que si nos quedamos de brazos cruzados y dando por hecho que no podemos hacer nada para mejorar nuestra situación. Y, por último, empezamos a sentir que tenemos más control en nuestra vida.

Las personas conseguimos desarrollar nuestra capacidad para detectar la variabilidad de las cosas identificando los cambios que se dan a lo largo del tiempo a nuestro alrededor. Concentrar nuestra atención en los cambios que vamos sintiendo en las diferentes partes del cuerpo — nuestras sensaciones, emociones, pensamientos y entornos — también nos empodera. Cada persona tiene algo único que la diferencia del resto. Lo que hace la ciencia es promediar esas diferencias y las trata como si fuesen ruido; sin embargo, entre este «ruido» puede estar escondida la clave de nuestra salud. Es más, en lugar de centrarnos en la respuesta normativa, puede que los casos más atípicos sean extremadamente importantes. Por eso creo que es fundamental que nos preguntemos: ¿por qué esta persona no se ajusta a la norma?

El futuro no puede ser igual que el pasado. ¿Qué podemos hacer con toda esta incertidumbre? Te aconsejo que empieces a prestar atención a lo que está sucediendo ahora mismo.

Capítulo 9
CONTAGIO DEL NIVEL DE CONSCIENCIA

La gente no puede asimilar una verdad pura. Una verdad pura se transmite por contagio.

HENRI-FRÉDÉRIC AMIEL

Todos hemos tenido la experiencia de sentirnos atraídos por algunas personas sin saber muy bien por qué. Parecen tener algo especial, un *je ne sais quoi* que resulta irresistible y encantador. Del mismo modo, también nos ha pasado a todos lo contrario, que hemos conocido a alguien que nos ha causado rechazo porque nos ha dado la sensación de que se parecía más a un robot que a una persona de carne y hueso. Reflexionar sobre este hecho me hizo pensar que quizá estamos respondiendo de una manera inconsciente al nivel de consciencia o de inconsciencia que tiene la otra persona. Dado que tengo una preferencia bastante clara a pasar tiempo con gente consciente, se me ocurrió que quizá cabía la posibilidad de que mi consciencia se ampliara simplemente por estar en presencia de otras personas con una atención más plena.

Sin embargo, antes de poder explorar hasta qué punto se contagia la atención plena, quería averiguar si la mayoría de las personas se sentían atraídas por gente más consciente. Hace muchos años ya hablé sobre esta idea con mi colega John Sviokla, cuando pasé un semestre en la Business School de Harvard y decidimos poner a prueba mi hipótesis con un grupo de vendedores de revistas a los que dividimos de manera aleatoria en dos grupos.[1] A los vendedores del primer grupo les pedimos que se acercaran a los nuevos clientes exactamente de la misma manera y con las mismas frases para venderles los productos. A los del segundo grupo, en cambio, les pedimos que cambiaran la manera en la que intentaban persuadir a los nuevos clientes y que adoptaran un enfoque más personal donde prestaran atención a cada persona a la que se acercaran. Les pedimos que cambiaran su estrategia con pequeños detalles cada vez que hablaran con alguien nuevo.

Los clientes que recibieron una atención más personalizada y atenta describieron a los vendedores como personas carismáticas, y se mostraron más dispuestos a comprar las revistas que las otras personas que trataron con el otro grupo de vendedores. Este estudio nos abrió un camino hacia las primeras pruebas que demostraban que la gente nota cuándo las personas son más conscientes y que esto, a su vez, puede influir en su comportamiento.

Después empecé a preguntarme si los animales también eran capaces de percibir este nivel de consciencia cuando interactuaban con las personas. Para explorar esta posibilidad, lo primero que hice fue traer a mis perros al laboratorio y pedirles a mis colegas que se fueran acercando de uno en uno y pensaran en cosas que no requirieran esfuerzo ni atención (como repetir frases aprendidas como las canciones de una nana «Cinco lobitos tiene la loba») o que pusieran consciencia a lo que hacían (como expresar pensamientos nuevos y diferentes, por ejemplo: «¿Por qué los cinco lobitos de la loba están detrás de la escoba? ¿Cómo de grande tiene que ser la escoba para esconderlos a todos?»). Noté a quién se acercaban más los perros y todo apuntaba a que estaba en lo cierto: los animales buscaban la compañía de las personas que demostraban una actitud más consciente y atenta. Sin embargo, debía tener en cuenta que eran mis perros y entendí que podría haber otros factores que entraban en juego: si los perros se acercaban a alguien porque sentían que la persona, de alguna manera, se parecía a mí — la persona que los alimentaba y les daba premios — quizá su preferencia no tenía nada que ver con el nivel de consciencia que demostraban tener.

Seguía queriendo investigar más sobre el tema, así que decidí realizar el experimento en una guardería de perros donde los animales se quedaban cuando sus dueños se iban y no podían cuidar de ellos. El equipo que trabajaba allí estaba abierto y dispuesto a ayudarme a comprobar si los perros sabían detectar cuándo las personas eran más conscientes y atentas. Para empezar, dividí al personal del local en dos grupos: a uno le pedí que se planteara nuevas ideas sobre nanas cuando estaban con los perros, mientras que al segundo le pedí que simplemente repitiera una y otra vez la misma nana en su cabeza. ¿Conseguimos con esto que los perros mostraran una preferencia a la hora de elegir con quién querían pasar más rato? Pues, al parecer, sí, pero desafortunadamente debido al caos de la perrera — los ladridos y la actividad frenética — nos resultó imposible extraer conclusiones claras. De todas formas, para entonces ya decidí que me interesaba más centrarme en averiguar si la gente notaba este rasgo en las otras personas que si los perros podían hacerlo. Así pues, el siguiente paso fue intentar comprobar la teoría con niños, ya que, con suerte, su comportamiento sería más fácil de gestionar que el de los animales; o, en todo caso, por lo menos no oiría ladridos todo el día.

Estábamos a finales del curso académico, así que decidimos elaborar un estudio en un campamento de verano para chicos.[2] Hicimos dos grupos, separamos a los chavales de forma aleatoria y preparamos las cosas para que nuestros investigadores entrevistaran a los chicos de cada grupo haciéndose pasar por un entrenador de otro campamento que venía para hacer una visita. Al primer grupo de entrevistadores le pedimos que prestara mucha atención a los cambios que mostraban los niños — tanto verbales como no verbales— durante la entrevista. En cambio, al segundo grupo le pedimos que no pusiera demasiada implicación en el ejercicio, que solo fingiera estar interesado en lo que decían los chicos. En ambos casos les dijimos a los entrenadores que las entrevistas tenían que ser positivas. Una vez hechas, les dimos un formulario a los chicos para evaluar su autoestima y para preguntarles qué tal su experiencia en el campamento. Cuando llevamos a cabo experimentos en el que los participantes se dividen en grupos de manera aleatoria, es porque al principio se da por hecho que las personas de ambos grupos son similares en todos los parámetros importantes. Sin embargo, cuando acabamos el estudio, los participantes ya no se parecían tanto. Los chicos que interactuaron con un adulto más desinteresado habían obtenido una puntuación significativamente más baja en el nivel de autoestima y afirmaron sentir cierto rechazo tanto por el campamento como por el entrevistador, a diferencia de los participantes que trataron con los entrenadores más conscientes. El hecho de interactuar con una persona atenta y consciente tuvo un impacto positivo en los niños. No solo tenían un nivel de autoestima más elevado y habían disfrutado más del campamento, sino que, además, estaban más felices y sentían que le habían caído bien al entrevistador.

CONTAGIARSE DE MINDFULNESS

Como decía antes, todo el mundo sabe lo que es sentirse atraído por una persona que parece más «magnética» que el resto: es alguien cuya presencia nos parece más interesante y no podemos resistirnos. ¿Nos pasa esto porque notamos el nivel de consciencia? Hicimos una prueba piloto en nuestro laboratorio para jugar con esta idea del «contagio» de la atención plena. Un participante entraba en la sala y hacíamos que se sentase casi tocando el hombro de otro estudiante, que en realidad era un asistente de la investigación y miembro del equipo al que antes habíamos pedido que practicase su atención plena simplemente fijándose en las cosas nuevas que veía en la sala. En la mitad de los casos, sin embargo, el asistente tenía que actuar de una manera menos atenta y consciente, y tenía que limitarse a contar del uno al cien. Transcurridos uno o dos minutos, le dábamos una ficha al participante con una frase conocida con alguna errata; por ejemplo, en vez de «Cinco lobitos tiene la loba» ponía «Cinco lobitos tiene la a loba». Después de leerla, le pedíamos que nos la devolviera y que nos repitiera lo que había leído. Prácticamente todo el mundo nos decía «Cinco lobitos tiene la loba», quitándole la letra suelta. Además, cuando les preguntábamos cuántas palabras había en la ficha, todo el mundo decía «cinco». Sin embargo, cuando estaban junto a una persona que estaba practicando la atención plena, los participantes tendían más a darse cuenta de la letra que no debía estar ahí. Esta prueba de atención es sencilla, pero también una forma efectiva de valorar la habilidad de mindfulness. Mientras que, por lo general, todo el mundo pasa por alto la pequeña errata cuando ve una frase que conoce, hace diez años o más, cuando le dábamos la ficha a gente que acababa de meditar, todo el mundo la leía correctamente.

Antes de la pandemia del COVID, la doctora Daoning Zhang, de la Universidad de Pekín de Medicina China, vino a mi laboratorio de visita. Creyó que la investigación sobre el contagio encajaba muy bien con el concepto chino del *chi* y quería replicarla cuando volviera a su país. Los investigadores de China querían comprobar si el contagio del nivel de consciencia se podía medir observando las ondas cerebrales de alta frecuencia en terahercios. Como nosotros no entendíamos nada sobre ondas cerebrales, mi mánager de laboratorio, Kris Nichols, y yo nos centramos en averiguar si podíamos replicar los resultados sobre la atención y la consciencia que conseguimos la vez anterior, que era lo que nos interesaba realmente.

Mientras medían la actividad cerebral de los participantes, los asistentes de investigación de la doctora Zhang tenían que observar las manos de los participantes y, o bien intentar fijarse en detalles sutiles — si las manos tenían arrugas, callos o si tenían rojeces en algunos puntos —, o bien centrarse en ellos sin prestarle especial atención a nada. Inmediatamente después de realizar las pruebas, a cada participante le daban una tarjeta y le pedían que leyera el proverbio chino que estaba impreso. De nuevo, la frase incluía una errata: una palabra se repetía en el proverbio.

Resultó que la atención y consciencia que demostraban tener los asistentes de la investigación sí era contagiosa. Como me informó la doctora Zhang, 24 de los 25 pacientes que estuvieron junto a uno de los asistentes que estaba observando sus manos con atención plena se dieron cuenta de que había una palabra repetida. Además, los investigadores observaron más actividad general de ondas cerebrales en el caso de esos participantes. Para las personas que estuvieron con el grupo de asistentes que los observaban sin consciencia ni atención plena, solo 11 de los 70 participantes vieron el error.

Quizá no te parece muy lógico establecer la relación entre el hecho de que una persona preste atención a las manos de otra y el aumento de atención. Aun así, para mí, la idea de que el nivel de atención y consciencia se pueda contagiar a los demás no me parece extraño. Y si es cierto, ¿hay algo que podamos hacer para aprovechar los beneficios que nos aporta más allá de cazar erratas en un texto escrito?

SENSIBILIDAD AL NIVEL DE CONSCIENCIA

Si el contagio de la atención es real, ello no implica que, al tenerla cerca, todo el mundo reaccione igual. Es probable que algunas personas seamos más susceptibles a las diferencias entre el nivel de consciencia e inconsciencia en los demás, y que el contagio del nivel de consciencia pueda tener implicaciones clínicas.

Para comprobar si esta hipótesis era cierta, los miembros de mi laboratorio y yo analizamos si las personas que beben para dejar de sentir lo hacen total o parcialmente porque son hipersensibles ante las señales interpersonales que indican si una persona está siendo atenta y consciente o no. Es incómodo rodearse de personas que no ponen atención a nada, por lo que quizá beber es una manera de disminuir esos efectos para la gente sensible.

John Allman, Kris Nichols y yo primero pusimos a prueba esta teoría indirectamente. Escogimos cuarenta personas que admitían tener problemas con el alcohol en unas reuniones de puertas abiertas de alcohólicos anónimos en Cambridge, Massachusetts. Estas reuniones están abiertas a cualquier persona que esté interesada en el programa de recuperación de AA por abuso del consumo de alcohol. La persona responsable anunció al grupo que nuestro estudio empezaría después de la reunión y que la participación era totalmente voluntaria y confidencial. Además de los voluntarios que conseguimos en esa reunión, trabajamos con otro grupo adicional también de cuarenta participantes que, en ese caso, afirmaban no tener problemas con la bebida para poder comparar los resultados.

Les pedimos a cada una de las ochenta personas que participaran en nuestro estudio sobre «la percepción de las personas» que hablara con uno de nuestros asistentes de investigación. Por nuestra parte, habíamos preparado a los asistentes para que les hicieran una serie de preguntas, como: «¿Has pasado un buen día o un mal día?» y «Cuáles son las ventajas y las desventajas de intentar dejar un mal hábito en un grupo de iguales?».

A la mitad de nuestro personal le pedimos que fuera atento y consciente cuando hiciera las preguntas y que se fijara en algunos rasgos característicos de cada participante (como el color de los ojos, el nivel socioeconómico, su apariencia y comportamiento). Les dijimos: «Intentad recordar que cada participante es diferente y que, si os fijáis en las diferencias que existen entre las personas, podréis extraer información relevante sobre la perspectiva de cada una».

A la otra mitad de los asistentes les pedimos que hicieran su trabajo sin prestar mucha atención y que fingieran estar interesados en las respuestas que les daban los participantes. A estos asistentes, antes de empezar les dijimos: «Todos los participantes tienen más o menos el mismo perfil, pero haced el favor de fingir que os interesan todas las respuestas que os den». Los asistentes de este grupo formularon las mismas preguntas que los del otro, solo que al hacerlo mostraban menos interés y participaban menos en la conversación.

Transcurridos cinco minutos, sin importar el número de preguntas que hubieran podido hacer, los asistentes de la investigación tenían que dar la conversación por terminada. Aun así, antes tenían que hacerles una última pregunta: ¿querría la persona seguir participando en el estudio?

Nuestra hipótesis era que las personas que tuvieron la entrevista con los asistentes desinteresados serían más reacias a aceptar la invitación de seguir en el estudio, y así fue. Por lo que parece, el desinterés y el bajo nivel de consciencia de los demás probablemente nos afecta a todos, pero a algunas personas más que a otras: hubo menos gente del grupo de AA que del grupo de personas no alcohólicas que quiso seguir adelante con el estudio si había tenido la entrevista con un investigador que había demostrado poco interés en las preguntas. Ese fue el primer indicio de que las personas alcohólicas podían ser más sensibles al desinterés y la desconexión que demuestra la gente de su alrededor. No queda claro qué relaciona la bebida con esta sensibilidad, si es una cuestión genética o aprendida, pero a mí lo que me interesaba era profundizar más en los posibles beneficios de esta sensibilidad: ¿era cierto que las personas alcohólicas identifican mejor a las personas que no prestan atención a su entorno?

John, Kris y yo seguimos la investigación para responder esta pregunta y, para ello, queríamos comprobar si la gente que interactuaba con los experimentadores con un nivel de consciencia y atención bajos tenía más tendencia a beber.

En esta ocasión en el estudio incluimos sesenta adultos de la comunidad de Harvard y de la zona más amplia de Boston. A los participantes les dijimos que el estudio se centraba en evaluar los efectos emocionales que tenía una cata de vino y les pedimos que no bebieran nada una hora antes del experimento.

Después, buscamos otro grupo de personas para que se hicieran pasar por los investigadores del estudio. Este nuevo grupo no sabía nada de nuestra hipótesis y separamos a las personas de manera aleatoria en un grupo que mostraría atención y otro que estaría más desconectado. Al grupo que desempeñaba el papel de investigadores atentos y conscientes les explicamos que tenían que observar a los participantes de manera personalizada, que debían fijarse bien en la ropa que llevaban, el pelo, su altura y, lo más importante, que prestaran atención a los cambios sutiles que iban mostrando a lo largo del estudio. Al otro grupo de investigadores solo les pedimos que fueran amables con los participantes, que sonrieran y que leyeran el guion que les habíamos dado.

Antes de empezar con el estudio, evaluamos a los participantes de dos maneras: valoramos su habilidad de atención plena con la escala de mindfulness de Langer y les pedimos que hicieran la prueba de detección de consumo de alcohol de la Organización Mundial de la Salud, para ayudarlos a hacer una autoevaluación de su consumo. Cuando los participantes rellenaban estos formularios, pasaban a hacer la entrevista con uno de los falsos investigadores, que podía ser del grupo consciente o del grupo menos comprometido. La entrevista consistía en preguntas generales sobre el estado de ánimo y la actitud que tenían en cuanto a la actividad de la cata de vino. El guion que habíamos preparado se parecía bastante al estudio que he descrito antes en el que participaron las personas de alcohólicos anónimos.

Cuando acababan las entrevistas, les decíamos a los participantes que en ese momento empezaría el experimento de la cata de vinos. En ese punto, el experimentador les informaba de que podían beber todo el vino que quisieran, y que luego hicieran una pequeña encuesta sobre la cata. Aunque lo que nos interesaba ver era el consumo de vino que hacían, los participantes creían estar en un estudio sobre la cata de vino, por lo que les pedimos que puntuaran el vino que bebían en una escala del 1 al 10 y que le pusieran un precio estimado a la botella. Además, les pedimos que nos dieran una lista con los sabores o notas que habían podido detectar.

Los resultados confirmaron nuestra hipótesis. Los participantes que trataron con los experimentadores que les habían prestado más atención bebieron la mitad de alcohol. En cambio, las personas que tuvieron la entrevista con el grupo de asistentes que solo tenía que sonreír e interpretar su papel bebieron 120 ml en comparación con los 60 ml que bebieron los participantes que hablaron con gente más consciente. En este contexto, en el que a los participantes les suele preocupar la puntuación que recibirán, esta diferencia es relevante.

No llevamos a cabo estos estudios para obtener resultados que demostraran que beber en sí es algo que demuestra un nivel más alto o más bajo de consciencia, sino, simplemente que, si partimos de la idea de que una de las razones para el consumo excesivo de alcohol es que ofrece a las personas una «salida» de la realidad que están viviendo, cuanto más receptiva y consciente sea la persona, menos necesidad de escapar tendrá. Por lo que, si los resultados indican que la atención plena se contagia, esto significa que interactuar con gente con un nivel más alto de consciencia también aumentará el nuestro.

Desde entonces he seguido explorando esta idea del contagio del nivel de consciencia en un estudio con niños con trastornos dentro del espectro autista. Quería averiguar si los niños con autismo reaccionaban de la misma manera que las personas con problemas de alcohol y también eran más sensibles a la hora de detectar el nivel de consciencia o inconsciencia de los demás. Dicho con otras palabras: puesto que la mayoría de la gente suele ir en piloto automático la mayor parte del tiempo, y esta desconexión genera una incomodidad interpersonal, ¿podría la sensibilidad a esta desconexión explicar algunos de los retos interpersonales a los que se enfrentan las personas con autismo? El objetivo de mi estudio no era descubrir si el autismo era el origen de esta sensibilidad o si solo es el resultado de la confluencia de muchos otros factores que genera el trastorno. En realidad, yo lo único que quería descubrir era si había una relación entre la sensibilidad a la hora de detectar el nivel de conexión/desconexión y el hecho de estar dentro del espectro.

Con la ayuda de mis estudiantes de postdoctorado Francesco Pagnini y Deborah Phillips y un grupo de investigadores italianos, intentamos comprobar esta teoría en una comunidad italiana. Después de que un grupo de niños con autismo interactuara con personas adultas que demostraron prestar más atención o menos, y de que nosotros observásemos su comportamiento, elegimos ocho criaturas con un nivel funcional similar dentro del espectro autista y seis asistentes adultos para participar en el estudio. Separamos a los participantes en parejas de manera aleatoria para que algunos niños interactuaran con adultos con un nivel más alto de consciencia y otros, con personas más distraídas. Durante las sesiones de treinta minutos, proponíamos a los niños tres juegos para que jugasen con los adultos. Además, grabamos las sesiones para que, después, otros profesionales independientes pudieran valorar los vídeos y clasificar los comportamientos interactivos tanto verbales como no verbales.

Los adultos del grupo con poca atención tenían que fingir que les interesaba lo que hacía el niño y debían mostrar una actitud positiva siempre que hablaran con él, pero, aparte de ese apunte, no les dimos más instrucciones sobre el comportamiento que debían mostrar. En cambio, a los adultos del grupo más consciente les dijimos lo mismo, pero además les pedimos que intentaran detectar los cambios en el comportamiento de las criaturas y si aparecían nuevas señales en su expresión emocional. Es decir, les pedimos que observaran con atención el lenguaje corporal de los niños, su entonación de voz, los cambios que iban experimentando a lo largo de la entrevista y que se fijaran en lo que iba cambiando y lo que no mientras jugaban a las diferentes actividades. Les sugerimos que estudiaran a los niños para entender mejor su estado interior, como cuando intentamos observar una pintura y buscamos detalles que nos ayuden a entender el estado emocional que llevó al pintor a hacerla.

Cuando los niños interactuaron con los adultos más atentos y receptivos, demostraron tener muchos más «comportamientos divertidos», interactuaron más con los experimentadores y adoptaron menos comportamientos evitativos. Además, observamos un aumento en los comportamientos de colaboración y un descenso en los comportamientos estereotipados. La atención y la conexión que demostraban los adultos parecía ayudar a las criaturas a mejorar en estas capacidades (lo que implicaba el contagio), con lo cual se conseguía una interacción más activa y participativa.

En el pasado, los científicos que estudiaron el autismo han sido demasiado rápidos en dar por hecho que los niños con autismo tienen problemas al «leer» los comportamientos no verbales emocionales de las personas adultas. La mayor parte de esta investigación se centró en la información que extrajimos a partir de los ojos de la gente. Por ejemplo, nuestras pupilas se dilatan cuando nos sentimos atraídos por alguien. Sin embargo, en los últimos años se han llevado a cabo investigaciones que demuestran que se infravaloraron las capacidades de los niños en el espectro. Por lo que parece, se les da muy bien leer el lenguaje corporal cuando pueden ver la postura de todo el cuerpo. El trabajo que realizamos en Italia incluso apunta a que estos niños quizá tienen capacidad para leer nuestro estado mental.

También creo que sería muy interesante replantearse si parte del problema que muchos adultos tienen a la hora de conectar con los niños y las niñas en el espectro autista proviene de los adultos y no de los mismos niños. Quizá son los adultos los que tienen dificultades al «leer» las señales que muestran los niños con autismo o no sienten las ganas o la ilusión de intentarlo por los sesgos y prejuicios que tienen. Si las personas adultas tuvieran un nivel de consciencia más alto, serían capaces de detectar esas señales, lo que seguramente facilitaría la interacción con estos niños.

CONTAGIO DEL NIVEL DE CONSCIENCIA Y SALUD

Tal y como lo demuestran los resultados obtenidos en los estudios que se han elaborado durante más de cuarenta años, la técnica de mindfulness es buena para nuestra salud. La investigación que hemos llevado a cabo sobre el contagio del nivel de consciencia sugiere que la capacidad de atención de una persona puede ayudar a mejorar la de otra. Por eso, creo que las personas con las que pasamos tiempo e interactuamos pueden tener un impacto positivo en nuestra salud.

Por ejemplo: en un estudio que se realizó en Suiza, mi estudiante de postdoctorado Chiara Haller y yo examinamos a 176 pacientes con una lesión cerebral traumática grave y a los familiares que se encargaban principalmente de su cuidado.[3] Después de analizar la información, establecimos una correlación entre el nivel de consciencia y atención que demostraba la persona cuidadora y el nivel de funcionalidad del paciente. Una posible explicación sería que los cuidadores más atentos y conscientes tienen más predisposición a fijarse en la variabilidad de los síntomas y de las respuestas que tienen las personas de las que se encargan. También intuyo que el contagio del nivel de atención y consciencia desempeña un papel aquí y que su alta capacidad puede ayudar a aumentar la de la persona que cuida.

Los resultados de estos estudios también son relevantes y pueden ofrecernos información sobre la mala salud que suelen padecer las personas que cuidan de pacientes con enfermedades crónicas o de gente mayor con problemas de memoria. Desde mi punto de vista, las enfermedades que padecen los cuidadores nacen a partir del estrés que les genera pensar que los síntomas solo pueden ir a peor, y es una creencia fija que no se paran a analizar para ver si pueden desmentirla. Con esta mentalidad negativa, dan y dan hasta que se quedan sin nada y se sienten vacíos. Sin embargo, cuando las personas que cuidan a otras empiezan a fijarse en los pequeños cambios que esas personas experimentan en relación con sus síntomas, suceden diferentes cosas. Lo primero es que ganan más consciencia y atención, que, como ya hemos visto antes, también es bueno para su salud. Además, cuando los cuidadores están más comprometidos y tienen una mentalidad más optimista, su trabajo les resulta más fácil y llevadero, lo que los ayuda a evitar el desgaste laboral.

El trabajo que hemos llevado a cabo también tiene implicaciones para las personas con alteraciones cognitivas leves. Suponte que estás al cargo de una persona que sufre una pérdida de memoria grave y te hace una pregunta; tú le respondes y, poco después, te la vuelve a hacer. Y así todo el rato, y tú le vas respondiendo... Con cada intercambio, tu frustración va aumentando y es fácil olvidarse de que la pobre persona no lo hace queriendo. Sin embargo, si la gente se para a pensar que es improbable que las personas a las que quieren se olviden de absolutamente todo, se abre una puerta de posibilidades. ¿Por qué se están olvidado de esto en concreto y no de otra cosa? Explorarlo y buscar una respuesta será bueno para las dos partes.

Esta manera de pensar resulta muy útil también para abordar otros trastornos, por ejemplo, la dislexia. Si la persona con dislexia se da cuenta de que no tiene problemas con todas las letras ni palabras, el hecho de intentar identificar cuáles le suponen más dificultades y averiguar por qué es así podría ayudar a aliviar su frustración ya que tendría una pregunta que resolver: ¿por qué esta palabra me da problemas en este contexto y no en otros? Una mentalidad negativa nos lleva a centrarnos solo en los aspectos negativos y, sin embargo, no tienen problemas con la mayor parte de lo que leen. Si fuéramos capaces de ver que realmente los errores son algo infrecuente, nos culparíamos menos a nosotros mismos y a los demás cuando surgieran. Entender que lo hacemos casi todo bien nos hace sentir mejor que fijarnos solo cuando algo sale mal. Lo que quiero decir con esto es que lo que debemos hacer es dejar de analizarlo todo con un pensamiento global (todo, siempre) e intentar centrarnos en casos concretos (algunas palabras, a veces). Este nuevo enfoque rebaja la gravedad del problema y nos anima a buscar soluciones.

NUESTROS SENTIDOS

Las personas ciegas tienen el sentido del oído más desarrollado que las que podemos ver sin problemas; en el caso de las personas con sordera, en cambio, la vista tiene mayor relevancia y desarrollan más este sentido, hasta el punto de que tienen una mejor visión periférica. Soy del parecer que, en lugar de usar normas para valorar lo que podemos o no podemos hacer, resultaría más productivo volcar nuestros esfuerzos en investigar a aquellas personas que tienen unas mejores capacidades en un área concreta y ver si podemos aprender algo de ellas.

La idea que propongo es: si hay alguien que puede hacerlo, el resto también, aunque quizá lo consigamos a otro ritmo más lento. En vez de ver a personas como Einstein o Mozart — o a las personas con discapacidad de visión o de audición— como excepciones, deberíamos tomarlas como referencia de lo que podemos llegar a hacer y no considerarlas como metas imposibles. Teniendo en cuenta lo que decíamos antes, podríamos preguntarnos por qué, a medida que envejecemos, nuestro oído no mejora conforme nuestra vista empeora. A lo que yo te respondería que esta situación no se da por nuestros prejuicios y las creencias negativas que tenemos sobre la vejez. Con esta mentalidad nos convencemos de que, a medida que nos vamos haciendo mayores, nuestros sentidos tienen que ir deteriorándose. Sin embargo, las personas con problemas de visión no tienen la convicción de que no pueden mejorar su capacidad auditiva ni las personas sordas que no pueden desarrollar más la vista para compensar.

Una de las creencias más debilitadoras es la expectativa de que nuestra memoria tiene que empeorar a medida que envejecemos. Sin embargo, no siempre es así, como veremos que pasa a veces entre las personas que no tienen esta mentalidad. Eso es lo que la psicóloga de Yale Becca Levy y yo descubrimos cuando Becca era mi estudiante de doctorado en Harvard.[4] Llevamos a cabo un estudio con participantes que creíamos que tenían esta idea en la cabeza para compararlos con otro grupo de personas que no daban por hecho que su memoria empeoraría a medida que pasaran los años. Nuestra hipótesis era que el hecho de creer que el envejecimiento implica problemas de memoria es justamente lo que hace que la gente desarrolle esos problemas.

Trabajamos con participantes jóvenes y mayores de origen chino, ya que esta población por lo general siente más respeto por las personas mayores que los estadounidenses, lo cual implica que dan menos por hecho que la memoria empeora con la edad. También asumimos que sería menos probable que la gente con discapacidad auditiva tuviera una visión negativa del envejecimiento, ya que en su mente afrontar un mundo controlado por otras personas con un sentido del oído intacto ya era suficiente retador, por lo que también incluimos en el estudio personas sordas jóvenes y mayores.

Los resultados revelaron que, entre los participantes estadounidenses sin problemas auditivos, los jóvenes demostraron un mejor rendimiento que las personas mayores en las pruebas de memoria, lo cual confirma la creencia que tiene la mayoría de que es una consecuencia normal y esperable del envejecimiento. Sin embargo, esto no es lo que constatamos en los resultados de las personas sordas y en la población china. En estos otros dos casos, la capacidad memorística de los sujetos de mayor edad era igual de buena que la de la gente joven.

Tenemos pruebas concluyentes de que se puede enseñar a los perros a detectar el cáncer en las personas por el olfato. Heather Junqueira y sus colegas enseñaron a cuatro *beagles* a diferenciar entre las muestras de sangre de gente sana y las de aquellos pacientes con cáncer de pulmón.[5] Al parecer hubo un perro que mostró cero interés en la importante investigación, pero los otros tres consiguieron identificar a los pacientes con cáncer de pulmón en un 97 % de los casos. ¿Podríamos aprender a desarrollar nuestra capacidad olfativa hasta un nivel similar? Si esto fuera así, podríamos oler cuando nosotros mismos u otras personas tuviéramos cáncer y lo podríamos detectar mucho antes, con lo que se salvarían muchas vidas. Habrá gente que diga que la biología de las palomas, los perros, las hormigas o los cocodrilos les aporta sentidos más desarrollados a los que nosotros nunca podríamos aspirar. Mi respuesta a esa afirmación es simplemente: quizá sí o quizá no. Si una persona puede levantar setenta y cinco kilos, no significa que para levantar veinticinco necesite toda su fuerza muscular. Solo porque los perros tengan cinco veces más receptores olfativos en la nariz que los humanos, no significa que para ser capaz de oler el cáncer se necesiten trescientos millones de receptores. Se dice que los perros tienen neofilia, es decir, que se sienten atraídos por nuevos olores, mientras que a las personas nos atraen los olores que ya conocemos. Aunque esto sea verdad, también es cierto que podemos aprender a concentrar nuestra atención para detectar otros olores.

Los miembros de mi laboratorio y yo, impasibles ante la oposición que la idea despertaba, nos planteamos comprobar si podíamos mejorar el olfato de las personas y, en tal caso, si serían capaces de detectar si alguien tenía cáncer gracias a este sentido. Esta hipótesis quizá no es tan revolucionaria como me pareció en un primer momento. Después de diseñar el estudio, descubrí un artículo sobre una mujer llamada Joy Milne, quien podía detectar la enfermedad de Parkinson a través del olfato.[6] En una prueba, Milne fue capaz de diferenciar las camisetas que habían llevado puestas personas que tenían la enfermedad y las que no. Solo cometió un «error»: dijo que una persona tenía párkinson cuando, en ese momento, se creía que no era así. Aun así, unos meses después, al hombre se lo diagnosticaron. Sin duda, el cáncer no es lo mismo que el párkinson, pero ahora sabemos que la idea de que una persona puede detectar una enfermedad con el sentido del olfato es posible.

Acabamos de empezar a explorar estas investigaciones, por lo que tendremos que esperar un tiempo para obtener los resultados que nos digan si podemos enseñar a las personas a mejorar su capacidad olfativa para poder detectar enfermedades. Lo que nos gustaría hacer es pedirles a las personas que tienen cáncer y a sus parejas (que participarán en el estudio como grupo de control) que duerman con una camiseta que les proporcionaremos nosotros. A la mañana siguiente, cada uno pondrá su camiseta en una bolsa con autocierre y nos las devolverán. El siguiente paso del estudio será comprobar si podemos ayudar a los participantes a desarrollar sus capacidades olfativas con ejercicios que les permitan identificar las camisetas que han llevado las personas con cáncer, superando las probabilidades de que acierten solo por azar. Aun así, quiero recalcar que, en el caso de que no consiguiéramos nuestro objetivo con el método que diseñemos, eso no significaría que tuviésemos que descartar la hipótesis general por completo, sino que también podría ser que simplemente se necesitaran otros métodos o más entrenamiento.

Vivir en un mundo lleno de posibilidades implica que nos vamos a encontrar con un montón de retos y dificultades porque estamos intentando cosas que nunca se han hecho antes, ya sea a título personal o como sociedad. Aun así, hacer algo que se sale de la norma, hacer algo que la sociedad no fomenta activamente o que va en contra de algunas normas no escritas, no es tan imposible como pueda parecer al principio.

Para mucha gente, la palabra «reto» implica sufrimiento y la posibilidad real del fracaso, pero tenemos que mirarlo desde otra perspectiva. Tenemos que preguntarnos: ¿qué se siente después de conseguir algo? Cuando por fin paramos y nos quedamos pensando: «¿Y ahora qué?». A mí me encanta poner de ejemplo el golf porque me parece un juego que supone un gran reto. Si consiguiéramos meter la bola en el agujero de un solo tiro cada vez que tirásemos, el juego perdería toda su gracia. Para mí la idea es que podemos hacer algo de manera imperfecta con mucha consciencia o hacer algo perfectamente sin pensar. Cuando actuamos en piloto automático, sin prestar atención, la experiencia pierde su sentido. Lo que deberíamos hacer es entender el fracaso como un paso previo al éxito; a menos que te rindas, no existe el fracaso.

Hace muchos años, un programa de noticias dedicó un segmento al primer estudio que hice en una residencia. Les propuse que empezaran la noticia con una persona que lanzase la pregunta a la audiencia de si les gustaría tener una vida sin retos, donde todo se lo dieran hecho y, acto seguido, que el plano cambiara y apareciera una residencia. No me hicieron caso, pero la idea que quería transmitir era que la vida en las residencias debería presentar más retos para las personas mayores, no fomentar un entorno en el que no se les pide atención ni esfuerzo y que, por lo tanto, los hace vivir en piloto automático.

Hace ya muchos años, Peso, el perro que adoptamos, se comió la comida que habíamos llevado al comedor para nuestros invitados. Normalmente se portaba muy bien y era muy amable, pero esa noche fue más bien... un perro. Le regañamos por su comportamiento y mi pareja decidió que Peso necesitaba ir a una escuela para que lo entrenaran.

Si nos hubieses preguntado si esperábamos que Peso fuese perfecto, no nos habríamos parado a pesar y te habríamos dicho que por supuesto que no. No tenía que ser perfecto, nos conformábamos con que su comportamiento fuera correcto un 90 % del tiempo. Sin embargo, como el resto del mundo, rara vez nos paramos a pensar que el caso al que nos enfrentamos forma parte de ese 10 %. Cuando pasa, no nos paramos a analizar bien la situación y simplemente la vemos como un error.

Así es como tratamos a las personas mayores. Si vemos que nuestro padre o abuelo se pelea un poco con las llaves para abrir la puerta de casa, puede que se las quitemos y la abramos nosotros, como si a nosotros no nos hubiera pasado nunca. Si se caen, no solo salimos corriendo para ayudarlos – que puede ser algo bueno, por supuesto –, sino que nos convencemos de que tenemos que asegurarnos de que no vuelva a ocurrir – lo cual puede acabar siendo algo negativo –. Y si se olvida algo que desde nuestro punto de vista es importante, empezamos a buscar indicios de demencia y, a partir de ese momento, usamos cualquier descuido que tenga para confirmar nuestra teoría.

Si metiésemos a nuestras mascotas en una jaula o si indujésemos a las personas mayores en un estado semicomatoso, nos aseguraríamos de que estas cosas no pasaran: no habría errores, caídas ni descuidos. Tanto si somos la bestia como la bella, estar vivo implica ser imperfectos; si intentamos recibir con los brazos abiertos los retos y la incertidumbre que aparecen a lo largo de nuestra vida, la imperfección no nos supondrá un problema a ninguna edad.

¿Te acuerdas de cuando eras pequeño y el reto para ti era darle al botón de tu piso? Ahora que has crecido, ¿cuántas veces se te escapa la sonrisa cuando le das al botón? Nos lo pasábamos genial cuando jugábamos al tres en raya hasta que empezamos a ganar o a quedar en empate en cada partida. Seguramente no nos resulta muy divertido hacer un crucigrama que resolvimos ayer y del que seguimos recordando todas (o casi todas) las respuestas. Como he dicho antes, si metiésemos la bola en el agujero cada vez que lanzásemos en una partida de golf, ¿qué gracia tendría el juego? Si nuestro objetivo fuese ganar cada vez que jugásemos a algo, jugaríamos con niños. A la hora de la verdad, preferimos enfrentarnos a un reto antes que conseguir una victoria segura. Lo que nos gusta es esa lucha antes de llegar a la meta.

Afrontar un reto puede resultar abrumador, pero podemos gestionarlo mejor si lo dividimos en diferentes pasos y vamos avanzando poco a poco, un paso tras otro. Los robles majestuosos no solo crecen de las bellotas más grandes. En la mayor parte de mi investigación, hemos demostrado que los cambios pequeños pueden tener un impacto gigantesco. En el primer estudio que llevé a cabo con personas mayores, descubrimos que, si simplemente a las personas que vivían en las residencias les dábamos opciones fáciles y mundanas para hacer, conseguíamos que vivieran más.[7]

En otro de mis primeros estudios, conseguimos que la gente recordara mejor de una manera bastante neutra, ya que solo les pedíamos a las personas mayores que vivían en las residencias que recordaran cosas como los nombres de las enfermeras y les dábamos premios cuando acertaban.[8] Y cada semana aumentábamos la dificultad de las tareas que les proponíamos. La memoria de los sujetos mejoró, a pesar del mito generalizado de que la memoria solo empeora con el paso del tiempo. Durante los últimos cuarenta años, todos los estudios que hemos realizado nos han demostrado que solo se necesita hacer pequeños cambios en nuestra manera de pensar y en nuestras expectativas para empezar a modificar los comportamientos arraigados en nosotros que minan nuestra salud, competencias, optimismo y vitalidad.

Cuanta más gente empiece a entender y ver el potencial que nos ofrece la incertidumbre y aprenda a aprovecharlo, más cerca estaremos de una utopía consciente. En cuanto nos demos cuenta de que lo único que nos limita son las decisiones que tomamos en el pasado, habrá muy pocas cosas que nos impidan crear un mundo que encaje mejor con nuestras verdaderas necesidades en vez de seguir tomando el pasado como referencia para construir nuestro presente y nuestro futuro. Cuando lo consigamos, lo que antes nos parecía imposible se convertirá en el nuevo punto de partida de nuestros logros. ¿Por qué no?

HAY ALGO EN EL AMBIENTE

¿Hay lugares en los que se reúne mucha gente que fomenten la mejora de las habilidades de atención y conexión? Muchos de nosotros lo hemos vivido de una manera informal, ya sea en un entorno de naturaleza precioso, en una sala de conciertos escuchando música increíble o en algún templo. En cada uno de esos contextos conseguimos ralentizar nuestro ritmo para admirar la belleza y la grandiosidad que nos rodea. Por eso me pregunto si hay algo en esos lugares que nos invita a ser más conscientes, a prestar más atención, o si solo es que tenemos unas expectativas que nos dicen que hay algo importante en lo que debemos fijarnos y por eso lo hacemos.

Es fácil comprobar si la gente ha vivido algo así y, en caso afirmativo, en qué contextos les ha ocurrido; lo único que necesitamos hacer es preguntárselo. Si se trata de algún detalle o característica del lugar, hacer pruebas para que los participantes expliquen sus experiencias ya es otra historia. La ciencia, tal y como la entendemos ahora mismo, no nos ofrece mecanismos satisfactorios para explicar sensaciones que solo se palpan en un ambiente físico. Aun así, puede que sea un área de estudio importante, aunque inusual, sin duda.

Cuando Clayton McClintock era un estudiante en Harvard y un miembro de mi laboratorio, dimos un paso atrevido en esta dirección con un estudio al que después llamaríamos «Hay algo en el ambiente». Principalmente, lo que queríamos comprobar era si los participantes a los que les pedíamos que realizaran un test en la sala donde un grupo acababa de meditar obtendrían mejores resultados que los sujetos que hicieran la misma prueba en una sala donde no había habido nadie antes. ¿Habría algo en el ambiente que afectaría su rendimiento? Llevamos a cabo el experimento en una clase pequeña donde doce personas se podían sentar cómodamente alrededor de una mesa de conferencias. Contamos con tres grupos de participantes, a los cuales les hicimos una sencilla prueba cognitiva antes de empezar el experimento. En el grupo experimental, llevábamos a los participantes a una sala vacía donde justo antes un grupo de meditadores acababa de realizar su práctica, una meditación introspectiva, en la que la persona observa los pensamientos y las sensaciones que van surgiendo y se dedica únicamente a detectarlos sin intentar interactuar con ellos. Después de meditar durante aproximadamente tres cuartos de hora, uno de los investigadores les hacía una señal y ese grupo cerraba la práctica en silencio y salía de la sala y del edificio sin llamar la atención. Dicho grupo dejó las mesas, las sillas y el resto del mobiliario de la sala exactamente igual que cuando entró y la temperatura se mantuvo durante todo el tiempo igual.

En uno de los dos grupos que teníamos para comparar, en lugar de traer gente para que meditara, trajimos un grupo de personas y le pusimos un vídeo que había diseñado para que produjera sensaciones de estrés. El vídeo mostraba imágenes de un tsunami y una operación de riñón, además de imágenes gráficas de seguridad en la carretera. Como con el grupo de meditadores, transcurridos cuarenta y cinco minutos, esas personas recibían la misma señal por parte del investigador y salían de la sala y del edificio en silencio y con cuidado de no llamar la atención. De nuevo, las mesas, las sillas y el resto del mobiliario de la sala se dejó tal y como se había encontrado antes de que entraran.

En el último grupo de comparación, se dejó la sala vacía durante los tres cuartos de hora antes de que los participantes del experimento llegasen.

Mientras los meditadores hacían su práctica o el grupo de comparación veía el vídeo, habíamos dividido a los sesenta y ocho participantes en grupos más pequeños y les habíamos pedido que rellenaran un formulario en otra parte del campus. Los investigadores los informaron de que más tarde pasarían a otra sala dentro del mismo edificio, pero no les dieron más detalles sobre la habitación. Antes de entrar a la sala, se les pedía a los participantes que de camino hacia allí permanecieran en silencio y que, una vez dentro, prestaran atención a la sensación que les producía estar dentro. Después de darles las instrucciones, los investigadores guiaban a ocho o doce participantes por el pasillo hasta llevarlos a la sala. Ni los participantes ni los investigadores sabían si alguien había estado usando la sala antes o no.

En cuanto los participantes se sentaban, un investigador les pedía que respondieran dos preguntas con una escala del 0 al 10: «¿La sala te parece interesante?» (0 = Nada interesante, 10 = Muy interesante) y «¿Qué nivel de energía sientes en la sala?» (0 = Ninguno, 10 = Mucha). También medimos el tiempo de reacción con una aplicación en una tableta en la que los participantes pulsaban círculos en cuanto veían que se iluminaban en la pantalla. Después de los diez toques, el programa grababa cuánto tiempo había pasado y medía la rapidez con la que los participantes veían que el círculo se encendía.

Los participantes que entraron en la sala donde antes había estado el grupo meditando o viendo el vídeo afirmaron que la sala les parecía más interesante y que había más energía en el ambiente que la gente del grupo que entró en la sala que había estado vacía antes. Estas respuestas confirmaron la idea de que había algo en el ambiente en las salas en las que había habido gente antes, de no ser así, los tres grupos habrían tenido la misma experiencia al entrar en la sala.

Sin embargo, lo más interesante fue ver las diferencias significativas en los tiempos de reacción del ejercicio de la tableta. Las pruebas que miden el tiempo de reacción quizá son la manera más clara de evaluar el nivel de atención y consciencia. Percibir las diferencias es la esencia del mindfulness tal y como lo estudiamos.

Cuanta más atención plena tienes, con más rapidez percibes las diferencias y más rápidos serán tus tiempos de reacción. El grupo que entró en la sala en la que antes había estado un grupo de meditadores haciendo su práctica demostraron tener tiempos de reacción más rápidos a la hora de detectar los cambios de color de la pantalla de la tableta que los participantes que entraron en la sala donde antes la gente había visto un vídeo y en la sala que había estado vacía. Entre estos dos últimos grupos no hubo diferencias significativas.

Estos misteriosos resultados sugieren que, de alguna manera, nuestra capacidad de atención plena deja una especie de residuo en el ambiente y que ello puede afectar a su vez a la capacidad de atención de los demás. A falta de realizar más investigaciones al respecto para profundizar y confirmar esta idea, estos resultados son sugerentes y deben entenderse como una hipótesis sobre la que reflexionar. Aun así, es cierto que parece que en estas situaciones «hay algo en el ambiente» que puede que los avances tecnológicos nos ayuden a descubrir en el futuro. Como ha ocurrido otras veces en el pasado, cuando alguien predecía el género del feto se entendía como cuestión de intuición y ahora, sin embargo, se hace una ecografía y se nos dice sin más. La intuición de la madre podría haber sido un sentimiento físico. Estoy convencida de que cada acción que sentimos en nuestro interior va acompañada de un significante externo, ya sea a través de un olor, la sudoración o la energía que emitimos.

Que no encontremos una explicación total no significa que algo no pase realmente. El estudio «Hay algo en el ambiente» sugiere que existe una causa y un efecto, aunque no hayamos llegado al punto en el que podamos describir o entender lo que sucede. Al igual que aún no entendemos cómo funciona el placebo, pero sí aceptamos el poder que tiene. Yo, por ejemplo, no creo ni dejo de creer en la existencia de los fenómenos paranormales; el hecho de que no pueda entender o explicar algo no me hace tacharlo de imposible. Sé que cuando enciendo la tele alguien de Nueva York aparece en mi casa, que tengo videoconferencias por Zoom con mis estudiantes y colegas, y que también aparecen en mi ordenador. Tampoco entiendo cómo puede ser y aun así acepto estas realidades.

Las explicaciones que damos para las cosas que vivimos cada día tampoco son muy convincentes: como por qué tengo hambre. ¿Qué significa realmente entender, analizar y nombrar los diferentes procesos que ocurren en nuestro interior? Por lo general, definimos las cosas al cambiar el nivel de análisis que realizamos sobre ellas. Podemos analizar un tema para darle una respuesta desde una perspectiva más física con neurociencia, o buscar una explicación más mental a través de la sociología, o podemos recurrir a la filosofía para que nos ayude a entender mejor un comportamiento. Sin embargo, no creo que el hecho de profundizar de esta manera nos ayude realmente a entender mejor el objeto de estudio. Para mí, nunca daremos con una explicación lo suficientemente completa.

Si no nos olvidamos de lo importante que son las cosas que desconocíamos y que ahora nos parecen normales, quizá logremos abrir la mente a todo lo que aún nos sigue siendo desconocido. Cambiar la mentalidad para dejar de ver los fenómenos que no podemos explicar como «imposibles» y convertirlos en algo nuevo que aún tenemos que entender nos da la posibilidad de convertir esas cosas que hoy son imposibles en el «evidente» de mañana. No cuesta nada abrir la mente a las posibilidades; sin embargo, sí podemos perder mucho si seguimos ignorando experiencias inusuales solo porque no podemos explicarlas.

Capítulo 10
¿Y POR QUÉ NO?

La fisiología no quiere saber nada de ellos; la psicología ortodoxa les da la espalda, y la medicina los esconde bajo la alfombra, o, como mucho, a modo de anécdota inusual, los cataloga como «efectos de la imaginación»... Da igual qué página abras, los encontrarás con diferentes títulos: sortilegios, inspiraciones, posesiones demoniacas, apariciones, trances, éxtasis, curaciones milagrosas y resultados de enfermedades y poderes ocultos que ejercen individuos extraños sobre personas y cosas que hay a su alrededor.

WILLIAM JAMES

William James, el padre de la psicología en Estados Unidos y por quien recibe el nombre el edificio en el que he pasado la mayor parte de mi carrera, creía que la ciencia nos había fallado a todos al ignorar los fenómenos que no entraban dentro de la norma.[1] Él ya se dio cuenta de la tendencia que tenían los expertos en el mundo de la ciencia de decidir antes de tiempo lo que era posible y lo que no, y tachar de error los intentos que buscaban una explicación. Y por eso, durante toda su vida intentó abrir su mente a todo tipo de posibilidades. Yo estoy con él en esto y creo que la clave para lograr un cambio efectivo está en darnos cuenta de que la certeza solo consigue cortarle las alas a la libertad.

Se ha escrito mucho sobre la obediencia ciega a la autoridad, normalmente en momentos en los que atañe a la autoridad institucional, pero no en los casos más cotidianos en los que ni se nos ocurre cuestionarnos una norma o la aparente legitimidad de la persona que la impuso. Imagina por un momento que quieres solicitar plaza en una universidad y tienes que escribir una carta hablando de tu héroe, pero el problema es que no tienes uno o al menos no te viene ninguno a la cabeza. ¿Qué haces entonces? Yo creo que lo normal es que la gente se invente algo o tome una decisión entre algunos personajes de referencia, como Eleanor Roosevelt, la madre Teresa de Calcuta o Abraham Lincoln. Sin embargo, la mejor opción quizá hubiese sido plantearse escribir una carta en la que explicásemos por qué no tenemos un héroe o por qué no somos capaces de elegir solo uno. Desgraciadamente, no solemos darle espacio a este tipo de ideas, sino que la mayoría de los estudiantes quiere dar con la respuesta correcta que le haga conseguir lo que quiere. Marcar la casilla y listos.

Algo parecido nos pasa cuando aprendemos a valorar y apreciar a las personas. Por lo general, aceptamos sin rechistar los criterios de la lista que nos han dado y no nos planteamos lo que queremos que la gente de nuestro alrededor nos aporte realmente. Solemos aceptar las premisas implícitas que se nos plantean en las preguntas que nos hacen, por lo que todas las preguntas vienen con mucha «carga» y no dan pie a la exploración; sobre todo cuando forman parte de una solicitud o una entrevista que esperamos que nos abra las puertas a una comunidad, o en otras situaciones en las que creemos que hay una desigualdad de poder. Pensemos un momento en la desigualdad de poderes que hay en un hospital.

¿Qué pasa si una doctora le pide a un enfermero que haga algo y este cree que es un error? Es difícil cuestionar la autoridad de la persona en un cargo más alto que el tuyo. Es más, solemos ser tan obedientes que la mayoría de las veces ni siquiera se nos ocurre plantearnos si lo que nos piden es la mejor opción o si tiene sentido. Cuando nos recetan algún medicamento y sentimos una especie de rechazo, ¿nos sentimos cómodos o con la libertad de plantearle al médico otras opciones? ¿O simplemente agachamos la cabeza y nos tomamos la pastilla después de cada comida? Si vamos al médico y nos dice que tenemos la pierna rota y que tardará seis semanas en curarse, ¿se nos ocurre ni siquiera intentar recuperarnos en la mitad de tiempo?

¿Qué pasaría si en vez de que nos dijeran lo que suele tardar la gente en recuperarse nos dijeran lo que tardó la persona que se recuperó más rápido? ¿Nos recuperaríamos antes? Yo creo que sí. Cuando tuve un accidente y me destrocé el tobillo, tuve la suerte de olvidar que el médico me dijo que, desgraciadamente, no podría volver a caminar sin cojear. Ahora, cuando salgo corriendo en la pista de tenis, si no le doy a la pelota no es porque cojee, ya que puedo caminar y correr perfectamente.

La actitud mecánica de conformidad es lo que nos lleva muchas veces a renunciar a nuestra libertad. He aquí un ejemplo que en psicología social se llama el experimento de conformidad de Asch.[2] A los participantes se le mostraban tres líneas de diferentes tamaños y lo que tenían que hacer era decir en voz alta qué dos líneas tenían el mismo tamaño. Lo que los participantes no sabían era que entre las personas que responderían había parte del equipo de investigación que estaba allí simplemente para dar respuestas claramente equivocadas antes de que llegara el turno del participante real. Por lo general, la persona coincidía con esa opción y repetía la respuesta de la persona que había ido antes, aunque estuviese mal, en lugar de decir la verdad y señalar el error que había cometido. Y esto sucede todo el tiempo a nuestro alrededor. Dos amigos se niegan a ponerse la vacuna del COVID, tú lo tenías claro y creías que era la mejor opción, pero ahora quizá tienes dudas y retrasas la cita. O quizá es el caso contrario, que no te la quisieras poner y dos amigos íntimos tuyos sí. Del mismo modo que los participantes del estudio de Asch decidieron adaptarse a su entorno, aunque antes tuvieran otra opinión, solemos acatar lo que dice la mayoría sin pensarlo mucho.

Aceptar una certeza porque sí, sin hacernos preguntas, es la manera más flagrante de renunciar a nuestra libertad innecesariamente. Cuando creemos estar seguros de algo y tener la respuesta, dejamos de buscar otras opciones y posibilidades, que pueden ser incluso mejores. Por eso, es importante recordar que, cuando no dudamos, solemos equivocarnos; aceptar algo sin más como si fuera una verdad absoluta nos arrebata la libertad.

Vivimos en una sociedad regida por principios científicos. La precisión con la que ahora somos capaces de analizar el mundo que nos rodea, sin embargo, nos resultará útil en función del nivel de consciencia y atención con el que podamos observarlo. Nuestros parámetros y herramientas están limitados a unos contextos concretos y, por mucho que nos esforcemos en perseguir la máxima objetividad, no dejan de ser subjetivos. La ciencia se convierte en la respuesta por defecto cuando confundimos la precisión con la certeza. Las pruebas científicas solo pueden demostrar y apoyar probabilidades, pero desgraciadamente muchas veces convertimos estas probabilidades en verdades absolutas, lo que hace que resulte más difícil que nuestra mente rompa esas barreras y se plantee cuestiones básicas.

Esto es lo que me pasó a mí hace muchos años cuando aún se sabía muy poco sobre la demencia. Lo que yo proponía era que la senilidad, como se le llamaba por aquel entonces, quizá era una respuesta consciente a un entorno con demasiadas rutinas preestablecidas. Sí, lo has leído bien, mi idea era que la senilidad podía tener alguna ventaja. Es decir, algunas de las cosas que dicen o hacen las personas seniles que nos parecen tan extrañas podrían ser una manera de intentar compensar la constante redundancia que inunda sus vidas. ¿Qué es mejor, vivir una vida en piloto automático o de vez en cuando tener pensamientos nuevos y extraños? Obviamente, postulé que la senilidad es una respuesta no adaptativa en la sociedad, ya que incomoda a las personas de nuestro alrededor. Sin embargo, si entendiésemos esos pensamientos diferentes como un intento de estar más conectados y presentes, puesto que ya sabemos que el mindfulness ayuda a la gente a vivir más, puede que los pensamientos disparatados sean una respuesta adaptativa en un plano biológico. Es decir, ¿podría ser que las personas diagnosticadas como seniles y que observaban el mundo con nuevos ojos cada día vivieran más?

Para comprobar esta hipótesis, ya hace muchos años, Pearl Beck, que por aquel entonces era mi estudiante, y mis colegas Ronnie Janoff-Bulman, Christine Timko y yo recopilamos los datos de personas a las que, además de tener problemas de corazón, les hubiesen diagnosticado senilidad o no.[3] Con esta información descubrimos que las personas seniles vivían significativamente más años que aquellas que solo sufrían cardiopatías. Todo esto fue en 1984. Cuando enviamos nuestro artículo de investigación a una revista científica de prestigio, lo rechazaron con contundencia. La razón categórica para argumentar su negativa fue que la «revista no publicaba estudios en curso». Es decir, que solo querían publicar estudios que presentaran respuestas definitivas, y números que las respaldaran. Dado que nunca antes se había llevado a cabo ningún otro estudio que sugiriese que la senilidad podía tener un aspecto positivo, los editores de la revista dieron por hecho que el trastorno no podía ofrecer ningún beneficio; por lo que nuestra investigación quedaba catalogada como «en curso» y no se daba por definitiva. En su momento me pareció —y me sigue pareciendo— una respuesta irracional. Todo lo que estudiamos en el mundo de la ciencia está «en curso». Las respuestas definitivas no existen; cada día aprendemos algo nuevo sobre nuestro cuerpo consciente.

(Aun así, puedo decir que finalmente logramos publicar el artículo en *Academic Psychology Bulletin*.)

Hay muchas enfermedades catalogadas como crónicas, y en las que el término «crónica» se entiende como sinónimo de «incurable». Si nos dicen que tenemos una enfermedad incurable, tendríamos que estar locos o ser muy ingenuos para intentar curarla. Sin embargo, la ciencia no puede demostrar tal afirmación. Lo único que la ciencia puede demostrar es que lo que se ha probado hasta el momento con las personas con la que se ha trabajado no ha funcionado. Eso significa que la certeza de que un trastorno se pueda curar o no todavía no se ha demostrado, que es muy diferente a afirmar que es algo que está fuera de nuestro alcance. Además, la gente que se cura no suele participar en los experimentos médicos y, como hemos dicho antes, mucha gente se recupera sin ni siquiera haberse dado cuenta de que había estado enferma. Además, para elaborar cualquier tipo de experimento, los investigadores tienen que tomar un sinfín de decisiones ocultas respecto a los parámetros del estudio (quiénes serán los participantes, el tiempo y las circunstancias en las que se los estudiará, la cantidad de variables independientes con las que se trabajará, entre otras muchas). Cuando nos olvidamos de esos parámetros, puede parecer que los resultados que sugieren la imposibilidad de algo tengan más peso o sean más generales de lo que en realidad son. Por esa misma razón diseño mis investigaciones con el objetivo de descubrir lo que es posible en vez de intentar averiguar lo que es imposible. Nos pasamos la mayor parte del tiempo buscando lo que podría ser en vez de lo que es.

La gente tiende a buscar cosas que le den seguridad, pero al aceptar ese *statu quo* sin rechistar dejamos de prestar atención y de percibir los cambios. Nos ponemos las gafas para ver y a la vez nos ciegan, ya que no intentamos buscar las situaciones en las que no las necesitamos. Vamos a terapia para que el psicólogo nos ayude a ver una situación desde otra perspectiva y, en lugar de darnos cuenta gracias a su *input* de que hay muchas otras posibilidades, solemos aceptar su visión como la nueva realidad. En definitiva, si creemos tener la respuesta, no tenemos dudas y, si no tenemos dudas, nos quedamos sin opciones. Puesto que la vida y lo que experimentamos en ella no dejan de cambiar en todo momento y puesto que cualquier cosa puede adquirir un matiz diferente o ser radicalmente opuesta según la perspectiva desde la que se mire, sin saberlo estamos desperdiciando ventajas de las que ni siquiera somos conscientes. Los efectos negativos pueden multiplicarse. Aceptar el *statu quo* por defecto frena la innovación.

Quizá no vivimos en una distopía donde la gente está totalmente desconectada y en piloto automático, pero sí actuamos sin pensar muchas más veces de lo que nos creemos.

¿Qué sería diferente para nosotros en una utopía consciente? Como hemos visto, y esto es importante, el sistema cuerpo-mente sugiere que no somos esclavos de nuestras pasiones ni víctimas de nuestras adicciones y que las creencias y las señales de nuestro entorno no tienen por qué controlarnos. Podemos convertirnos en dueños de nuestro destino. En cierto sentido, quizá para disfrutar de una buena salud solo tenemos que pensarlo.

En una utopía con más consciencia dejaríamos de ser tan juiciosos y sabríamos que el comportamiento de cualquier persona tiene sentido desde su perspectiva. La sensación desagradable que sentimos cuando nos juzgan desaparecería y eso nos brindaría la oportunidad de probar cosas nuevas sin preocuparnos por lo que «se supone que tenemos que hacer» ni seguir la corriente de lo que hacen los demás. Estos cambios provocarían que nuestros niveles de estrés cayeran en picado y, con menos estrés, lograríamos que nuestra salud mejorase.

Creo que sería interesante detenernos unos instantes para plantearnos cómo sería nuestra vida si no nos dejásemos llevar ni limitar por las preocupaciones propias de una mentalidad de escasez. Si viviésemos en un mundo de abundancia, las comparaciones sociales, las predicciones y las decisiones perderían todo su peso y las normas no se entenderían como limitaciones. Si siempre estuviéramos satisfechos con lo que conseguimos, las decisiones no serían tan importantes, y si lo que decidiéramos nos diera igual, no tendríamos que intentar anticipar nada. Por otro lado, las comparaciones sociales nos sirven para ver quién vale más tomando como referencia un recurso limitado, pero si vemos el mundo como un lugar de abundancia, también dejaríamos de hacerlas. Si las preocupaciones que nos genera la mentalidad de escasez desaparecieran, las reglas y la rigidez que nos imponen se convertirían en meras sugerencias. Creamos normas para mantener a raya a la gente. Las personas que rompen las reglas lo hacen para conseguir lo que quieren, pero, si se sintieran bien con lo que tienen, ya no sentirían la necesidad de desafiarlas.

El recurso más importante que la gente asume que es limitado es la atención sanitaria. Sin embargo, como hemos visto a lo largo de todo el libro con investigaciones y estudios, nuestro psiquismo es lo que gobierna principalmente nuestra salud, por lo que una buena salud está al alcance de todos.

Aunque solemos relacionar el concepto de utopía con el de perfección, para conseguir construir una utopía consciente tendríamos que eliminar la idea fija que tenemos ahora de perfección. Quizá lo mejor sería cambiar este concepto por la idea de crear expectativas desconocidas. En esta nueva sociedad se animaría a las personas a crear expectativas sobre su futuro, pero también tendrían la libertad de cambiarlas o reajustarlas a sus nuevas circunstancias siempre que quisieran. Así pues, llegar a la perfección significaría aceptar totalmente la incertidumbre de la vida.

Piensa en las escuelas que tenemos hoy en día. ¿Por qué la gente cree que estudiar es aburrido, difícil y que pocas veces se lo va a pasar bien? La investigación que hemos llevado a cabo ha demostrado que el aprendizaje consciente llena a las personas de energía y es divertido. Podemos hacer que las materias escolares se conviertan en un juego o dar las clases de una manera consciente y dejar atrás la memorización. Tener problemas para memorizar conocimiento supone un riesgo para nuestra salud, ya que nos genera estrés. Es más, en las escuelas conscientes, no habría estudiantes que ganasen ni que perdiesen, con lo cual habría menos estrés en las aulas. Los pasos concretos que habrá que dar para crearlas ahora no son lo importante, sino convertirlas en nuestra meta.

¿Y qué pasaría en los contextos profesionales? En el mundo empresarial se suele dar por hecho y nadie lo cuestiona que, para que cualquier proyecto o negocio salga adelante, a la gente se le tiene que decir lo que debe hacer. Por el contrario, en un estudio que el director de orquesta Timothy Russell, mi estudiante Noah Eisenkraft y yo realizamos, descubrimos que esto no es así.[4] En nuestro experimento, les pedimos a algunas orquestas (que son empresas, aunque quizá no en un sentido estricto) que fuesen más perceptivas y estuviesen más atentas, e hicieran cambios sutiles cada vez que tocaran para que cada actuación fuese diferente. Por otro lado, les pedimos a otras orquestas que replicaran otras actuaciones que hubiesen hecho en el pasado y con las que estuvieran contentas, y esta manera de tocar la catalogamos como inconsciente. Grabamos las actuaciones y luego se las pusimos a un grupo de personas que no sabían nada del estudio. Los resultados demostraron que la gente sentía una mayor preferencia por las actuaciones que habían requerido un nivel más alto de atención. Cuando escribimos estos resultados para la publicación, se me ocurrió que esta información también podría ser muy útil para las personas que lideran equipos. Nuestra investigación demostró que, cuando todo el mundo pone más atención y se vuelca en su trabajo individual, y a la vez se concentra activamente para detectar los cambios sutiles en la música, la actuación resultante era un trabajo coordinado y de un nivel superior. Quizá el trabajo principal de un líder, como sucede en el caso de los profesores, es fomentar la capacidad de atención y de conexión de las personas con las que trabaja.

Así también, si aflojásemos un poco el nivel de las ideas convencionales que tenemos sobre los requisitos que debemos cumplir para un puesto de trabajo, abriríamos la puerta a un sinfín de posibilidades. De alguna manera, nadie tiene la experiencia ideal para ningún trabajo. A los profesores se les enseña contenido del pasado, no del futuro. La CEO de una empresa multinacional acabará liderando una compañía diferente a la que conoció cuando asumió el cargo. Si tienes un negocio y quieres contratar a algún trabajador, seguramente será mejor que observes con atención los cambios que se vayan dando y que adaptes las tareas que le vayas a dar para que pueda aprovechar sus fortalezas al hacerlas, más que contratar a alguien que cumpla las necesidades que tienes hoy sin saber si te servirá mañana. Todo el mundo puede aportar algo nuevo. La idea general que quiero transmitir es que, al crear escuelas y negocios más conscientes, debemos aprender a dejar atrás, o al menos cuestionar, las soluciones que nos sirvieron en el pasado para resolver los problemas que afrontamos hoy. Cuando conseguimos más éxitos, generamos menos estrés, y si hay menos estrés, nuestra salud mejora.

UN NUEVO ENFOQUE PARA NUESTRA SALUD

Hace muchos años trabajaba como asesora en una residencia. Iba caminando por ahí con mi portapapeles para que todo el mundo supiera mi estatus, puesto que no llevaba bata blanca. Al cabo de un tiempo, me di cuenta de que realmente no lo usaba, pero que lo llevaba igualmente para que la gente supiera que era alguien. Cuando fui consciente de lo que estaba haciendo, lo dejé en casa. Entendí que el respeto que me fuese a ganar allí tenía que llegar gracias al comportamiento que demostrase, no por la idea que transmitieran unos papeles. Me sorprendió comprobar que empecé a sentirme más comprometida con las visitas y a aprender mucho más con ellas desde que había dejado los elementos externos que me asociaban a la etiqueta de «investigadora/asesora» y simplemente estaba allí siendo una persona más que hacía su trabajo.

Por eso, creo que los profesionales sanitarios solo deberían llevar uniforme en el quirófano o cuando tuvieran que hacer algún tipo de intervención médica; eso haría que la gente los sintiera como personas mucho más cercanas cuando tuvieran que hablar con ellos al lado de la camilla. Además, también los ayudaría a sentirse más humanos y a no hablar desde el rol impuesto de autoridad médica. Bajo estas circunstancias, quizá habría más posibilidades de construir relaciones positivas entre el personal hospitalario y los pacientes.

En una utopía consciente, los profesionales sanitarios no solo dejarían de llevar uniforme, sino que también estarían preparados para fijarse bien en la variabilidad de los síntomas de sus pacientes, de su comportamiento y, en general, en los cambios que pudieran afectar a su bienestar. Dado que el hecho de prestar atención a la variabilidad ayuda a las personas a ser más receptivas y a estar más conectadas, parece lógico asumir que la tasa de desgaste laboral entre doctores y enfermeros también disminuiría. Al mismo tiempo, como los pacientes interactuarían con un personal sanitario más atento y consciente, sentirían que valoran su opinión. Y seguramente lo que resulta más importante es que el hecho de que se empezara a prestar atención al cambio constante haría que los profesionales sanitarios aprovechasen esa información para mejorar la atención al paciente y la rapidez de su recuperación.

A los pacientes también habría que enseñarlos a ser parte activa a la hora de buscar y cuidar su bienestar, y a prestar más atención y actuar con más consciencia en general, no solo en lo que atañe a la variabilidad de sus síntomas. Puesto que las decisiones que se toman son muy importantes para llevar una vida sana, los pacientes tienen que entender que deben formar parte del equipo que vela por su salud.

Si nos preguntaran: «¿Cómo sería vivir en una utopía consciente?», quizá lo más importante sería que podríamos disfrutar de los efectos positivos que se generasen porque en esa sociedad seríamos más flexibles con nuestras ideas, tendríamos la capacidad de encontrar y crear nuevas alternativas y de decidir entre ellas, y sentiríamos que tenemos el control de nuestras vidas, que somos los dueños de nuestro destino.

A medida que el tema del mindfulness iba calando cada vez más en el público general, era de esperar que alguien intentara hacerse un nombre menospreciándolo. Así pues, no me sorprendió cuando un periodista me preguntó durante su entrevista si el mindfulness solo era una moda pasajera. Esta fue la respuesta que le di: «Si cada día te prepararas una tostada y se te quemara, hasta que un día viniese alguien y te enseñase que lo único que tienes que hacer es cambiar la potencia de la tostadora, ¿volverías a dejar que se te quemara?». Cuando aprendemos a hacer algo que nos va bien, no es una moda, sino que lo integramos a nuestra vida.

MEDICINA CONSCIENTE

En el mundo de la medicina se cometen innumerables errores. Quizá eso no nos sorprenda tanto si nos damos cuenta de que, por muy inteligentes y por mucha atención e implicación que pongan, los médicos son personas y las personas se equivocan. Puede que un día un enfermero o un cirujano no haya dormido bien o puede que estén estresados o preocupados por algún tema personal. O quizá lo que pasa es que a menudo las personas vamos en piloto automático. El autor superventas y psicólogo social Robert Cialdini nos habla de un caso en el que a una enfermera le dijeron que le pusiera la medicina al paciente en la «R-ear» (en inglés, oreja-D). La abreviación de la palabra que describía la instrucción que debía seguir creó un malentendido, ya que *rear* en inglés significa 'trasero', cuando en realidad el médico quería decir *right ear* ('oreja derecha').[5]

La formación que recibe el personal del mundo sanitario fomenta de muchas maneras, tanto en medicina como en enfermería, esta mentalidad más automática, aunque sea de forma implícita. Los datos que se aprenden se suelen entender como certezas fijas y absolutas, no se admiten las dudas o la incertidumbre, y se categoriza a los pacientes según patrones y grupos preestablecidos. El internista Shahar Arzy, de los Hospitales Universitarios de Ginebra, y sus colegas llevaron a cabo un estudio que demostró que, con que a un doctor le den tan solo un dato de información que pueda confundirle, esto puede hacer que acabe equivocándose a la hora de hacer su diagnóstico.[6] Los investigadores del experimento dieron a un grupo de internistas diez fichas con problemas médicos y les pidieron que propusieran un diagnóstico para cada uno. En cada ficha había un detalle para confundirlos. Por ejemplo, había una chica joven que había tenido un accidente mientras esquiaba y se quejaba de los dolores que tenía. El dolor que tenía se debía al linfoma no Hodgkin, y la información que se les daba lo indicaba claramente; sin embargo, como leyeron que había tenido un accidente esquiando, se equivocaron al diagnosticarla. Durante el estudio, cuando había un detalle irrelevante o engañoso, se vio que los médicos diagnosticaban mal al paciente en un 90% de los casos. Este es otro ejemplo de que, cuando la gente no presta atención de verdad y actúa en piloto automático, cuando no duda, se suele equivocar. Quizá los profesionales sanitarios, como el resto de los mortales, harían mejor su trabajo si aceptaran que no saber la respuesta es la norma más que la excepción. Cuando somos conscientes de que no tenemos la solución nos conectamos más con la situación concreta en la que estamos y aguzamos nuestros sentidos.

El doctor y autor Atul Gawande ha estado luchando en primera línea para encontrar formas de reducir los errores médicos. Fue pionero en crear listas de verificación quirúrgicas para asegurarse de que los equipos siguiesen los procedimientos estándares y no pasaran por alto sin querer pequeños detalles que podían tener un precio muy alto en la salud del paciente.[7] Antes de cada intervención, el equipo tiene que comprobar la lista y confirmar que ha completado todos los puntos importantes, como, por ejemplo, que al paciente se le han administrado los antibióticos antes de hacer cualquier incisión para reducir la probabilidad de infección postquirúrgica. Hasta la fecha, Gawande ha recopilado información de unas mil operaciones en ocho hospitales y ha comprobado que el uso de listas de verificación hace disminuir los errores un 50%, lo cual resulta impresionante.

Pese a todo, obviamente, el uso de estas eficaces listas no asegura que la gente las lea con atención plena. Sin duda, cuando ya nos sabemos de memoria las preguntas de una lista, dejamos de leerlas con tanto detenimiento. Cuando relleno el formulario del aeropuerto con las cosas que llevo en la maleta, después de responder que no a la segunda y a la tercera pregunta, me da la sensación de que todas las respuestas van a ser la misma, por lo que acabo pensando que no hace falta que la lea con la misma atención. «No, no le he pedido a nadie que me vigilara la maleta en el aeropuerto». «No, no llevo armas en la maleta», y así todo el rato.

En vez de utilizar listas y formularios donde tenemos que responder sí o no, ¿qué pasaría si tuviésemos que dar una respuesta más elaborada? Por ejemplo, en vez de preguntar: «¿El paciente está despierto y alerta?», la pregunta podría ser: «¿Qué nivel de alerta presenta el paciente?». Seguramente, así, el personal sanitario tendría que pararse a observar con más detalle al paciente para poder responder. Se les podría llegar a pedir algo como: «Describa la intensidad de la dilatación de la pupila del paciente».

SALUD MENTAL

Incluso si las preguntas se pueden responder con una escala más concreta en vez de simplemente con un sí o un no, las listas de verificación y los formularios dan por hecho que sabemos en lo que tenemos que fijarnos, y para completarlos hace falta comprobar las respuestas con la información que ya tenemos. A veces lo mejor sería conseguir información nueva sin clasificar, y ver qué podríamos sacar de ahí, en vez de intentar encajar nuestros datos en las categorías correspondientes. Una de las áreas con más potencial para este tipo de enfoque es la salud mental.

No es una exageración afirmar que la falta de diagnóstico ante un trastorno mental supone un riesgo para la salud de la persona que está sufriendo la depresión, además de la de su familia, la de sus vecinos y la de sus compañeros de trabajo. Aun así, hacer pruebas para identificar a las personas con riesgo de padecerla suele resultar costoso, requerir mucho tiempo y, además, suele ser ineficaz. Es más, quizá no podamos conseguir que la salud mental encaje perfectamente en las categorías en las que se ha dividido.

Cuando aún era mi estudiante, Andrew Reece diseñó su tesis doctoral con el objetivo de comprobar si era capaz de identificar marcadores predictivos de trastornos mentales en los datos de las redes sociales.[8] Empezó analizando e interpretando mensajes e imágenes que la gente publicaba en Twitter e Instagram para ver si era posible reconocer a las personas con riesgo de padecer depresión y TEPT (trastorno por estrés postraumático). Analizó muchísima información −279.951 publicaciones de Twitter y 43.950 publicaciones de Instagram− y aprovechó los datos que obtuvo a partir de los análisis de color, la detección facial, los análisis semánticos y el procesamiento de lenguaje natural que llevó a cabo para determinar las características que se veían en las fotos y los textos que publicaban que pudieran ayudar a predecir la depresión. Podemos entender todos estos diferentes abordajes como intentos para descubrir nuevos patrones que aún desconocemos, pero que, pese a todo, son una constante en los datos sin tratar (fotos y mensajes) en lugar de intentar separarlos en categorías de diagnóstico predeterminadas.

Finalmente, con la ayuda de su ordenador, el modelo de Andrew fue capaz de diferenciar entre personas sanas y con depresión, y hacía un diagnóstico adecuado con la misma precisión o incluso mejor que un profesional. Y funcionaba incluso cuando limitó su análisis al contenido de redes sociales que se había publicado antes de que a las personas les diagnosticaran por primera vez depresión. En el caso de los datos en Twitter, quedó claro que la depresión se podía diagnosticar bastantes meses antes de que las personas recibieran un diagnóstico clínico.

Imaginemos por un momento las ventajas que podría suponer si se hicieran análisis con antelación y tuviésemos detecciones tempranas para los trastornos mentales. Si los detectásemos con más tiempo, podríamos reducir muchísimo el sufrimiento de las personas y quizá incluso se evitaría que llegaran a necesitar atención hospitalaria. Por supuesto, cabría la posibilidad de que empezásemos a confiar demasiado en programas tecnológicos que habríamos creado en otro momento con información diferente y que en el futuro quedara obsoleta y fuera irrelevante, lo que implicaría que siempre se necesitaría la supervisión de un humano.

HOSPITALES CONSCIENTES

Aunque ahora mismo la mayoría de los expertos del mundo de la medicina quizá no estén de acuerdo conmigo en que el estrés es la primera causa de muerte, hay que admitir que sería difícil encontrar alguien que no creyera que el estrés es malo para la salud. Pues, pese a ello, parece que nadie tiene ningún interés en hacer que los hospitales, o la administración de tratamiento médico en general, sean menos estresantes. Pongamos que tengo que ir al hospital a hacerme una mamografía o una radiografía del pecho, o porque me he roto la clavícula o por otra razón de las mil que puede haber. Los hospitales son el sitio al que se supone que acudimos para recuperarnos, pero, paradójicamente, en cuanto entramos allí tenemos más probabilidades de empeorar porque el sentimiento que nos inunda en ese momento es el miedo. Es más, nuestra atención quizá se dirige a las personas que están en una situación peor que la nuestra y quizá nos imaginamos que podemos acabar igual. El ambiente es estéril, y el personal médico pasa por los pasillos a toda prisa con expresiones serias que, de nuevo, transmiten pesimismo y malas noticias. Cuando estamos ahí, nos queda claro que no queremos quedarnos mucho tiempo.

Quizá eso tendría más sentido en la UCI, pero me parece bastante cuestionable para el resto de las zonas de un hospital. Por otro lado, la sala de partos suele ser colorida y más alegre. El color y la alegría no implican que nuestra enfermedad no necesite atención inmediata. Si eres una persona adulta con cáncer, el ambiente en el que vivirás en el hospital es bastante diferente al que verías si fueses un niño. ¿A qué edad nos parece bien salir de un entorno alegre que nos anima y cambiarlo por uno lleno de estrés y pesimismo?

¿Cómo sería un hospital consciente? Creo que en este tipo de hospitales la gente se preocuparía menos por las enfermedades y la muerte, y sería un lugar donde las personas irían a aprender a vivir mejor.

Para empezar, las familias de los pacientes y sus parejas participarían en todos los aspectos del cuidado que necesitaran recibir. Según mi experiencia, muy a menudo las parejas se sienten impotentes en los hospitales tradicionales cuando en realidad podrían ser de gran ayuda. Cuando mi madre estaba en el hospital, habría sido muy agradable y nos habría calmado tanto a ella como a mí que al menos la hubiese podido llevar en la silla de ruedas a la sala de radiografías, por ejemplo. Sin embargo, por temas del seguro, no estaba permitido, así que teníamos que esperar allí de brazos cruzados hasta que alguien del equipo viniese y la llevase.

Al entender lo importante que es la presencia de la familia en una situación así, los hospitales podrían entablar colaboraciones con grupos de guarderías para que los padres no tuviesen que preocuparse por sus hijos cuando estuvieran en el hospital, y así también podrían ir a verlos cuando lo necesitasen.

En un hospital consciente se reconocería lo importante que es relacionarse con personas que están atravesando problemas de salud parecidos a los tuyos, por lo que se les ofrecería la oportunidad a los pacientes de participar en varias actividades en grupo. Habría clases de yoga suave con sillas, meditación, ejercicios de mindfulness, juegos de cartas y debates en grupo, por ejemplo. En vez de separar a la gente y mantenerla aislada, se animaría a los pacientes a establecer relaciones y a buscar maneras de ayudarse los unos a los otros. Como ya he comentado antes, hay muchísimos estudios de psicología social que demuestran lo importante que es el apoyo social para nuestra salud.

Además, sabiendo el impacto que puede llegar a tener el entorno en nuestro bienestar, los hospitales conscientes estarían llenos de color. Así sabríamos que es un lugar pensado para el cuidado de nuestra salud y parecería un *spa*, lleno de calma y de paz. Los hospitales conscientes animarían a las personas a pensar en su vida fuera de allí y habría espacios con jardines, salones y cocinas. Y es que funciona. En un estudio, Roger Ulrich, un antiguo profesor del Centro de Arquitectura Sanitaria en la Chalmers University of Technology de Suecia, observó que las personas que tenían habitaciones con ventanas con vistas al jardín se recuperaban antes y necesitaban menos analgésicos que la gente cuya habitación daba a un muro de piedra.[9]

El objetivo de los hospitales conscientes sería ampliar las posibilidades de nuestra salud y nuestra capacidad de recuperación de una manera dinámica y continua. Todos los miembros del equipo sanitario tendrían como meta animar a los pacientes a que intentaran vivir más cada año, y no limitarse a vivir más años.

LO IMPOSIBLE NO EXISTE

Hace casi treinta años, animada por una amiga, pensé que sería divertido ir a un iridólogo. La iridología es una alternativa a la medicina tradicional que analiza las características del iris para identificar aspectos sobre tu salud. Hasta que mi amiga me habló de ello, yo no sabía ni que existía algo así, pero sentí mucha curiosidad y pronto quise saber más. El iridólogo me hizo una foto del iris y seguidamente me dijo que tenía un pequeño problema en la vesícula biliar. Mira tú por donde, una semana antes había ido al médico porque tenía un dolor persistente y pensaba que era un problema de estómago, pero me dijo que tenía una piedra y que tomara caldo y gelatina, y que descansara durante una semana. Me impresionó descubrir que el iridólogo lo había visto tan solo con observar una foto de mi ojo, pero me imagino que, después de leer todo lo que he explicado en este libro, entenderás que ya no me impacte. Creo que todo lo que hay en nuestro cuerpo en cada parte está presente en todas las partes; la cuestión es que, de momento, no tenemos las herramientas para verlo o ni siquiera sabemos dónde buscar.

El hecho de tener un objetivo claro en mente inhibe nuestra habilidad incluso en las situaciones más sencillas. El estudio del gorila invisible que ahora todo el mundo conoce y que llevaron a cabo Dan Simons y Chris Chabris cuando estuvieron en Harvard es un buen ejemplo. En su estudio, los participantes tenían que ver un vídeo de gente jugando al baloncesto y durante el partido una persona con un traje de gorila salía a la cancha.[10] Por sorprendente que parezca, la mayoría de la gente que ve el vídeo no ve al gorila. Después de que Dan mostrase estos resultados en un coloquio de Harvard, hicimos un estudio piloto para comprobar quién sí lo veía. A los participantes del primer grupo les pedimos que prestaran mucha atención: «Vais a ver un vídeo de un partido de baloncesto. Todos los partidos de básquet se parecen entre ellos en ciertos aspectos y por eso se los llama así, pero también es cierto que cada partido es diferente. Mientras veis el vídeo, fijaos qué puntos comparte con todos y qué lo hace único entre los demás». Otro grupo simplemente vio el vídeo sin ninguna preparación previa. La mayoría de los participantes del grupo al que se le pidió más atención vio al animal.

El estudio de Dan y Chris era una versión mucho más elaborada de un experimento que he descrito en el capítulo 9. Cuando les dimos a los participantes tarjetas con una frase que ya conocían, pero con alguna palabra repetida, la mayoría de la gente no veía la errata. Ni siquiera eran capaces de detectarla cuando les ofrecíamos dinero si nos daban la respuesta correcta o cuando les preguntábamos cuántas palabras tenía la frase que aparecía en la ficha. Los participantes que acababan de meditar, sin embargo, sí vieron la letra suelta, y las personas que tenían cerca a alguien con un nivel de atención más alto también.

Estos casos de ceguera también se dan en el mundo científico. Itai Yanai, del Instituto de Medicina Computacional de la NYU, y Martin Lercher, director del grupo de investigación de biología celular computacional en la Universidad Heinrich Heine de Alemania, descubrieron que, cuando los participantes tenían hipótesis que consideraban muy convincentes, eran incapaces de ver lo que tenían delante.[11] Es decir, que solemos ver lo que estamos buscando e ignorar el resto de las cosas que también están ahí. En este experimento los participantes tenían que analizar los datos de un estudio supuestamente centrado en el índice de masa corporal de 1.786 personas y el número de pasos que hacían en un día. Tenían que marcar los diferentes datos con un punto para cada persona. En el último gráfico se veía un gorila, pero los participantes que llegaron al experimento con una idea fija en la cabeza lo vieron menos. Cuanto más potente y grandes son nuestras expectativas, más nos ciegan. Por eso no debería sorprendernos que, cuando un doctor lee el historial de un paciente, se centre tanto en los detalles que pierda información clave si no está preparado y recuerda que tiene que abrir la mente y prestar más atención al conjunto global.

A veces nuestra determinación no nos ciega de lo que veríamos con una mente más abierta, pero sí nos puede generar otros problemas. El psicólogo Dan Wegner[12] observó que, cuando a las personas nos dicen que no debemos pensar en algo — por ejemplo, en un oso blanco —, da igual lo mucho que nos esforcemos, esa imagen volverá a nuestra mente. A esto se le ha acabado llamando «el efecto del oso blanco».

Teniendo esto en cuenta, pensé que el efecto quizá solo funcionaba con las personas que tenían una noción preconcebida de lo que era un oso. Para comprobar mi teoría, mis estudiantes y yo le enseñamos a un grupo de personas un solo oso blanco, mientras que al otro grupo les mostramos cuatro tipos de osos blancos de diferente aspecto: uno más delgado, otro más gordo, uno mayor y otro más joven, antes de decirles la famosa frase «No penséis en un oso blanco». El último grupo no tenía claro en cuál de los osos blancos no tenía que pensar; ahora tenían que decidir porque eran conscientes de que había más de una opción, con lo que solo el primer grupo tuvo dificultades para cumplir lo que le habíamos pedido. La importancia de estos resultados en cuanto a nuestra salud es que tenemos más control sobre nuestro pensamiento de lo que creemos. En vez de intentar no pensar en algo, como, por ejemplo, si el cáncer que tenemos es incurable o si podemos mantener bajo control la diabetes, lo que nos vendría bien es analizar la cuestión desde otro punto de vista. Podemos elegir cómo pensar en las cosas. Si logramos darle una vuelta a lo que estamos pensando o mirarlo con otro prisma, conseguiremos un nuevo nivel de control personal.

Capítulo 11
UNA UTOPÍA CONSCIENTE

Naciste con alas.
¿Por qué querrías moverte a rastras por la vida?

RUMI

Cuando nada es seguro, ¿no es prácticamente todo posible? Ya sea la Eliza Doolittle de George Bernard Shaw, una florista de clase baja a la que Henry Higgins ayuda a transformar en una mujer de alta alcurnia, o Rocky Balboa, un boxeador al que nadie conoce y que acaba convirtiéndose en campeón del mundo, contamos con innumerables ejemplos en nuestra cultura que nos demuestran que los cambios radicales son posibles. Son los protagonistas de muchas de nuestras historias favoritas. El problema es que, por mucho que nos guste creer que los cambios así existen, solemos pensar que no será ese nuestro caso.

El pensamiento consciente nos ayuda a gestionar y combatir la información preconcebida que nos llega del exterior y a la que nos aferramos con ahínco. El envejecimiento es una época de pérdidas y declive, hay personas que valen menos que otras y las enfermedades crónicas son incurables. Al abrir nuestra mente y observar la vida con atención plena es posible dejar esas creencias atrás y empezar a pensar que puede haber soluciones y alternativas para la salud crónica. Esta nueva perspectiva nos abre la puerta a nuevas posibilidades que por regla general no nos pararíamos a contemplar.

Y es que existen muchos datos y estudios que demuestran que, con un poco de esfuerzo, personas a cualquier edad pueden conseguir un mejor rendimiento del que tienen en este momento en prácticamente cualquier aspecto. En el estudio tan relevante que llevaron a cabo en 1968 Robert Rosenthal y Lenore Jacobson sobre el efecto Pigmalión, se demostró que, al cambiar las expectativas que tenía el profesorado respecto a los estudiantes, los estudiantes de los que aparentemente no se podían esperar grandes cosas conseguían resultados académicos excepcionales.[1] Para el experimento, se eligieron alumnos de primaria de forma aleatoria y a los profesores básicamente se les dijo que eran diamantes en bruto, con el objetivo de sembrar la idea de que esos niños tenían talentos ocultos y que quizá el profesor o la profesora adecuados sabrían cómo ayudarlos a desarrollarlos. Al final del curso escolar, los alumnos mejoraron su puntuación en la prueba de coeficiente intelectual de forma significativa. Lanzar la idea de que existe la posibilidad cambia los resultados, lo cual no es muy diferente al funcionamiento de los placebos. Y pese a todo, nos empeñamos en hacer creer a la mayoría de los estudiantes que no valen lo suficiente, que no serán capaces de conseguirlo.

Muchas veces nos creemos que estamos haciendo todo lo que podemos cuando en realidad no estamos ni remotamente cerca de nuestro máximo potencial. Las expectativas que nos marcamos para nosotros mismos y para los demás desgraciadamente suelen ser muy bajas. Y creo que es lo que hacemos con nuestras capacidades físicas, nuestros sentimientos, nuestra salud y nuestras habilidades cognitivas. Si acierto treinta preguntas de las cien en una prueba de habilidades, y luego consigo responder cincuenta correctamente, me resulta fácil ver que he mejorado. Pero, si lo hago una segunda vez y mi puntuación es más baja, ¿por qué iba a creer que podría mejorar si en mi cabeza está claro que el éxito es una línea recta que no deja de subir? Lamento comunicar que al éxito no se llega por un camino recto. Lo normal es que vayamos mejorando y luego tengamos algún traspiés y a continuación, si seguimos adelante, volvamos a recuperarnos e incluso lo hagamos mejor que antes.

Los juicios a los que nos enfrentamos no solo aparecen cuando hacemos exámenes o pruebas. La calidad de nuestras ideas también se puede evaluar y puntuar, pero ¿siguiendo qué estándares y de quién? Por lo general se nos obliga a adaptarnos a la norma, y se nos ridiculiza si vemos el mundo diferente a como lo ve el resto. Galileo amenazó la visión del mundo que se tenía por aquel entonces, así que lo juzgaron por hereje y lo sentenciaron a pasar el resto de su vida en prisión. Hay pocas ideas como las de Galileo que desmonten el mundo tal y como lo conocemos, pero sigue habiendo muchísimas personas que tenemos miedo a pensar diferente y eso nos hace vivir en una cárcel y nos impide observar con atención todo lo que nos rodea.

Estos límites y fronteras aparecen ya cuando somos muy pequeños. Nuestros padres, madres, profesores y nuestra cultura refuerzan esas bajas expectativas: no puedes beber alcohol hasta que tengas dieciséis años porque no podrás controlarte y saber cuándo tienes que parar; si te gusta ir al casino a jugar, vete con mucho cuidado porque quizá acabas generando una adicción. Lo que nos enseñan todos estos avisos y restricciones es que lo mejor que podemos hacer es prevenir. Es cierto, si un adolescente de dieciséis años no bebe, eliminamos el problema, y, si los adultos no hacen apuestas, no se convertirán en ludópatas, pero mi pregunta es si esa es la forma más efectiva de construir una sociedad. A mí, la verdad, es que no me lo parece. Desde mi punto de vista sería mejor fijarse en los adolescentes que beben desde los dieciséis y lo hacen con moderación o en las personas adultas que van al casino una noche, se lo pasan bien y no pierden el control. En vez de enseñar a las personas desde los puntos más bajos o la norma, quizá nuestros puntos de referencia deberían ser los casos de éxito y entender que todos podemos llegar a conseguirlo de diferentes maneras. Ahora mismo, cuando vemos que alguien es mucho mejor que nosotros en algo, le ponemos la etiqueta de «super-» delante para que quede claro: «superestrella», «superdotados», «supercorredores»... Eso nos transmite la idea de que el resto no podremos ser como ellos, y nos lo hace creer, pero la verdad es que no lo sabemos.

Antes de que elaborásemos el estudio «Atrasa tu reloj», por ejemplo, yo sabía que la mayoría creía que la vista se iba deteriorando con la edad. Había gente que sí podía admitir que había excepciones, pero la norma decía que eso era una realidad y que era un tema puramente biológico. Aun así, llevamos a cabo el estudio con gente «ordinaria», no extraordinaria, y demostramos que la vista puede mejorar. Y fue una lección bastante importante para mucha gente.

Al personificar a sus versiones más jóvenes del pasado, los hombres que participaron en el estudio de «Atrasa tu reloj» demostraron que las personas mayores son capaces de mucho más de lo que la gente cree. ¿Pasaría lo mismo con los jóvenes? Si buscásemos participantes jóvenes y les pidiésemos que imaginaran que son mayores (tendrían que adelantar en vez de atrasar sus relojes), ¿se comportarían con la perspicacia y la sensatez de una versión de ellos mismos más adulta incluso si se vieran en situaciones en las que la gente generalmente creería que actuarían con inmadurez? En mi laboratorio creemos que sí, pero no hemos comprobado la teoría, aunque estamos bastante convencidos de que podrían hacerlo sin que eso implicase que tuviesen que perder la mentalidad y la visión endémica propia de su juventud.

Si lo sumamos todo, los estudios que he ido presentando en este libro sugieren que muchas de las cosas que damos por hechas que son imposibles en realidad podrían estar a nuestro alcance: podemos mejorar la vista y el oído, podemos aliviar los síntomas de las enfermedades crónicas y podemos ser menos juiciosos, sufrir menos estrés y ser más felices, entre otras cosas. Y todo ello lo podemos conseguir sin necesidad de hacer ninguna formación intensiva ni invertir mucho dinero.

No importa la edad que tengamos, podemos conseguir más. Como dice mi amiga y artista Zoe Lewis en una de sus canciones:

No dejes de jugar solo porque te has hecho mayor, porque entonces sí que envejecerás, pero por haber dejado de jugar... Nunca es demasiado tarde para volver a ser joven... Cuando te digan que debes comportarte como se espera de ti a tu edad, tenlo claro: a esa gente le falta experiencia. ¿No se dan cuenta de que eso da igual a menos que no seas una botella de vino o un trozo de queso? Así que, cuando estés en el atardecer de tu vida y esas preciosas luces te hagan brillar como un diamante, cuando creas que ya no te queda nada por hacer, recuerda que siempre hay algo nuevo por descubrir.

Da igual si estamos en la vejez o en la adolescencia: podemos disfrutar de la vida al máximo sin dudarlo. Nosotros somos quienes decidimos qué edad tenemos en cada momento. ¿Quién dice qué tenemos que esperar?

Como cada vez hay más gente que empieza a saber valorar y aprovechar el poder que nos aporta la incertidumbre, quizá la utopía consciente que describía no está tan lejos como piensan algunos. En cuanto nos demos cuenta de que las decisiones que se tomaron en el pasado sin tener en cuenta lo que vendría nos limitan, no habrá nada que pueda impedir que construyamos un mundo nuevo en el que se respeten nuestras necesidades reales y dejemos de usar el pasado para definir nuestro presente y futuro. Cuando lo consigamos, quizá empecemos a plantearnos como una posibilidad lo que antes nos parecía imposible. ¿No es hora ya de olvidarnos de las expectativas para que así podamos convertirnos en el héroe de nuestra propia historia?

Hoy en día entendemos que vivimos en un mundo de escasez y que es imposible llegar a la cima. Creemos que nosotros somos incapaces de asumir los riesgos que «ellos» sí asumen, y nos convencemos de que no estamos hechos para tomar decisiones. Lo tenemos muy claro: no estamos en el extremo correcto de la distribución normal. Esta mentalidad y todas las creencias derivadas de ella han creado una sociedad vertical en la que las personas no dejan de compararse las unas con las otras para saber quién es mejor o peor.

Una vez que nos replanteemos los aspectos esenciales de nuestro comportamiento, podremos conseguir que el sistema vertical pase a ser horizontal. Sí, cada persona es diferente, pero no en un sentido tan absoluto que la haga mejor o peor que otra.

Un día, cuando mis nietos Emmett y Theo tenían cinco años, les escribí una canción con la música de uno de los anuncios antiguos de las tartas Sara Lee. No es una obra maestra, aviso, y seguramente es una suerte que tengas que leerla y no escucharla en directo. El caso es que, a pesar de todo, la canto mucho —incluso a mis estudiantes— porque creo que la idea que transmite es vital. La canción dice así:

Siempre hay algo que alguien no sabe, pero siempre hay alguien que sabe algo nuevo.

Siempre hay algo que alguien no puede hacer, pero siempre hay alguien que puede hacer otra cosa.

Un día íbamos los tres en el coche y Theo empezó a silbar. Al escucharlo le dije: «Qué bien silbas, Theo». A lo que su hermano

Emmett añadió: «Abuela, yo estaba aprendiendo otra cosa mientras Theo aprendía a silbar».

Espero que ninguno de los dos se sienta nunca menos que nadie y que, cuando lleguen a la vejez, un cuerpo consciente los reciba con los brazos abiertos.

AGRADECIMIENTOS

El cuerpo consciente ha tenido muchas versiones, por lo que les quiero dar las gracias a muchas personas. Al principio, cuando la idea de este libro era que iban a ser unas memorias, busqué la ayuda y la experiencia de diversas amistades que son escritores extraordinarios, entre ellos, Dominique Browning, Laurie Hays, Pamela Painter y Phyllis Katz. Quería ver si estaba dando demasiados detalles de mis aventuras personales y si algunas de las historias que quería explicar les parecían lo suficientemente interesantes.

Siguiendo el consejo de mi querido amigo David Miller, con el que trabajé en *El poder del aprendizaje consciente, Cómo obtener una mentalidad abierta para dejar de comportarse como un autómata y convertirse en un ser creativo y Atrasa tu reloj, el poder de la posibilidad aplicado a la salud*, el libro pasó a ser unas memorias de mis ideas, lo que me permitió con mayor facilidad volver a replantearme ideas que había tenido en el pasado y presentar otras nuevas.

Las ideas nuevas empezaron a brotar sin parar y lo invadieron todo, y así es como el libro se convirtió en lo que es. Las conversaciones sin fin que tuve con mis respetados colegas, amigos y miembros del laboratorio Philip Maymin y Stu Albert me ayudaron a recorrer el camino hacia un presente ilusionante y prometedor. Quizá son las únicas personas que he conocido que tienen ideas aún más provocadoras que las mías. En especial querría darle las gracias a mi querida amiga y académica Lenore Weitzman por comentar concienzudamente casi cada una de las frases del manuscrito.

Me gustaría agradecer su ayuda también a los miembros de mi laboratorio, a los profesores, los postdoctorados y los doctorados y universitarios, muchos de los cuales ahora son profesores que dirigen sus propios laboratorios. Estas personas son siempre las piezas más importantes a la hora de expandir y pulir mis investigaciones. Sin duda, *El cuerpo consciente* no habría sido posible sin John Allman, Peter Aungle, Colin Bosma, Stayce Camparo, Benzion Chanowitz, Jaewoo Chung, Matt Cohen, Alia Crum, Laura Delizonna, Maja Djkic, Michelle Dow, Noah Eisenkraft, Mohsen Fatemi, Adam Grant, Karyn Gunnet-Shoval, Chiara Haller, Laura Hsu, Andrew Kiruluta, Ren Koa, Becca Levy, Clayton McClintock, Mihnea Moldoveanu, Christelle Ngnoumen, Kris Nichols, Jay Olson, Francesco Pagnini, Deborah Phillips, Andrew Reece, Dasha Sandra, Wendy Smith, Loralyn Thompson, John Welch, Judith White, Ryan Williams y Leeat Yariv.

También me gustaría dar las gracias a Jonah Lehrer, Lisa Adams y a mi editora de Random House, Marnie Cochran, ya que su visión editorial ha ayudado a dar forma a este libro. Por último, me gustaría agradecer su apoyo a Merloyd Lawrence, con quien trabajé por primera vez en mi libro *Mindfulness, la atención plena.* Hasta que murió hace poco, fue una editora increíble y una amiga estupenda, que intentaba pararme los pies cuando creía que me estaba alejando demasiado de lo que la mayoría veía como posible.

Como demostró el primer borrador de mis memorias, el hecho de tener una familia que me ha dado su apoyo incondicional y absoluto, tanto en el pasado como ahora, me ha permitido, para bien o para mal, desarrollar una manera de pensar diferente para buscar una manera de crear un mundo más abundante para el ser humano. A todas esas personas tan queridas para mí les doy las gracias y todo mi amor.

NOTAS

Introducción

1. Ellen J. Langer, *Mindfulness*. Reading, Massachusetts, Addison-Wesley, 1989 (trad. cast.: *Mindfulness: la atención plena*, Paidós, Barcelona, 2007).
2. Ellen J. Langer, *Counterclockwise: Mindful Health and the Power of Possibility*. Ballantine Books, Nueva York, 2009 (trad. cast.: *Atrasa tu reloj: el poder de la posibilidad aplicado a la salud*, Ridgen, Barcelona, 2010).

1. ¿Quién ha puesto las reglas?

1. Russell H. Fazio, Edwin A. Effrein y Victoria J. Falender, «Self-Perceptions Following Social Interaction», *Journal of Personality and Social Psychology*, vol. 41, n.º 2, 1981, pág. 232.
2. Alison L. Chasteen y otros, «How Feelings of Stereotype Threat Influence Older Adults' Memory Performance», *Experimental Aging Research*, vol. 31, n.º 3, 2005, págs. 235-260.
3. Steven J. Spencer, Claude M. Steele y Diane M. Quinn, «Stereotype Threat and Women's Math Performance», *Journal of Experimental Social Psychology*, vol. 35, n.º 1, 1999, págs. 4-28.
4. Christelle Tchangha Ngnoumen, «The Use of Socio-Cognitive Mindfulness in Mitigating Implicit Bias and Stereotype-Activated Behaviors», tesis doctoral, Harvard University, 2019.
5. Anthony G. Greenwald, Brian A. Nosek y Mahzarin R. Banaji, «Understanding and Using the Implicit Association Test: I. An Improved Scoring Algorithm», *Journal of Personality and Social Psychology*, vol. 85, n.º 2, 2003, pág. 197.

6. Ellen J. Langer, *On Becoming an Artist: Reinventing Yourself Through Mindful Creativity*, Ballantine Books, Nueva York, 2007 (trad. cast.: *La creatividad consciente: de cómo reinventarse mediante la práctica del arte*, Paidós Ibérica, Barcelona, 2006).

7. Peter Aungle, Karyn Gunnet-Shoval y Ellen J. Langer, «The Borderline Effect for Diabetes: When No Difference Makes a Difference», manuscrito sin publicar.

2. Riesgo, predicciones y sensación de control

1. Michael W. Morris, Erica Carranza y Craig R. Fox, «Mistaken Identity: Activating Conservative Political Identities Induces "Conservative" Financial Decisions», *Psychological Science*, vol. 19, n.º 11, 2008, págs. 1154-1160.

2. Daniel Gilbert, *Stumbling on Happiness*, Vintage Canada, Toronto, Canadá, 2009 (trad. cast.: *Tropezar con la felicidad*, Ariel, Barcelona, 2017).

3. Ellen J. Langer, «The Illusion of Control», *Journal of Personality and Social Psychology*, vol. 32, n.º 2, 1975, pág. 311.

4. Nathanael J. Fast y otros, «Illusory Control: A Generative Force Behind Power's Far-Reaching Effects», *Psychological Science*, vol. 20, n.º 4, 2009, págs. 502-508.

5. Mark Fenton-O'Creevy y otros, «Trading on Illusions: Unrealistic Perceptions of Control and Trading Performance», *Journal of Occupational and Organizational Psychology*, vol. 76, n.º 1, 2003, págs. 53-68.

6. David C. Glass y Jerome E. Singer, *Urban Stress: Experiments on Noise and Social Stressors*, Academic Press, Nueva York, 1972.

3. Un mundo abundante

1. S. Snow y E. Langer, datos no publicados.

2. Ellen J. Langer, *Mindfulness*, Twenty-Fifth Anniversary Edition, Da Capo Press, Nueva York, 2014.

3. Mark Twain, *The Prince and the Pauper*, Bantam Dell, Nueva York, 2007 (trad. cast.: *El príncipe y el mendigo*, Anaya Infantil y Juvenil, Madrid, 2016).

4. Raymond Queneau, *Exercises in Style*, John Colder, Londres, 1998 (trad. cast.: *Ejercicios de estilo*, Cátedra, Madrid, 1993).

5. Mihnea Moldoveanu y Ellen Langer, «False Memories of the Future: A Critique of the Applications of Probabilistic Reasoning to the Study of Cognitive Processes», *Psychological Review*, vol. 109, n.º 2, 2002, pág. 358.

6. Ellen Langer y otros, «Believing Is Seeing: Using Mindlessness (Mindfully) to Improve Visual Acuity», *Psychological Science*, vol. 21, n.º 5, 2010, págs. 661-666.

4. ¿Por qué tenemos que decidir?

1. Irving L. Janis y Leon Mann, *Decision Making: A Psychological Analysis of Conflict, Choice, and Commitment*, Free Press, Nueva York, 1977.

2. Daniel Kahneman, *Thinking, Fast and Slow*, Macmillan, Nueva York, 2011 (trad. cast.: *Pensar rápido, pensar despacio*, Debate, Penguin Random House, Barcelona, 2012).

3. H. Igor Ansoff, *Corporate Strategy: An Analytic Approach to Business Policy for Growth and Expansion*, McGraw-Hill, Nueva York, 1965 (trad. cast.: *La estrategia de la empresa*, Ediciones Universidad de Navarra, Navarra, 1976).

4. Barry Schwartz, *The Paradox of Choice: Why More Is Less*, Ecco, Nueva York, 2004.

5. Herbert A. Simon, «Rational Choice and the Structure of the Environment», *Psychological Review*, vol. 63, n.º 2, 1956, pág. 129.

6. Clyde Hendrick, Judson Mills y Charles A. Kiesler, «Decision Time as a Function of the Number and Complexity of Equally Attractive Alternatives», *Journal of Personality and Social Psychology*, vol. 8, n.º 3, 1968, pág. 313.

7. Sheena S. Iyengar y Mark R. Lepper, «When Choice Is Demotivating: Can One Desire Too Much of a Good Thing?», *Journal of Personality and Social Psychology*, vol. 79, n.º 6, 2000, pág. 995.

8. Martin Lindstrom, *Buyology: Truth and Lies About Why We Buy*, Currency, Nueva York, 2008 (trad. cast.: *Buyology: Verdades y mentiras de por qué compramos*, Ediciones Gestión 2000, Barcelona, 2012).

9. Sian L. Beilock y Thomas H. Carr, «When High-Powered People Fail: Working Memory and 'Choking Under Pressure' in Math», *Psychological Science*, vol. 16, n.º 2, 2005, págs. 101-105.

10. Shai Danziger, Jonathan Levav y Liora Avnaim-Pesso, «Extraneous Factors in Judicial Decisions», *Proceedings of the National Academy of Sciences*, vol. 108, n.º 17, 2011, págs. 6889-6892.

11. Daniel Kahneman y Amos Tversky, «Prospect Theory: An Analysis of Decision Under Risk», en L. C. MacLean y W. T. Ziemba, *Handbook of the Fundamentals of Financial Decision Making: Part I*, Hackensack, N. J., World Scientific, 2013, págs. 99-127.

12. António R. Damásio, *Descartes' Error*, Random House, Nueva York, 2006 (trad. cast.: *El error de Descartes*, Ediciones Destino, Barcelona, 2022).

13. Simon, «Rational Choice».

5. Sube de nivel

1. Judith B. White y otros, «Frequent Social Comparisons and Destructive Emotions and Behaviors: The Dark Side of Social Comparisons», *Journal of Adult Development*, vol. 13, n.° 1, 2006, págs. 36-44.

2. Leon Festinger, «A Theory of Social Comparison Processes», *Human Relations*, vol. 7, n.° 2, 1954, págs. 117-140.

3. William J. McGuire, «An Additional Future for Psychological Science», *Perspectives on Psychological Science*, vol. 8, n.° 4, 2013, págs. 414-423.

4. Samuel Rickless, *Plato's Form in Transition: A Reading of the Parmenides*, Cambridge University Press, Cambridge, 2007.

5. Kristopher L. Nichols, Neha Dhawan y Ellen J. Langer, «Try Versus Do: The Framing Effects of Language on Performance», estudio en fase de preparación.

6. El sistema cuerpo-mente

1. George L. Engel, «The Clinical Application of the Biopsychosocial Model», *The Journal of Medicine and Philosophy: A Forum for Bioethics and Philosophy of Medicine*, vol. 6, n.° 2, 1981, págs. 101-124.

2. Judith Rodin y Ellen J. Langer, «Long-term Effects of a Control-Relevant Intervention with the Institutionalized Aged», *Journal of Personality and Social Psychology*, vol. 35, n.° 12, 1977, pág. 897.

3. Richard Schulz y Barbara H. Hanusa, «Long-term Effects of Control and Predictability-Enhancing Interventions: Findings and Ethical Issues», *Journal of Personality and Social Psychology*, vol. 36, n.° 11, 1978, pág. 1194.

4. Ellen J. Langer y otros, «Environmental Determinants of Memory Improvement in Late Adulthood», *Journal of Personality and Social Psychology*, vol. 37, n.° 11, 1979, pág. 2003.

5. Charles N. Alexander y otros, «Transcendental Meditation, Mindfulness, and Longevity: An Experimental Study with the Elderly», *Journal of Personality and Social Psychology*, vol. 57, n.° 6, 1989, pág. 950.

6. Maya Schiller, Tamar L. Ben-Shaanan y Asya Rolls, «Neuronal Regulation of Immunity: Why, How and Where?», *Nature Reviews Immunology*, vol. 21, n.° 1, 2021, págs. 20-36.

7. Esther Landhuis, «The Brain Can Recall and Reawaken Past Immune Responses», *Quanta Magazine*, 8 de noviembre, 2021, <https://www.quantamagazine.org/new-science-shows-immune-memory-in-the-brain-20211108/>.

8. Tamar L. Ben-Shaanan y otros, «Activation of the Reward System Boosts Innate and Adaptive Immunity», *Nature Medicine*, vol. 22, n.° 8, 2016, págs. 940-944.

9. E. Langer, B. Chanowitz, S., Jacobs, M. Rhodes, M. Palmerino y P. Thayer, «Nonsequential Development and Aging», en la edición de C. Alexander y E. Langer, *Higher Stages of Human Development*, Oxford University Press, Nueva York, 1990.

10. Francesco Pagnini y otros, «Ageing as a Mindset: A Study Protocol to Rejuvenate Older Adults with a Counterclockwise Psychological Intervention», *BMJ Open*, vol. 9, n.º 7, 2019, pág. e030411.

11. Laura M. Hsu, Jaewoo Chung y Ellen J. Langer, «The Influence of Age-Related Cues on Health and Longevity», *Perspectives on Psychological Science*, vol. 5, n.º 6, 2010, págs. 632-648.

12. Alia J. Crum y Ellen J. Langer, «Mind-Set Matters: Exercise and the Placebo Effect», *Psychological Science*, vol. 18, n.º 2, 2007, págs. 165-171.

13. Octavia H. Zahrt y Alia J. Crum, «Perceived Physical Activity and Mortality: Evidence from Three Nationally Representative US Samples», *Health Psychology*, vol. 36, n.º 11, 2017, pág. 1017.

14. Abiola Keller y otros, «Does the Perception That Stress Affects Health Matter? The Association with Health and Mortality», *Health Psychology*, vol. 31, n.º 5, 2012, pág. 677.

15. Shadab A. Rahman y otros, «Manipulating Sleep Duration Perception Changes Cognitive Performance: An Exploratory Analysis», *Journal of Psychosomatic Research*, vol. 132, 2020, pág. 109992.

16. Langer, *Counterclockwise*, 123 (trad. cast.: *Atrasa tu reloj: el poder de la posibilidad aplicado a la salud*, Ridgen, Barcelona, 2010).

17. Stayce Camparo y otros, «The Fatigue Illusion: The Physical Effects of Mindlessness», *Humanities and Social Sciences Communications*, publicación en revisión.

18. Bradley P. Turnwald y otros, «Learning One's Genetic Risk Changes Physiology Independent of Actual Genetic Risk», *Nature Human Behaviour*, vol 3, n.º 1, 2019, págs. 48-56.

19. Lawrence E. Williams y John A. Bargh, «Experiencing Physical Warmth Promotes Interpersonal Warmth», *Science*, vol. 322, n.º 5901, 2008, págs. 606-607.

20. Hans Ijzerman y Gün R. Semin, «The Thermometer of Social Relations: Mapping Social Proximity on Temperature», *Psychological Science*, vol. 20, n.º 10, 2009, págs. 1214-1220.

21. Tristen K. Inagaki y Naomi I. Eisenberger, «Shared Neural Mechanisms Underlying Social Warmth and Physical Warmth», *Psychological Science*, vol. 24, n.º 11, 2013, págs. 2272-2280.

22. Naomi I. Eisenberger, Matthew D. Lieberman y Kipling D. Williams, «Does Rejection Hurt? An fMRI Study of Social Exclusion», *Science*, vol. 302, n.º 5643, 2003, págs. 29–92.

23. Fritz Strack, Leonard L. Martin y Sabine Stepper, «Inhibiting and Facilitating Conditions of the Human Smile: A Nonobtrusive Test of the Facial Feedback Hypothesis», *Journal of Personality and Social Psychology*, vol. 54, n.º 5, 1988, pág. 768.

24. E. Langer, A. Madenci, M. Djikic, M. Pirson y R. Donahue, «Believing Is Seeing: Using Mindlessness (Mindfully) to Improve Visual Acuity», *Psychological Science*, vol. 21, n.º 5, 2010, págs. 662-666.

25. Karyn Gunnet-Shoval y Ellen J. Langer, «Improving Hearing: Making It Harder to Make It Easier», manuscrito sin publicar.

26. Cheves West Perky, «An Experimental Study of Imagination», *The American Journal of Psychology*, vol. 21, n.º 3, 1910, págs. 422-452.

27. Carey K. Morewedge, Young Eun Huh y Joachim Vosgerau, «Thought for Food: Imagined Consumption Reduces Actual Consumption», *Science*, vol. 330, n.º 6010, 2010, págs. 1530-1533.

28. Dalia Ofer y Lenore J. Weitzman, edit., *Women in the Holocaust*, Yale University Press, New Haven, Connecticut, 1998 (trad. cast.: *Mujeres en el Holocausto: Fundamentos teóricos para un análisis de género del Holocausto*, Plaza y Valdés Editores, Madrid, 2006).

29. Cara de Silva (comp.), *In Memory's Kitchen: A Legacy from the Women of Terezin*, Jason Aronson, Lanham, Maryland, 2006.

30. Vinoth K. Ranganathan y otros, «From Mental Power to Muscle Power: Gaining Strength by Using the Mind», *Neuropsychologia*, vol. 42, n.º 7, 2004, págs. 944-956.

31. Robert L. Woolfolk, Mark W. Parrish y Shane M. Murphy, «The Effects of Positive and Negative Imagery on Motor Skill Performance», *Cognitive Therapy and Research*, vol. 9, n.º 3, 1985, págs. 335-341.

32. Erin M. Shackell y Lionel G. Standing, «Mind over Matter: Mental Training Increases Physical Strength», *North American Journal of Psychology*, vol. 9, n.º 1, 2007.

33. C. Balzarini, F. Grosso y F. Pagnini, «I Believe I Can Fly: Flight Visualization Improves Jump Performance in Volleyball Players», manuscrito sin publicar.

34. *Ibidem.*

35. Christel J. M. de Blok y otros, «Breast Cancer Risk in Transgender People Receiving Hormone Treatment: Nationwide Cohort Study in the Netherlands», *The BMJ*, vol. 365, 2019.

36. Sari M. Van Anders, Jeffrey Steiger y Katherine L. Goldey, «Effects of Gendered Behavior on Testosterone in Women and Men», *Proceedings of the National Academy of Sciences*, vol. 112, n.º 45, 2015, págs. 13805-13810.

7. Placebos y casos aislados

1. Stephen Cohen, Richard C. Burns y Karl Keiser (comps.), *Pathways of the Pulp*, vol. 9 Mosby, St. Louis, 1998 (trad. cast.: *Vías de la pulpa*, Elsevier Ediciones, Madrid, 2007).

2. Anton J. M. De Craen y otros, «Placebos and Placebo Effects in Medicine: Historical Overview», *Journal of the Royal Society of Medicine*, vol. 92, n.° 10, 1999, págs. 511-515.

3. *Ibidem.*

4. Stefan Zweig, *Mental Healers: Franz Anton Mesmer, Mary Baker Eddy, Sigmund Freud*, Plunkett Lake Press, Lexington, Massachusetts, 2019 (trad. cast.: *La curación por el espíritu: Mesmer, Mary Baker-Eddy, Freud*, Acantilado, Barcelona, 2006).

5. Matthew Syed, *Black Box Thinking: The Surprising Truth About Success*, John Murray, Londres, 2015 (trad. cast.: *Pensamiento caja negra: La sorprendente verdad del éxito y por qué algunos nunca aprenden de sus errores*, Empresa Activa, Barcelona, 2016).

6. Stewart Wolf, «Effects of Suggestion and Conditioning on the Action of Chemical Agents in Human Subjects – The Pharmacology of Placebos», *The Journal of Clinical Investigation*, vol. 29, n.° 1, 1950, págs. 100-109.

7. Irving Kirsch y Lynne J. Weixel, «Double-blind Versus Deceptive Administration of a Placebo», *Behavioral Neuroscience*, vol. 102, n.° 2, 1988, pág. 319.

8. Ruth Macklin, «The Ethical Problems with Sham Surgery in Clinical Research», *New England Journal of Medicine*, vol. 341, n.° 13, 1999, págs. 992-996.

9. Arnar Astradsson y Tipu Aziz, «Parkinson's Disease: Fetal Cell or Stem Cell Derived Treatments», *The BMJ*, vol. 352, 2016.

10. J. Bruce Moseley y otros, «A Controlled Trial of Arthroscopic Surgery for Osteoarthritis of the Knee», *New England Journal of Medicine*, vol. 347, n.° 2, 2002, págs. 81-88.

11. Stephen P. Stone, «Unusual, Innovative, and Long-Forgotten Remedies», *Dermatologic Clinics*, vol. 18, n.° 2, 2000, págs. 323-338.

12. Michael E. Wechsler y otros, «Active Albuterol or Placebo, Sham Acupuncture, or No Intervention in Asthma», *New England Journal of Medicine*, vol. 365, n.° 2, 2011, págs. 119-126.

13. I. Hashish, W. Harvey y M. Harris, «Anti-inflammatory Effects of Ultrasound Therapy: Evidence for a Major Placebo Effect», *Rheumatology*, vol. 25, n.° 1, 1986, págs. 77-81.

14. Alexandra Ilnyckyj y otros, «Quantification of the Placebo Response in Ulcerative Colitis», *Gastroenterology*, vol. 112, n.° 6, 1997, págs. 1854-1858.

15. Baba Shiv, Ziv Carmon y Dan Ariely, «Placebo Effects of Marketing Actions: Consumers May Get What They Pay For», *Journal of Marketing Research*, vol. 42, n.° 4, 2005, págs. 383-393.

16. Rebecca L. Waber, Baba Shiv, Ziv Carmon y D. Ariely, «Commercial Features of Placebo and Therapeutic», *JAMA*, vol. 299, n.° 9, 2008, págs. 1016-1017.

17. *Ibidem.*

18. Anton J. M. de Craen y otros, «Effect of Colour of Drugs: Systematic Review of Perceived Effect of Drugs and of Their Effectiveness», *The BMJ*, vol. 313, n.° 7072, 1996, págs. 1624-1626.

19. Louis W. Buckalew y Kenneth E. Coffield, «An Investigation of Drug Expectancy as a Function of Capsule Color and Size and Preparation Form», *Journal of Clinical Psychopharmacology*, vol. 2, n.° 4, 1982, págs. 245-248.

20. Ellen J. Langer, Arthur Blank y Benzion Chanowitz, «The Mindlessness of Ostensibly Thoughtful Action: The Role of "Placebic" Information in Interpersonal Interaction», *Journal of Personality and Social Psychology*, vol. 36, n.° 6, 1978, pág. 635.

21. Alan D. Sokal, «Transgressing the Boundaries: Toward a Transformative Hermeneutics of Quantum Gravity», *Social Text*, vol. 46/47, 1996, págs. 217-252.

22. Zack Beauchamp, «The Controversy Around Hoax Studies in Critical Theory, Explained», *Vox*, 15 de octubre de 2018, <https://www.vox.com/2018/10/15/17951492/grievance-studies-sokal-squared-hoax>.

23. Anthony Vernillo, «Placebos in Clinical Practice and the Power of Suggestion», *The American Journal of Bioethics*, vol. 9, n.° 12, 2009, págs. 32-33.

24. Irving Kirsch, «Placebo Effect in the Treatment of Depression and Anxiety», *Frontiers in Psychiatry*, vol. 10, 2019, pág. 407.

25. Fabrizio Benedetti, «Neurobiological Mechanisms of the Placebo Effect», *Journal of Neuroscience*, vol. 25, n.° 45, 2005, págs. 10390-10402.

26. Lee C. Park y Lino Covi, «Nonblind Placebo Trial: An Exploration of Neurotic Patients' Responses to Placebo When Its Inert Content Is Disclosed», *Archives of General Psychiatry*, vol. 12, n.° 4, 1965, págs. 336-345.

27. Eric S. Zhou y otros, «Open-Label Placebo Reduces Fatigue in Cancer Survivors: A Randomized Trial», *Supportive Care in Cancer*, vol. 27, n.° 6, 2019, págs. 2179-2187.

28. Teri W. Hoenemeyer, «Open-Label Placebo Treatment for Cancer-Related Fatigue: A Randomized-Controlled Clinical Trial», *Scientific Reports*, vol. 8, n.° 1, 2018, págs. 1-8.

29. Marc Barasch, «A Psychology of the Miraculous», *Psychology Today*, 1 de marzo de 1994, <https://www.psychologytoday.com/us/articles/199403/psychology-the-miraculous>.

30. G. B. Challis y H. J. Stam, «The Spontaneous Regression of Cancer: A Review of Cases from 1900 to 1987», *Acta Oncologica*, vol. 29, n.° 5, 1990, págs. 545-550.

31. Kelly A. Turner, «Spontaneous/Radical Remission of Cancer: Transpersonal Results from a Grounded Theory Study», *The International Journal of Transpersonal Studies*, vol. 33, 2014, pág. 7.

32. Chanmo Park y otros, «Blood Sugar Level Follows Perceived Time Rather Than Actual Time in People with Type 2 Diabetes», *Proceedings of the National Academy of Sciences*, vol. 113, n.º 29, 2016, pág. 8168-8170.

33. Alia J. Crum y otros, «Mind over Milkshakes: Mindsets, Not Just Nutrients, Determine Ghrelin Response», *Health Psychology*, vol. 30, n.º 4, 2011, pág. 424.

34. P. Aungle y Ellen J. Langer, «Which Time Heals All Wounds, Real or Perceived?», estudio en fase de preparación.

35. C. E. Park y otros, «Mindful View of the Common Cold», estudio en fase de preparación.

8. Atención a la variabilidad

1. Laura L. Delizonna, Ryan P. Williams y Ellen J. Langer, «The Effect of Mindfulness on Heart Rate Control», *Journal of Adult Development*, vol. 16, n.º 2, 2009, págs. 61-65.

2. Sigal Zilcha-Mano y Ellen J. Langer, «Mindful Attention to Variability Intervention and Successful Pregnancy Outcomes», *Journal of Clinical Psychology*, vol. 72, n.º 9, 2016, págs. 897-907.

3. Katherine Elizabeth Bercovitz, «Mindfully Attending to Variability: Challenging Chronicity Beliefs in Two Populations», tesis doctoral, Harvard University, 2019.

4. Noga Tsur y otros, «The Effect of Mindful Attention Training for Pain Modulation Capacity: Exploring the Mindfulness–Pain Link», *Journal of Clinical Psychology*, vol. 77, n.º 4, 2021, págs. 896-909.

5. Francesco Pagnini y otros, «Mindfulness, Physical Impairment and Psychological Well-Being in People with Amyotrophic Lateral Sclerosis», *Psychology and Health*, vol. 30, n.º 5, 2015, págs. 503-517.

6. F. Pagnini y otros, «Longitudinal Associations Between Mindfulness and Well-being in People with Multiple Sclerosis», *International Journal of Clinical and Health Psychology*, vol. 19, n.º 1, 2019, págs. 22-30.

7. M. Demers y otros, «Feasibility of an Online Langerian Mindfulness Program for Stroke Survivors and Caregivers», *OTJR: Occupation, Participation and Health*, vol. 42, n.º 3, 2022, págs. 228-237.

8. Rita Charon, *Narrative Medicine*, Oxford University Press, Nueva York, 2008.

9. Contagio del nivel de consciencia

1. Ellen J. Langer y John Sviokla, «Charisma from a Mindfulness Perspective», manuscrito sin publicar.

2. Ellen J. Langer y otros, «Mindfulness as a Psychological Attractor: The Effect on Children», *Journal of Applied Social Psychology*, vol. 42, n.º 5, 2012, págs. 1114-1122.

3. Chiara S. Haller y otros, «Mindful Creativity Matters: Trajectories of Reported Functioning After Severe Traumatic Brain Injury as a Function of Mindful Creativity in Patients' Relatives: A Multilevel Analysis», *Quality of Life Research*, vol. 26, n.º 4, 2017, págs. 893-902.

4. Becca Levy y Ellen J. Langer, «Aging Free from Negative Stereotypes: Successful Memory in China Among the American Deaf», *Journal of Personality and Social Psychology*, vol. 66, n.º 6, 1994, pág. 989.

5. Heather Junqueira y otros, «Accuracy of Canine Scent Detection of Lung Cancer in Blood Serum», *The FASEB Journal*, vol. 33, n.º S1, 2019, pág. 635.10.

6. Drupad K. Trivedi y otros, «Discovery of Volatile Biomarkers of Parkin-son's Disease from Sebum», *ACS Central Science*, vol. 5, n.º 4, 2019, págs. 599- 606.

7. Ellen J. Langer y Judith Rodin, «The Effects of Choice and Enhanced Personal Responsibility for the Aged: A Field Experiment in an Institutional Setting», *Journal of Personality and Social Psychology*, vol. 34, n.º 2, 1976, pág. 191.

8. *Ibidem.*

10. ¿Y por qué no?

1. William James, «What Psychical Research Has Accomplished», en el libro del mismo William James y William K. Clifford, *The Will to Believe: and Other Essays in Popular Philosophy*, Longmans, Green, Nueva York, 1896, págs. 299-327 (trad. cast.: *La voluntad de creer: un debate sobre la ética de la creencia*, Editorial Tecnos, Madrid, 2003).

2. Solomon E. Asch, «Studies of Independence and Conformity: I. A Minority of One Against a Unanimous Majority», *Psychological Monographs: General and Applied*, vol. 70, n.º 9, 1956, pág. 1.

3. Ellen J. Langer y otros, «An Exploration of Relationships Among Mindfulness, Longevity, and Senility», *Academic Psychology Bulletin*, 1984.

4. Ellen Langer, Timothy Russell y Noah Eisenkraft, «Orchestral Performance and the Footprint of Mindfulness», *Psychology of Music*, vol. 37, n.º 2, 2009, págs. 125-136.

5. Robert B. Cialdini y Lloyd James, *Influence: Science and Practice*, vol. 4, Pear-

son Education, Boston, 2009 (trad. cast.: *Influencia: un libro fascinante sobre ciencia y la práctica de la persuasión*, Ilustrae, Barcelona, 2009).

6. Shahar Arzy y otros, «Misleading One Detail: A Preventable Mode of Diagnostic Error?», *Journal of Evaluation in Clinical Practice*, vol. 15, n.º 5, 2009, págs. 804-806.

7. Atul Gawande, *The Checklist Manifesto*, Metropolitan Books, Nueva York, 2010 (trad. cast.: *El efecto checklist: cómo una simple lista de comprobación elimina errores y salva vidas*, Antoni Bosch, Barcelona, 2021).

8. A. G. Reece y otros, «Forecasting the Onset and Course of Mental Illness with Twitter Data», *Scientific Reports*, vol. 7, n.º 1, 2017, págs. 1-11.

9. Roger S. Ulrich, «View Through a Window May Influence Recovery from Surgery», *Science*, vol. 224, n.º 4647, 1984, págs. 420-421.

10. Daniel J. Simons y Christopher F. Chabris, «Gorillas in Our Midst: Sustained Inattentional Blindness for Dynamic Events», *Perception*, vol. 28, n.º 9, 1999, págs. 1059-1074.

11. Itai Yanai y Martin Lercher, «A Hypothesis Is a Liability», *Genome Biology*, vol. 21, n.º 1, 2020, págs. 1-5.

12. Daniel M. Wegner y otros, «Paradoxical Effects of Thought Suppression», *Journal of Personality and Social Psychology*, vol. 53, n.º 1, 1987, pág. 5.

11. Una utopía consciente

1. Robert Rosenthal y Lenore Jacobson, «Pygmalion in the Classroom», *The Urban Review*, vol. 3, n.º 1, 1968, págs. 16-20.

ÍNDICE ONOMÁSTICO

decisiones correctas, 96-101, 103, 113-115, 118
decisiones laborales, de la autora
defensa de la tesis doctoral, 58
definición de mindfulness, 15
Defrin, Ruth, 205
Delizonna, Laura, 199
demencia, 246-247, *véase también* alteración cognitiva
depresión
    comparaciones sociales, 120
    efectos del placebo, 170
    estrategia basada en la atención a la variabilidad, 206-207, 209, 212
    marcadores predictivos, 258
    «satisfacción», 95, 173
descansos para comer en decisiones judiciales, 103
Descartes, René, 138
despido de empleados, 164
diabetes, 28-32, 182-184
dientes, 141, 169
diferencias entre actor/observador, sobre el riesgo, 37-38, 40-43
discurso de venta, 216
dislexia, 229
distribución normal, 69-73
división de países
dualismo, 138-140, 189
Dylan, Bob, 73

educación en la utopía consciente, 70, 251, 253, 266
«efecto del oso blanco», 264
efecto nocebo, 186
efecto Pigmalión, 266

Eisenberger, Naomi, 155
Eisenkraft, Noah, 251
ejercicio
    imaginario, 146, 162-163
    percepción, 145, 147, 153-154
ejercicio imaginario, 146, 162-163
Ejercicios de estilo (Queneau), 82
elecciones, 115-118
embarazo, 199
Emerson, Ralph Waldo, 87
Emmett (nieto de la autora), 270-271
empatía radical, 41
empresa de cruceros Royal Caribbean, 105
emociones
    atención, 210-211
    comparaciones sociales y emociones destructivas, 120
    modelo de enfermedades, 139-140
    toma de decisiones, 106, 115, 118
enfermedad de Parkinson, 168-169, 207, 232
enfermedades, *véase* enfermedades crónicas y dolor; atención sanitaria
enfermedades crónicas y dolor
    estrategia basada en la atención a la variabilidad, 204-209
    hipótesis del sistema cuerpo-mente, 182-185
    contagio del nivel de consciencia, 228
    optimismo consciente, 64, 265-266

control del, 55-65
diferencias entre actor/
observador, 37-38, 40-43
mito sobre correr riesgos,
37-40
predictibilidad y, 44-48
sobre, 17, 35-37
Rolls, Asya, 141
ropa, relacionada con la edad,
144-145
Rosenthal, Robert, 266
Rumi, 265
Russell, Timothy, 251

salud
contagio de nivel de
consciencia, 227-229
hipótesis de cuerpo-mente, 17
oportunidades de recuperación,
209-212, 214
salud dental, 141, 169
salud mental, en la utopía
consciente, 257-258, *véase
también* depresión; estrés
sanación de heridas, 185-186
sanguijuelas, 165-167
«satisfacción», 95, 99
Scharbo, Grant, 47-48
Schelling, Thomas, 99
Schopenhauer, Arthur, 137, 189
Schulz, Richard, 140
Schwartz, Barry, 94-95
Semin, Gün, 155
senilidad, 246-247, *véase también*
alteración cognitiva
sensación de control, *véase también*
riesgo

como mecanismo de
afrontamiento, 60-63
optimismo consciente, 63-65
sobre, 55-59
toma de decisiones, 60, 96-100,
117-118
sensibilidad al nivel de
consciencia, 220-227
sentencias judiciales, 103
sentido de la vida, 134-136
sentidos
comer con la imaginación, 184
contagio del nivel de
consciencia, 225-236
hipótesis del sistema cuerpo-
mente, 156-158
sesgo racial, 23
sesgos
implícitos, 22-23, 207, 227
prejuicios sobre la edad, 144,
230, 234, 265-266
raciales, 23
sesgos implícitos, 22-24, 208, 227
sesgos relacionados con la edad,
144, 230-231, 234-235, 265-266
Shakespeare, William, 94
Simon, Herb, 87, 95, 108-109
Simon, Paul, 171
Simons, Dan, 262
Singer, Jerome, 60
síntomas de alteración en la
memoria, 203-204
síntomas del dolor, 204-205, *véase
también* enfermedades crónicas
y dolor
«sistema 1» y «sistema 2» de
pensamiento, 90-93